# 从脾胃

## 治疗多种病证

郝军 编著

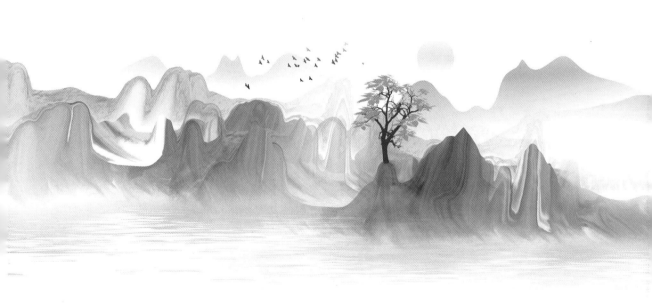

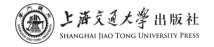
上海交通大学出版社
Shanghai Jiao Tong University Press

## 内容提要

本书从生理功能、病理特点、辨证论治、遣药制方、临床医案等方面,详细阐述了中医脾胃学术思想,着重探讨了从脾胃治疗多种病证的藏象辨证论治理论及临床应用。脾胃内与其他脏腑、外与四肢百骸具有密切的联系,许多病证的发病原因与脾胃有关;因此,临床从脾胃辨证可以治疗多种病证。本书基于藏象学说和经络理论,将脾胃病证分为脾胃脏腑病证,脾胃经络所系肢体、官窍病证,进行脾胃病证的定位、定性及治法方药的探索分析,既充实了脾胃病证的现代中医理论,又对临床从脾胃治疗多种现代疾病具有重要的启迪和指导作用。

## 图书在版编目(CIP)数据

从脾胃治疗多种病证/ 郝军编著. — 上海:上海
交通大学出版社,2021
ISBN 978-7-313-24889-3

Ⅰ.①从… Ⅱ.①郝… Ⅲ.①脾胃病-中医治疗法
Ⅳ.①R256.3

中国版本图书馆 CIP 数据核字(2021)第 078283 号

## 从脾胃治疗多种病证
CONGPIWEI ZHILIAO DUOZHONG BINGZHENG

编　著:郝　军
出版发行:上海交通大学出版社　　　　　　　地　　址:上海市番禺路 951 号
邮政编码:200030　　　　　　　　　　　　电　　话:021-64071208
印　　制:上海新艺印刷有限公司　　　　　　经　　销:全国新华书店
开　　本:787 mm×1092 mm　1/16　　　　印　　张:14.5
字　　数:317 千字
版　　次:2021 年 5 月第 1 版　　　　　　　印　　次:2021 年 5 月第 1 次印刷
书　　号:ISBN 978-7-313-24889-3
定　　价:68.00 元

# 前　言

　　脾胃学说是中医整个学术体系的精华部分之一,经历了从《黄帝内经》(简称《内经》)提出基本理论,张仲景《伤寒论》形成其雏形,隋唐两宋推进了其发展,到李杲《脾胃论》形成其较完整的体系,直至叶天士的补充发挥,形成了完整的中医脾胃学说理论体系。中医从脾胃治疗多种病证思想渊源于《内经》,其蕴含的脾胃学术思想,对历代医家具有非常大的影响,脾胃被称为“后天之本”,从脾胃治疗多种病证的理论,对现代临床具有重要的指导意义。

　　《内经》对脾胃的认识,不论是生理、病理,还是病变的原因、证候、诊断及治则等各个方面均有较为详细的论述,为后世脾胃学说的确立奠定了基础。《素问·玉机真脏论》:“脾脉者,土也,孤藏以灌四傍”,《素问·五藏别论》:“胃为水谷之海,六腑之大源”,指出生理上脾胃是气血生化之源,内而脏腑、外而四肢百骸无不依其营养。病理上若脾胃功能失常,会引起脾胃及其他脏腑、经络、皮肤、肌肉等各方面的多种病证。在《内经》基础上,《伤寒杂病论》提出“四季脾旺不受邪,即勿补之”和“见肝之病,知肝传脾,当先实脾”的观点,重视脾胃之气在防病治病中的重要作用。隋·巢元方撰《诸病源候论》专列“脾胃病诸候”。唐·孙思邈《千金方》分别论述脾胃虚实证治,提出“五脏不足,求于胃”的论点,强调调治脾胃可使“气得上下,五脏安定,血脉和利,精神乃治”。宋代医家不但重视方药,而且重视中医理论的研究,对促进脾胃学说的发展作出了重要贡献。《太平圣惠方》和《圣济总录》对脾胃病证专门论述。《太平惠民和剂局方》创制了许多脾胃病证著名方剂,如四君子汤、参苓白术散等为后世医家所宗,至今仍为临床治疗脾胃病证的常用基础方。《小儿药证直诀》尤其重视脾胃在发病学上的意义,提出“脾胃虚衰,诸邪遂生”。金元时期,李杲完善了脾胃的病因病机和治疗,创立了脾胃学说,提出“内伤脾胃,百病由生”,认为多种病证的形成,与脾胃受损、功能失常有关,形成了较系统的脾胃理论,对后世医家薛己、张景岳、李中梓、叶天士等人产生巨大的影响。清代叶天士注重胃阴,主张甘凉濡润,根据《内经》的理论,提出:“太阴阴土,得阳始运,阳明阳土,和阴自安,以脾喜刚燥,胃喜柔润也”,充实了李杲调理脾胃以安五脏之说,既继承《内经》,又充实、发展了李杲学说,李杲的升脾阳和叶天士的养胃阴有机结合起来,使脾胃学说形成了完整的理论体系。

藏象学说的整体观认为人体是有机的整体，以脏腑为中心，不仅脏与脏、脏与腑、腑与腑之间密切联系，而且通过经络与形体诸窍相互联系，与精气神、自然、社会环境等存在着有机的联系。藏象学说是历代医家在医疗实践的基础上，在阴阳五行学说的指导下，概括总结而成的，是中医辨证论治的理论基础。藏象辨证论治是对中医各种辨证方法进行有机地结合、统一的辨证论治体系。脾胃藏象辨证论治是藏象辨证论治的重要内容，是从脾胃治疗多种病证的主要理论依据，其规律特点是：根据藏象学说，脾胃具有受纳、腐熟、运化水谷，化生气血，升清降浊的功能，以及脾喜燥恶湿、胃喜润恶燥等生理特点，因而若出现上述功能及生理特点的病变，均可定位于脾胃，属脾胃本脏腑病证；从脏腑之间的关系考虑，则脾胃表里或与其他脏腑关系失常的病变，其病证定位除在脾胃外，还涉及其他脏腑，属脾胃与其他脏腑相兼病证。根据经络学说，凡临床症状表现在足太阴脾经、足阳明胃经的病证，均可定位于脾胃，属脾胃经络所系肢体、官窍病证；再根据风、寒、湿、热、燥、火及饮食之邪伤及脾胃的病因，阳虚、气虚、阴虚、血虚等病机定性；最后对临床出现的不同症状，以定位与定性合参，得出辨证结论，确定治疗法则，遣药制方，施行治疗。

历代医家以脾胃藏象辨证论治理论为基础，从脾胃治疗多种病证（如胃痛、痞满、呕吐、噎膈、呃逆、泄泻、便秘、咳嗽、水肿、消渴、中风、失眠、痿病、眩晕、血证、心悸、乳核、乳痈、崩漏、闭经、茧唇、唇风、口疮、舌菌等），不仅对目前临床从脾胃治疗消化系统疾病具有重要的指导作用（如急慢性胃炎、消化性溃疡、胃痉挛、胃下垂、胃黏膜脱垂症、十二指肠炎、功能性消化不良、食管炎、贲门痉挛、食管癌、贲门癌、急慢性肠炎、过敏性结肠炎、慢性胰腺炎、肠易激综合征等），而且对其他多系统疾病可开辟新的中医药治疗路径（如上呼吸道感染、支气管炎、支气管扩张、肺炎、急慢性肾小球肾炎、肾病综合征、糖尿病、脑血管病、神经官能症、更年期综合征、感染性多发性神经炎、运动神经元病、重症肌无力、肌营养不良、高血压、低血压、贫血、梅尼埃病、脑动脉硬化、多种急慢性疾病所引起的出血、心律失常、乳房结节、乳腺纤维腺瘤、唇炎、口腔溃疡、唇癌、舌癌等）。

本项目获得上海市卫生和计划生育委员会中医药科研专项课题"从脾胃治疗多种病证研究"（编号：2016JP002）的资助，特此表示感谢。

# 目　录

# 第一章 从脾胃治疗多种病证的历史沿革

《黄帝内经》(简称《内经》)脾胃学术思想对后世医家具有深远的影响,历代医家在《内经》的基础上对脾胃理论进行了充实与发展,确立了脾胃学说,在整个中医学说体系中占有十分重要的地位。《内经》中虽未有专篇论述脾胃,但有关脾胃的解剖、生理、病理、症状、治疗等论述,均已散见在各篇之中,内容极为丰富。认为脾胃功能的盛衰,直接关系人体生命以及五脏六腑的功能活动,如《素问·玉机真脏论》:"五脏者,皆禀气于胃,胃者五脏之本。"病因方面,归纳为六淫外邪、内伤情志、饮食劳逸等。如六淫方面,《素问·气交变大论》:"岁木太过,风气流行,脾土受邪,民病飧泄,食减,体重烦冤,肠鸣,腹支满""湿伤脾,脾恶湿""湿胜则濡泄""诸湿肿满,皆属于脾"等;七情方面,"思伤脾""怒伤肝"致伤脾胃的病变;饮食方面,指出"饮食自倍,肠胃乃伤""甘伤脾""多食酸则肉胝月真而唇揭""有病口甘者,名曰脾瘅,此肥甘所发也""膏粱之变,足生大丁";劳逸方面,认为"劳则气耗""烦劳则张""有所劳倦,形气衰少,谷气不成,起居不节,用力过度",可致"肠胃之络伤则血溢于肠外"。《素问·至真要大论》"病机十九条"提出"诸湿肿满,皆属于脾"。同时,还讨论了从脾胃论治某些疾病的方法,如呕胆证,用降胃利胆的治疗方法。

《黄帝八十一难经》(简称《难经》)对《内经》有关经脉、脏腑的理论不仅有了充实与发挥,而且在脾胃病的辨证上也有了进一步地发挥,特别是对脾胃病各种证候的分析和相互转化,进行了阐发。如《难经·十五难》:"胃者,水谷之海,主禀四时,故皆以胃气为本,是为四时之变病,死生之要会也。脾者,中州也,其平和不可得见,衰乃见耳,来如雀之啄,如水之下漏,是脾衰见也",又如《难经·十六难》:"假令得脾脉,其外证面黄善噫,善思,善味,其内证当脐有动气,按之牢若痛,其病腹胀满,食不消,体重节痛,怠惰嗜卧,四肢不收,有是者脾也,无是者非也"。

《伤寒杂病论》对脾胃的病变及治疗进行了系统论述。其中《伤寒论·阳明病脉证并治》篇主要论述"胃家实",以胃热津伤,燥热内结为主要病机,以白虎汤清热,承气汤通腑为主要治法。《伤寒论·太阴病脉证并治》篇论述"脾家虚",以太阴虚寒为主要病机,以理中汤温脾为主要治法。在《金匮要略》中,对常见脾胃内伤杂病如腹满、寒病、宿食、呕吐、哕逆、下利、吐衄、下血等,从病因病机、辨证立法、处方用药及预后护理等方面都进行了较为系统的论述,建立了一整套的临床治病原则。如用黄芪建中汤、小建中汤类方剂益胃,治疗虚劳诸不足、脾虚萎黄,妇人中虚腹痛;用理中汤(丸)温脾,治疗中虚腹满、虚寒霍乱、呕吐清涎、胸痹短气;用诸泻心汤消痞满,治疗湿热壅滞中焦,胃虚气逆,心下痞满;用诸承气汤降胃,治疗阳明腑实,宿食内停,胃实胀满,下利谵语;用麦门冬汤养阴益胃,治疗因肺胃阴虚而致的咳逆、肺痿等，都为历代医家推崇和效法，成为后世调治脾胃病组方用药的基础和规范。张仲景在《金匮要略》中提出"四季脾旺不受邪"之说，含有预防思想。又根据传统的五脏相互关系，强调了"见肝之病，知肝传脾，当先实脾"，以治未病之脏，重申了《难经·七十七难》治未病的观点，又补充了未病防传的内容，这些观点对后世脾胃研究产生了深远的影响。

隋代巢元方以脏腑为核心，讨论脾胃的病源与证候。《诸病源候论》以脏腑为核心讨论病机，专列"脾胃病诸候"，对脾胃病候从病因、病机、证候、发病时间、脉象、预后等诸方面进行阐述，是首次从病源学角度对脾胃的专门论述。如《脾胃请疾·呕吐候》："呕吐者，皆有脾胃虚弱，受于风邪所为也。若风邪在胃则呕，肠间有停饮，胃内有久寒则呕而吐，其状长太息，心里澹澹然，或烦满而大便难，或澹然，并其候"，把呕吐的病因和证候论述得非常详确，开拓了从病理角度研究脾胃病证的途径，也是脾胃病理学的最早记载。

唐代孙思邈在《备急千金要方》中，进一步强调脾胃虚实证治，提出"五脏不足，求于胃"的论点，强调调治脾胃可使"气得上下，五脏安定，血脉和利，精神乃治"，收录了大量方剂，使治疗脾胃病的方药更加丰富而系统，仅在《千金要方》卷十五、十六中就收录了治疗脾胃病的方剂120多首，其中许多著名方剂颇为后世医家所推崇，如治疗"脾胃冷积不消"的温脾汤，治疗胃热的地黄煎等。

宋代医家上承《内经》和张仲景学说，博采晋唐医学学术成就，不但重视方药，而且重视中医理论的研究，对促进中医学术的发展作出了重要贡献。《太平圣惠方》和《圣济总录》是北宋时期政府组织编著的大型医籍，虽然名为方书，观其内容所涵，实是理、法、方、药俱备，而且前者成书于北宋初期，后者成书于北宋末期，对整个北宋时期医学各科疾病的辨证论治进行了全面系统的总结，对脾胃病证专门论述。《太平惠民和剂局方》对脾胃病证辨证论治，创制了许多著名方剂，如四君子汤、参苓白术散等至今为临床治疗脾胃病证的常用基础方。钱乙强调调治脾胃的重要性，以擅长儿科脏腑辨证著称。《小儿药证直诀》论述小儿生理病理特点及各种常见疾病的辨证治疗，尤其重视脾胃在发病学上的意义，把慢惊风、发搐、壮热、手足冷、食不消、腹胀、黄病、虚羸、弄舌等多种疾病的病因都归之为脾胃，特别强调了调治脾胃的重要性，认为"脾胃虚弱，四肢不举，诸疾遂生"，在治疗上针对"小儿易为虚突，脾虚不受寒热，服寒则生冷，服温则生热"，制订了相应的治则与方药，如健脾的白术散，益黄散，泄热的泻黄散，益脾和胃的异功散等，使脾胃证治日趋系统化、专科化。

金元时期，由于学术争鸣的展开，医学流派的崛起，促进了脾胃学说的形成和确立。张元素重"养胃气"，在治疗上张氏根据脾喜温运，胃喜润降的特点，确立了治脾宜守、宜补、宜升，治胃宜和、宜攻、宜降的治疗原则，对李杲脾胃理论产生了很大的影响。刘完素突出的学术观点是提倡"火热论"，认为脾胃的生化在于胃中阴液润泽的作用。在《宣明论方》中提出"胃中润泽论"，对胃阴的生理功能、病理变化以及治疗方法，论述颇为精详。在《素问玄机原病式·六气为病·火类》中指出，人体胃中润泽与否，是饮食入胃化生精微的重要原因，为李杲的《脾胃论》和叶天士提倡的胃阴学说打下了基础。该时期功绩最著者，当推易水学派的中坚,后世称之为"补土派"的代表人物李杲,他继承了《内经》和《伤寒杂病论》等有关脾胃论治理论,以及张元素脏腑虚损病机和"养胃气为本"的治法,并根据自己临证之经验,全面系统地确立了脾胃学说。《脾胃论》提出"百病皆由脾胃衰而生"和"治脾胃即可以安五脏",认为脾胃内伤病的形成,是元气不足引起的,而元气不足,又是脾胃受损的结果,这一论点是张仲景"四季脾旺不受邪"理论的进一步深化。在生理病理方面,李氏非常重视脾胃阳气升发,指出"火与元气不能两立",同时认为脾胃居中焦,是精气升降之枢纽;辨证方面,十分强调要辨明内伤与外感,在《内外伤辨惑论》中,对内伤热中证和外感发热证的病机和症状进行明确的鉴别;在治疗上,重视脾胃和元气的关系,针对脾胃内伤病的特点,用药偏重升阳补气为主,并贯穿于治疗的各个方面,创立了甘温益气、升阳散火的代表方剂——补中益气汤。李杲对脾胃发病学阐发内伤机理,不落前人窠臼,独创新义,自成一家,并对后世医家如薛己、张景岳、李中梓、叶天士等人产生了巨大影响。

明清时期,不少医家对脾胃学说又进行了精辟的论述和发挥,使之日臻完善。明代王纶的突出贡献在于结合李杲、朱震亨之学提出了脾阴说,认为治脾胃须"分阴阳气血",反对概用"辛温燥热、助火消阴之剂",临床中以人参、白芍、甘草等作为治疗脾阴虚证的常用药物,这种脾胃阴阳、脾胃分治的论述,对后世"脾阴"和"胃阳"学说具有一定的影响。薛己论脾胃,阐发了肾中命火对脾胃的温煦作用,对火衰土弱之虚寒证,强调肾中命火对脾胃的温煦作用;而且从《内经》"脾裹血"引申发展,首创脾统血理论,《妇人大全良方》指出:"血藏于脾土,故云脾统血";此外,还对脾胃虚弱而致的寒中证作了颇多的阐发,《明医杂著》指出"脾病也当益火,则土自实而脾自安"。缪希雍重视养护胃津,提出脾阴不足之候。治疗热病以养护胃阴为要务,善用清凉、甘寒、清气之法,尤善用石膏,并配以麦冬、知母、竹叶等清解邪热,颐护胃津;治疗杂病注重脾阴,认为许多疾病都是"脾阴不足之证"。李中梓在《医宗必读》中说"谷入于胃,洒陈于六腑而气至,和调于五脏而血生,而人资之以为生者也,故曰后天本在脾",提出"脾为后天之本"的著名论点,并认为与"肾为先天之本"同等重要,"肾安则脾愈安,脾安则肾愈安";在治疗上,主张脾肾并重,"治先天根本,则有水火之分。水火不足者,壮水之主以制阳光;火不足者,用八味丸益火之源以消阴翳。治后天根本,则有饮食劳倦之分。饮食伤者枳壳丸主之,劳倦伤者,补中益气汤主之"。张景岳提出"脾为五脏之根本",着重发挥了治五脏以调脾胃的观点。《景岳全书》指出:"脾为五脏,灌溉四旁,是以五脏中皆有脾气,而脾胃中亦有五脏之气",与李杲的调脾胃以安五脏之说,各有侧重,互为补充,在治疗上提出"善治脾者,能调五脏即所以治脾胃也,能治脾胃使食进胃强,即所以安脏也"。汪绮石治虚劳,倡"阳虚三夺统于脾",阐述了脾虚证的病理与治疗。《理虚元鉴》提出:"阳虚三夺统于脾"和"治虚有三本,肺、脾、肾是也,肺为五脏之天,脾为百骸之母,肾为生命之根",强调久病虚劳从脾论治的原则,认为肺、脾、肾三脏的阳虚之证(夺精、夺火、夺气)均以胃不进食,及脾气不化为危,汪氏称这种情况为"中气不守",故在治疗统于脾,以补中益气之法统之。叶天士主张脾升胃降,创立胃阴学说。他认为脾胃虽同属中土,但二者不能混为一谈,他在《临证指南医案》中说:"太阴阴土,得阳始运,阳明阳土,得阴自安,以脾喜刚燥,胃喜柔润也",又说:"纳食主胃,运化主脾,脾宜升则健，胃宜降则和"。在治疗上，叶氏所用的通降法，既非一般的辛开苦降，也不是苦寒下夺，而是用"甘平或甘凉濡润以养胃阴"，待"津液来复使之通降"，适用于"脾阴不亏，胃有燥火"的病证，其所制养胃生津的益胃汤等方，被历代医家所沿用，历久而不衰。另外，叶天士充实了李杲调理脾胃以安五脏之说，李氏仅提出："肺之脾胃虚"和"肾之脾胃虚"，而叶氏补充了"心之脾胃"和"肝之脾胃"，完善了脾胃和其他四脏的关系，并分别以寒热温凉治之，如胃虚肝风，呕吐眩晕，不投干燥之品以平肝降逆，而以"胃汁以熄风""胃壮肝犯自少"；久咳肺虚及胃，不忙于止咳，而善"培补胃土""待胃土日旺，柔金自宁"等。叶天士既继承《内经》，又充实、发展了李杲学说，将李杲的升脾阳和叶天士的养胃阴有机结合起来，使脾胃学说形成了完整的理论体系。

综上所述，《内经》脾胃学术思想在历史进程中不断发展完善，且不断地应用于临床。历代医家在《内经》脾胃学术思想的指导下，生理上提出"脾为后天之本"和"脾为五脏之根本"，强调脾胃为"气血生化之源"，运化水谷精微至心、肝、肺、肾等脏器，营养脏腑，维持脏腑生理功能的重要作用；病理上提出"百病皆由脾胃衰而生"，将脾胃系病证和与脾胃相关的多种病证的病因归结于脾胃；治疗上提出"治脾胃即可以安五脏"，从脾胃治疗多种病证，至今对临床仍具有现实的指导作用。

# 第二章 脾胃的生理功能

脾胃的主要功能是收纳和运化水谷精微。《素问·灵兰秘典论》说："脾胃者,仓廪之官,五味出焉"。人出生后维持其生命活动的气血津液,都有赖于脾胃的运化。

《内经》有关于脾胃解剖形态的记载。《素问·太阴阳明论》："脾与胃以膜相连耳";《灵枢·肠胃》："胃长一尺六寸,胃纤曲屈伸之,长二尺六寸,大一尺五寸,径五寸,大容三斗五升";《灵枢·平人绝谷》："胃大一尺五寸,径五寸,长二尺六寸,横屈受水谷三斗五升,其中之谷,常留二斗,水一斗五升而满";《灵枢·平人绝谷》又进一步指出胃"其中之谷常留二斗,水一半五升而满""胃满则肠虚,肠满则胃虚,更虚更满"。《内经》关于脾胃的描述是建立在原始解剖实践基础上的,如果没有实地解剖和精确度量,是不可能得出大致相符的长度、重量的。尽管当时的条件极为有限,古人对脾胃的基本认知仍起始于解剖,而并非一味地以象测藏,这对当时逐步认清脾胃的诸多功能是很有帮助的。但《内经》有关脾胃的解剖形态尚欠系统描述,一方面说明《内经》的脾胃解剖是建立于原始解剖实践基础上的;另一方面,由于中医在解剖基础上贯注了功能,故与现代医学器官的解剖实际又有距离。《难经·四十二难》云:"脾重二斤三两,扁广三寸,长五寸,有散膏半斤,主裹血,温五脏,主藏意",清以来许多学者从"散膏"猜想此即胰。《类经图翼》认为,脾"形如刀镰,与胃同膜而附其上之左","刀镰"的描绘与"胰"极相近似。现代解剖学发现,胰藏胃之左后方,与《素问·太阴阳明论》所说"脾与胃以膜相连"相符。"胰"在现代医学认识中,是一个具有分泌功能的腺体,故称"胰腺"。胰腺组织产生多种消化酶,通过管道排入小肠,参与消化,分泌胰岛素等物质,参与人体能量代谢。这与"脾主运化"功能相一致。脾在解剖上与现代医学所称之"胰腺"是相关的,但二者不能完全等同,《内经》中的脾还应包括现代解剖学的"脾",解剖上的脾和胰都属于《内经》的藏象之脾。

## 第一节 脾的生理功能

脾主运化、升清和生成、统摄血液。脾开窍于口,其华在唇。脾在体合肌肉,主四肢。在志为思,在液为涎。

### 一、主运化升清

运,即转运输送;化,即消化吸收。脾主运化的生理功能包括运化水谷精微和运化水液两个方面。

### （一）运化水谷精微

运化水谷精微是指对饮食物的消化和吸收,并转输其精微物质的作用。《素问·经脉别论》:"食气入胃,散精于肝,淫气于筋,食气入胃,浊气归心,淫精于脉。饮入于胃,游溢精气,上输于脾,脾气散精,上归于肺,通调水道,下输膀胱,水精四布,五经并行"。《素问·太阴阳明论》:"四肢皆禀气于胃,而不得至经,必因于脾,乃得禀也"。《素问·阴阳应象大论》:"清阳实四肢",认为饮食物经脾、胃消化吸收后,须赖于脾的运化功能,才能将水谷转化为精微物质,并依赖于脾的转输和散精功能,才能将水谷精微布散于全身,从而使五脏六腑、四肢百骸等各个组织、器官得到充足的营养,以维持正常的生理功能。脾运化水谷精微功能旺盛,则饮食水谷方能化为精微,生成精、气、血、津液,以充养人体,进行正常生理活动。反之,若脾失健运,则出现食欲不振、腹胀、便溏、消化不良,以至倦怠、消瘦等气血生化不足的病变。

### （二）运化水液

运化水液指脾对水液具有吸收、转输和布散的作用,是人体水液代谢的一个重要环节。水入于胃,经脾转输作用上输于肺,经过肺的宣降作用,外达皮毛以润泽肌肤,化生汗液,下输于肾,经肾的气化作用,化生尿液排出体外。因此,脾是水液代谢的一个重要组成部分。若脾运化水液的功能强盛,可以防止水液停滞,否则就会导致水湿停留,产生痰、饮、水湿等病理产物,而见腹泻、便溏、水肿的病理表现。正如《素问·至真要大论》所说:"诸湿肿满皆属于脾"。

运化水谷和水液,是脾主运化功能的两个方面,二者可分而不可离。脾的运化功能,不仅是脾的主要生理功能,而且对于整个人体的生命活动至关重要,故称脾胃为"后天之本",气血生化之源。这实际上是对饮食营养和消化吸收功能的重要生理意义在理论上的高度概括。所以,李中梓在《医宗必读》中说:"一有此身,必资谷气,谷入于胃,洒陈于六腑而气至,和调于五脏而血生,而人资之以为生者也,故曰后天之本在脾。"

### （三）升清

"升",是指脾气的运动特点,以上升为主,故又说"脾气主升"。"清",是指水谷精微等营养物质。"升清",即是指水谷精微等营养物质的吸收和上输于心、肺、头目,通过心肺的作用化生气血,以营养全身,故说"脾以升为健"。升和降是脏腑气机的一对矛盾运动。一方面,脾的升清,是和胃的降浊相对而言;另一方面,脏腑之间的升降相因,协调平衡是维持人体内脏相对恒定于一定位置的重要因素。因此,脾的升清功能正常,水谷精微等营养物质才能吸收和正常输布,正如李杲所强调的脾气升发,则元气充沛,人体始有生生之机;同时,也由于脾气的升发,才能使机体内脏不致下垂。若脾气不能升清,则水谷不能运化,气血生化无源,可出现神疲乏力、头目眩晕、腹胀、泄泻等证。故《素问·阴阳应象大论》说:"清气在下,则生飧泄。"脾气(中气)下陷,则可见久泄脱肛,甚或内脏下垂等病证。

## 二、主生血统血

### （一）脾主生血

脾为后天之本,气血生化之源。脾运化的水谷精微是生成血液的主要物质基础。《灵枢·营卫生会》："中焦亦并胃中,出上焦之后,此所受气者,泌糟粕,蒸津液,化其精微,上注于肺脉,乃化而为血,以奉生身,莫贵于此,故独得行于经隧,命曰营气",指出血液是由水谷入胃,经胃下送于小肠,再经小肠受盛化物,泌别清浊,清者由脾转输心肺气化而成。脾所化生水谷精微是生成营气、津液的物质基础,二者又是气血的主要组成成分,故言脾为生血之源。张景岳说:"血……,源源而来,生化于脾"(《景岳全书·血证》)。脾运化的水谷精微,经过气化作用生成血液。脾气健运,化源充足,气血旺盛则血液充足。若脾失健运,生血物质缺乏,则血液亏虚,出现头晕眼花、面、唇、舌、爪甲淡白等血虚征象。

（二）脾主统血

脾主统血是指脾能统摄、控制血液,使之正常循行于脉内,而不溢出于脉外。脾统血,首先是因为脾有升散的功能。血为液态物质,属阴而类水,水性趋下,虽有心气推动,肺气宣散,肝气疏泄的作用,但还必须有脾气的升举,血液运行才能升降有序,环周不休。其次,脾为生气之源。脾气健运,生气旺盛,气在推动血行的同时,又能调节、控制血液,使之不逸出脉外。《难经·四十二难》说:"脾裹血,温五脏。"这里的"裹",即是指脾具有包裹血液,勿使外逸的意思,实际上也就是指脾有统血的功能。脾统血的主要机理,实际上是气的固摄作用。如沈目南《金匮要略注》说:"五脏六腑之血,全赖脾气统摄。"脾之所以能统血,与脾为气血生化之源密切相关。脾的运化功能健旺,则气血充盈,气的固摄作用也较健全,血液也不会逸出脉外而致出血;反之,脾的运化功能减退,则气血生化无源,气血虚亏,气的固摄功能减退,而导致出血。但是,由于脾主升清,脾气主升,所以在习惯上将便血、尿血、崩漏等称作脾不统血。

脾不仅能够生血,而且还能摄血,具有生血统血的双重功能。所以说:"脾统血,脾虚则不能摄血;脾化血,脾虚则不能运化,是皆血无所主,因而脱陷妄行"(《金匮翼·卷二》)。

### 三、开窍于口,其华在唇

开窍于口,系指饮食口味等与脾运化功能有密切关系。口味的正常与否,全赖于脾胃的运化功能,也即是脾的升清与胃的降浊是否正常。脾胃健运,则口味正常,而增进食欲。所以《灵枢·脉度》说:"脾气通于口,脾和则口能知五谷矣。"若脾失健运,则可出现口淡无味、口甜、口腻、口苦等口味异常的感觉,从而影响食欲。

口唇的色泽,与全身的气血是否充盈有关。由于脾为气血生化之源,所以口唇的色泽是否红润,不但是全身气血状况的反映,而且也是脾胃运化水谷精微功能状态的反映。所以《素问·五脏生成篇》说:"脾之合肉也,其荣唇也。"《素问·阴阳应象大论》称:"脾生肉";《素问·平人气象论》称:"脾藏肌肉之气也";《素问·阴阳应象大论》则直称"脾主口"等,说明"口为脾窍"和"唇为脾之官"之理。

### 四、在体合肌肉,主四肢

《素问·太阴阳明论》："四肢皆禀气于胃,而不得至经,必因于脾,乃得禀也。今脾病不能为胃行其津液,四肢不得禀水谷气,气日以衰,脉道不利,筋骨肌肉皆无气以生,故不用焉。"人体有赖于脾所运化的水谷精微的营养,才能使肌肉丰满发达,四肢活动有力。因此脾的运化功能健全与否,往往直接关系到肌肉的壮实与瘦削以及四肢功能活动正常与否。若脾虚不健,肌肉失其营养则逐渐消瘦或痿软松弛,四肢则痿废不用。《素问·痿论》说:"脾主身之肌肉",这是由于脾胃为气血生化之源,全身的肌肉都需要依靠脾胃所运化的水谷精微来营养,才能使肌肉发达丰满,臻于健壮。正如《素问集注·五脏生成篇》所说:"脾主运化水谷之精,以生养肌肉,故主肉。"因此,人体肌肉的壮实与否,与脾胃的运化功能相关,脾胃的运化功能障碍,必致肌肉瘦削,软弱无力,甚至痿弱不用。这也是《素问·痿论》所说:"治痿独取阳明"的主要理论依据。

### 五、在志为思

思,即思考、思虑,是人体精神意识思维活动的一种状态。如《灵枢·本神》说:"因志而存变谓之思"。思,虽为脾之志,但亦与心主神明有关,故有"思出于心,而脾应之"之说。正常的思考问题,对机体的生理活动并无不良的影响,但在思虑过度、所思不遂等情况下,就能影响机体的正常生理活动。其中最主要的是影响气的正常运动,导致气滞和气结,所以《素问·举痛论》说:"思则心有所存,神有所归,正气留而不行,故气结矣。"从影响脏腑生理功能来说,最明显的是脾的运化功能,由于气结于中,影响了脾的升清,所以思虑过度,常导致不思饮食、脘腹胀闷、头目眩晕等症。

### 六、在液为涎

涎为口津,唾液中较清稀的称作涎。它具有保护口腔黏膜、润泽口腔的作用,在进食时分泌较多,有助于食物的吞咽和消化。《素问·宣明五气篇》说:"脾为涎",故有涎出于脾而溢于胃之说。在正常情况下,涎液上行于口,但不溢于口外。若脾胃不和,则往往导致涎液分泌急剧增加,而发生口涎自出等现象,故说脾在液为涎。

# 第二节　脾的生理特性

### 一、喜燥恶湿

脾的阳气易衰,阴气易盛;脾又主运化水液,故水湿易于侵犯人体,损伤脾阳。脾阳虚衰,一方面导致湿浊内阻,另一方面可以外湿侵袭。脾为太阴湿土之脏,胃为阳明燥土之腑。"太阴湿土,得阳始运;阳明燥土,得阴自安,此脾喜刚燥,胃喜柔润也"(《临证指南医案·卷二》)。脾喜燥恶湿,与胃喜润恶燥相对而言。脾能运化水湿,以调节体内水液代谢的平衡:脾虚不运则最易生湿,而湿邪过胜又最易困脾。"湿喜归脾者,以其同气相感故也"(《临证指南医案·卷二》)。脾主湿而恶湿,因湿邪伤脾,脾失健运而水湿为患者,称为"湿困脾土",可见头重如裹、脘腹胀满、口黏不渴等症。若脾气虚弱,健运无权而水湿停聚者,称"脾病生湿"(脾虚生湿),可见肢倦、纳呆、脘腹胀满、痰饮、泄泻、水肿等。总之,脾具有恶湿的特性,并且对于湿邪有特殊的易感性。

## 二、气机升降之枢

脾位于人体的中焦,人体内的气血、水火、阴阳的升降出入运动,都以脾作为中间枢纽。五脏各有升降,心肺在上,在上者宜降;肝肾在下,在下者宜升;脾胃居中,在中者能升能降。五脏气机升降相互作用,形成了机体升降出入气化活动的整体性,维持着气机升降出入的动态平衡。脾升胃降,为人体气机上下升降的枢纽。脾性主升,是指脾的气机运动形式以升为要。脾升则脾气健旺,生理功能正常,故曰:"脾宜升则健"(《临证指南医案·卷二》)。

## 三、与长夏相应

长夏是指农历的六月,为夏季的最后一个月,也称季夏。中医认为五脏与四时阴阳相通应。脾为太阴湿土之脏,长夏湿气当令,脾气应于长夏。脾主运化水液,长夏湿气当令,脾喜燥恶湿,故湿邪易于侵犯脾脏,导致运化失常。脾主长夏,脾气旺于长夏,脾脏的生理功能活动,与长夏的阴阳变化相互通应。此外,脾与中央方位、湿、土、黄色、甘味等有内在联系。脾运湿又恶湿,若脾为湿困,运化失职,可引起胸脘痞满、食少体倦、大便溏薄、口甜多涎、舌苔滑腻等,反映了脾与湿的关系。故长夏之时,处方遣药,常常加入藿香、佩兰等芳香化浊、醒脾燥湿之品。此外,脾为后天之本,气血生化之源,脾气虚弱则会出现倦怠乏力、食欲不振等。

# 第三节　胃的生理功能

胃的主要生理功能是受纳和腐熟水谷。

## 一、主受纳

受纳,是接受和容纳的意思。水谷,即饮食物。《灵枢·平人绝谷》说:胃"受水谷"。《素问·五脏别论》曰:"胃者,水谷之海,六腑之大源也。五味入口,藏于胃。"胃主受纳,是指胃在消化道中具有接受和容纳饮食物的作用。饮食物的摄入,从口经食管进入胃中,胃的纳,不仅是容纳,它还有主动摄入的意思,亦称为"摄纳"。胃之所以能主动摄纳,是依赖于胃气的作用,胃气主通降,使饮食下行,食下则胃空,胃空则能受饮食,故使人产生食欲。饮食入口,经过食管,容纳于胃,故《内经》称胃为"水谷之海""太仓""仓廪之官"。胃容纳水谷的量,在《灵枢·平人绝谷》中有胃"受水谷三斗五升,其中之谷常留二斗,水一斗五升而满"的记载。机体的生理活动和气血津液的化生,都需要依靠饮食物的营养,所以又称胃为水谷气血之海。胃主受纳功能是胃主腐熟功能的基础,也是整个消化功能的基础。若胃有病变,就会影响胃的受纳功能,而出现纳呆、厌食、胃脘胀闷等症状。

## 二、腐熟水谷

腐熟,是指胃对饮食物进行初步消化,形成"食糜"的过程。《灵枢·营卫生会》说的"中焦如沤",形象地描绘了胃中腐熟水谷之状,犹如浸泡沤肥之状。胃接受水谷后,依靠胃的腐熟作用,进行初步消化,将水谷变成食糜,使其成为更易于转运吸收的状态。食糜传入小肠后,在脾的运化作用下,精微物质被吸收,化生气血,营养全身。胃的受纳、腐熟功能失常,一是受纳腐熟不及,如胃气虚弱,或胃气不降,即使胃中空虚,也无食欲,或食后胃脘疼痛、嗳腐食臭,或食后呕吐;二是摄纳腐熟太过,如胃中火旺,消谷下行过快,食后不久即饥饿欲食。

# 第四节 胃的生理特性

## 一、主通降

通,就是通畅。降,就是下降。《素问·五脏别论》曰:"六府者,传化物而不藏,故实而不能满。所以然者,水谷入口,则胃实而肠虚,食下,则肠实而胃虚"。《灵枢·五味》曰:"水谷皆入于胃,……谷气津液已行,荣卫大通,乃化糟粕,以次传下。"饮食物经食管进入胃中,经胃受纳腐熟后再下传小肠,在这一过程中,胃必须保持畅通状态,才能使饮食物的运行畅通无阻。胃主通降,相对于脾的升清而言,则是降浊。如《灵枢·阴阳清浊》说:"受谷者浊""浊者下走于胃"。胃主降浊,主要是指胃中初步消化的食糜,在胃气的推动下而下降至肠道。胃为"水谷之海",饮食物入胃,经胃的腐熟后,必须下行入小肠,进一步消化吸收,所以说胃主通降,以降为和。由于在藏象学说中,以脾升胃降来概括机体整个消化系统的生理功能,因此,胃的通降作用,还包括小肠将食物残渣下输于大肠,及大肠传化糟粕的功能在内。胃的通降是降浊,降浊是受纳的前提条件。所以,胃失通降,不仅影响食欲,而且因浊气在上而发生口臭、脘腹胀闷或疼痛,以及大便秘结等症状;若胃气不仅失于通降,进而形成胃气上逆,则可出现嗳气酸腐、恶心、呕吐、呃逆等症。临床上治疗胃病主张"以通为用""以通为补",其理论渊源盖出于此。

胃主通降与脾主升清相对。脾胃居于中焦,脾气有升散的特性,胃气有通降的特性,一升一降,成为气机升降之枢纽。倘若脾不能升清、胃不能降浊,则精微不能濡养上下,代谢废物不能排出体外,那么身体的功能都将受到影响。正如《素问·阴阳应象大论》所言:"清气在下,则生飧泄;浊气在上,则生䐜胀,此阴阳反作,病之逆从也。"胃气不降,出现腹泻;脾气不升,出现胃胀、腹胀等症状。脾胃居中,为人体气机升降的枢纽。所以,胃气不降,不仅直接导致中焦不和,影响六腑的通降,甚至影响全身的气机升降,从而出现各种病理变化。

## 二、喜润恶燥

胃喜润恶燥,指胃应当保持充足的津液以利饮食物的受纳和腐熟。胃的受纳腐熟,不仅依赖胃气的推动和蒸化，亦需胃中津液的濡润。胃中津液充足，则能维持其受纳腐熟的功能和通降下行的特性。胃为六腑之一，属阳土。胃又为"水谷之海"，多气多血，故胃喜润而恶燥。胃津胃阴不足，胃失和降，可见饥不欲食、干呕、呃逆等。在治疗用药上，应慎用苦寒燥烈之品，以防损伤胃阴，从而损伤胃气。

胃喜润恶燥之性，主要体现在两个方面：一是"胃以阳体而合阴精，阴精则降"（《四圣心源》），胃气下降必赖胃阴的濡养；二是胃之喜润恶燥与脾之喜燥恶湿，阴阳互济，从而保证了脾升胃降的动态平衡。

# 第五节　人以"胃气"为本

"胃气"是脾胃共同生理功能的概括。《仁斋小儿方论·脾胃》中明确提出："人以胃气为本"；又在《仁斋小儿方论·血荣气卫论》中进一步说："人受谷气于胃，胃为水谷之海，灌溉经络，长养百骸，而五脏六腑皆取其气"。《中国医学大辞典·胃》说："胃气，胃中运化水谷之精气也"。脾胃功能在脉象上的反映，即脉有从容和缓之象。"脉弱以滑是有胃气"（《素问·玉机真脏论》），"所谓无胃气者，但得真藏脉，不得胃气也"（《素问·平人气象论》），就是此意。脾与胃相为表里，一脏一腑、一运一纳、一升一降，相互协调，共同完成对饮食物的消化及精微物质的吸收过程。所以《素问·灵兰秘典论》说："脾胃者，仓廪之官，五味出焉。"脾运胃纳，是相互协作的，二者缺一不可，无胃之受纳，则就无脾之运化；若无脾之健运，则胃就难以受纳。因此，"人以胃气为本"之"胃气"，是指脾胃之气，以及脾胃消化吸收的水谷之精气，这是脾胃同为后天之本的生理基础。

《素问·平人气象论》说："人以水谷为本。"胃主受纳腐熟水谷，脾主运化水谷，脾胃密切合作，才能使水谷化为精微，化生气血，充养全身。故称"胃为水谷气血之海""脾为气血生化之源""脾胃为后天之本"。《灵枢·营卫生会》说："人受气于谷，谷入于胃，以传与肺，五脏六腑，皆以受气。"《素问·五藏别论》说："胃者，水谷之海，六府之大源也。五味入口藏于胃，以养五脏气……是以五脏六腑之气味皆出于胃。"《素问·玉机真脏论》说："五脏者，皆禀气于胃。胃者，五脏之本也。"脾胃的消化功能和饮食的营养，对人体生命和健康至关重要，故言"人以胃气为本"。胃气不足，则会影响疾病的发生与发展变化。《灵枢·五味》说："水谷皆入于胃，五脏六腑皆禀气于胃。……故谷不入，半日则气衰，一日则气少矣。"说明"胃气"盛衰与疾病的发生及发展有着密切关系。

中医认为"人以胃气为本"，胃气强则五脏俱盛，胃气弱则五脏俱衰。《素问·平人气象论》云："平人之常气察于胃，胃者平人之常气也；人无胃气曰逆，逆者死。"说明察胃气之盛衰，是诊病的大纲，有助于判断疾病的轻重缓急及预后，因此，察胃气在诊治疾病中有极其重要的临床意义。切脉是中医诊断疾病的重要组成部分之一，也是中医学独特的诊病方法。虽然脉诊在方法上有遍诊法、三部诊法及独取寸口法等多种，但从古至今，总以脉有无胃气作为判断邪正盛衰及病变吉凶的重要标志。所谓脉有胃气，是指脉象不浮不沉，不疾不徐，从容和缓，节律一致，具备"胃、神、根"的特点（为平脉）。若脉来弦硬劲急，毫无柔和之象，则表示胃气衰败。《灵枢·终始篇》说："邪气来也紧而疾，谷气来也徐而和。"故胃气充则见平脉，胃气虚则见病脉，胃气绝则见死脉。凡病中无论脉浮、沉、迟、数等，只要见到从容柔和之象，尽管程度不一，但都主病较轻，预后较好，反之则主病重，预后不良。因为胃中的水谷精微之气，通过肺的经脉输布全身而现于气口，"肺朝百脉"，所以胃气盛，寸口脉才有从容柔和之象；若胃气衰败，不能输布水谷精微之气以濡养各脏腑，就可出现脏腑衰竭的真脏脉，因此有"脉以胃气为本"的说法。中医治病，非常注重顾护胃气，如《景岳全书·杂证谟·脾胃》说："凡欲察病者，必须察胃气。凡欲治病者，必须常顾胃气。胃气无损，诸可无虑。"临床上防治外感病须助胃气。因为胃为卫之本，卫气来源于中焦，胃气强者卫气始固。《金匮要略》说："四季脾旺不受邪。"玉屏风散用白术，即本于此，同时调理脾胃为外感病恢复期的治疗关键。治内伤杂病尤应重视胃气。脾胃为后天之本，五脏六腑皆禀气于胃。故历代医家，对不少病证，多从脾胃立法。如"补土生金""见肝之病，当先实脾""治痿独取阳明""补肾不如补脾""治痰不治脾胃，非其治也"等。可见胃气在临床的重要意义。对胃气虚衰者选方用药，要避免用有损胃气的药物，故常把"保胃气"作为重要的治疗原则。

综上所述，"人以胃气为本"，胃气代表了人体脾胃对饮食水谷的消化功能，是气血生化之源，直接关系到整个机体的营养来源。故胃气盛衰有无，关系到人体的生命活动及存亡。临床上察胃气的盛衰有无，是判断疾病轻重转归及预后的重要标志，也是决生死的关键，故有"有胃气则生，无胃气则死"之说。

# 第三章　脾胃的病理特点

## 第一节　脾的病理特点

脾的主要生理功能主运化、升清和统摄血液，以脾的阳气为主，故脾的运化功能障碍，主要是由于脾的阳气虚损，失于升清，运化无权所致。脾的统血功能，实际上是脾的阳气固摄作用的体现。脾气虚为脾功能失调的最基本也是最常见的病理变化，脾阳虚常是脾气虚进一步发展的病理结果，脾阴不足是指脾的阴液亏损。

### 一、脾气虚

《素问·藏气法时论》曰："脾病者，身重善饥肉痿，足不收行，善瘛脚下痛。虚则腹满肠鸣，飧泄食不化"，脾气虚弱，运化无权，则食欲不振、纳食不化、腹胀便溏。《素问·太阴阳明论》曰："今脾病不能为胃行其津液，四肢不得禀水谷气，气日以衰，脉道不利，筋骨肌肉皆无气以生，故不用焉。"认为脾病则不能布散精微，脾病而四肢不用，脾失健运，化源不足，可现面黄肌瘦、少气懒言、四肢倦怠乏力等全身气血不足之候。故《素问·痿论》有"治痿者独取阳明"之论。《素问·玉机真脏论》曰："脾不及，则令人九窍不通。"认为脾虚升清无力，水谷精微不能上及头面，会使诸窍失养、头目昏沉。脾气升举无力，甚至下陷，则为中气下陷或称气虚下陷。脾气不升，可见眩晕体倦、内脏下垂、久泄脱肛、便意频数、小便淋漓难尽等。脾气虚不能统摄血液，则可出现便血、月经淋漓不断或忽然大下、月经过多以及肌衄等各种慢性出血现象，称为脾不统血。

### 二、脾阳虚

《素问·阴阳应象大论》曰："清气在下，则生飧泄"。《素问·至真要大论》曰："诸湿肿满，皆属于脾"。脾阳虚多由脾气虚进一步发展而来，或由命门火衰、脾失温煦所致。其病机特点为中焦阳气衰退，里寒现象比较突出。所以，其临床表现除一般脾失健运、食入运迟等变化外，尚有明显的形寒肢冷、脘腹冷痛、饮食喜热、泄泻清谷，或温化水湿机能减退、水湿停聚于内，或生痰成饮，或水泛肌肤为肿。脾阳不振，久罹不愈，每易累及于肾，终致脾肾阳虚。

### 三、脾阴虚

《素问·平人气象论》曰："藏真濡于脾"，濡者，濡润也，指出了脾脏以滋养、滋润脏腑为其主要功能的生理特点。《素问·玉机真脏论》曰："饮入于胃，游溢精气，上输于脾；脾气散精，上归于肺"，认为由胃输精气于脾，脾气升精，而后散精气归于肺，最后随肺脏输布精气至四肢，以达到濡润脏腑组织的作用。《素问·示从容论》曰："四支懈堕，此脾精之不行也。"认为四肢懈怠失用是由脾精不能行散所致。

总之，脾气虚为脾功能失调的最基本也是最常见的病理变化，主要以消化吸收功能减退为主，并伴有全身性气虚表现。脾阳虚常是脾气虚进一步发展的病理结果，亦可因过食生冷，或过服寒凉药物，直接损伤脾阳而成。脾阳虚常累及肾阳而成脾肾阳虚之候。脾阳虚不仅有脾气虚的表现，且常表现为温煦功能减退，寒从中生。脾气下陷或中气下陷、气虚下陷，多由脾气、脾阳不足，中气虚损，或久泄久利，或劳倦过度，损伤脾气，因而使脾气虚衰，功能减退，脾气升举无力，反而下陷，常为全身气虚的一个方面，主要表现为气虚和气陷两种病理变化。脾不统血，多由脾气虚弱，统摄无权所致，其病机主要在于气不摄血，故临床表现除见脾气虚或脾阳虚征象外，还有各种出血等。

# 第二节　胃的病理特点

胃为水谷之海，喜润恶燥，以降为顺，主受纳饮食和腐熟水谷。因此，胃的功能失调，主要表现为受纳和腐熟功能异常，以及胃失和降而胃气上逆等。胃的功能失调，主要表现为寒热虚实。

## 一、胃气虚

《素问·阴阳应象大论》曰："浊气在上，则生䐜胀"，胃受纳功能减退而胃脘满闷、胃纳不佳、饮食乏味，甚则不思饮食等。胃失和降，气机上逆，而现嗳气、呃逆、恶心、呕吐等。

## 二、胃阴虚

胃阴虚主要是指胃中阴津缺乏，以致津伤气少而引起胃的功能失调，多由火热之邪损伤胃中津液，或由胃火（热）证转化而来，或久病不复，消烁阴液所致。其病理变化是：其一，受纳、腐熟功能减退，如不思饮食，或食后饱胀；胃失和降、胃气上逆，则脘痞不舒、泛恶干呕。其二，阴津亏损，如口舌干燥、小便短少、大便秘结、舌光红少苔、脉细数。

## 三、胃寒

《灵枢·师传》曰："胃中寒，则腹胀"，寒性凝滞，侵袭中焦，气机阻滞，则见胃脘胀冷痛，轻则绵绵不已，重则拘急作痛。

## 四、胃热

《灵枢·师传》曰："胃中热则消谷，令人悬心善饥"。胃热（火）多因胃阳素盛与情志郁火相并,或因热邪入里,或因嗜食辛辣炙煿之品,化热伤胃所致,以阳盛阴虚,胃腑机能亢进,火热蕴盛为其病理特点。主要病理变化为:一是腐熟功能亢进,热能消谷,胃火亢盛,故消谷善饥;二是胃失和降,可见口苦、恶心、呕吐;三是胃火上炎,或为齿龈肿痛,或为衄血,火热蕴盛、灼伤胃络,则可呕血等。

# 第三节　脾胃的病理特点

脾与胃相表里,病理上相互影响,表现为纳运失调、升降失常、燥湿不济、虚实寒热失常。

## 一、纳运失调

胃主纳,脾主运,一纳一运,密切配合,则消化功能正常。胃不能受纳腐熟水谷,则食欲减退,或嘈杂易饥。脾失健运,则现消化不良、食后饱胀、大便溏泄。胃主受纳,脾主运化。食而不化,责在脾;不能食,责在胃。但是,由于脾与胃在病理状态下互相影响,故脾胃纳运失调的症状,往往同时并见,其治亦须调脾理胃,二者兼顾。

## 二、升降失常

《素问·阴阳应象大论》说:"清气在下,则生飧泄,浊气在上,则生䐜胀"。脾主升清,若脾气不升,甚至中气下陷,就会出现泄泻、脱肛、内脏下垂等。胃主降浊,胃气不降而反上逆,就会出现恶心、呕吐、呃逆、嗳气,以及大便不通等,因为脾升胃降是相互为用的,所以清气不升,必致浊气不降,浊气不降,也必致清气不升,所谓清浊相干而病作。其治疗虽须健脾和胃、升清降浊,但总以恢复脾胃升降为要。

## 三、燥湿不济

脾喜燥恶湿,胃喜润恶燥,燥湿适度,水谷乃化。若湿邪困脾,脾阳受困,水湿停滞为患;脾失健运,水不化津,也易生湿。故脾病多寒多湿,药宜温燥。热邪易于伤津,灼伤胃津而化燥;胃气上逆,频繁呕吐,胃津耗损,也会出现燥象。故胃病多热、多燥,药宜凉润。

## 四、虚实寒热失常

《素问·太阴阳明论》说:"黄帝问曰:太阴阳明为表里,脾胃脉也,生病而异者何也?……故阳道实,阴道虚。故犯贼风虚邪者,阳受之;食饮不节,起居不时者,阴受之。阳受之则入六腑,阴受之则入五脏。入六腑,则身热,不时卧,上为喘呼;入五脏,则䐜满闭塞,下为飧泄,久为肠澼。"提出了"阳道实,阴道虚"的理论。"阳"指阳明胃腑,"阴"指太阴脾脏。胃主降浊,推送糟粕下行外出,病则腑气不通,浊气不降,糟粕不行,且阳明之病,易于化热燥结,故病则多从燥化、热化,易与邪结,临床以实证、热证多见,证见身热、大汗、大渴、脉洪大，或痞满燥实等阳明腑证，以及不时卧、喘呼等。脾主运化、升清，病则水谷精微不能化生，清阳不升，脾气易虚，且湿易伤脾，湿胜则脾阳受伤，故病多虚证、寒证，证见腹胀、腹痛、纳呆、便溏，以及倦怠乏力或畏寒肢冷等。"阳道实，阴道虚"对胃病多实，脾病多虚的病机趋向作了高度概括，后世据此总括为"实则阳明，虚则太阴"，治疗胃病侧重泻实，脾病侧重补虚。

总之，脾与胃，纳运协调、升降相因、燥湿相济，以维持饮食物消化和水谷精微吸收、输布的功能活动。如果脾胃运纳失调、升降失常、燥湿不济，也会相互影响，导致消化功能失常，产生各种病变。

# 第四章　脾胃与其他脏腑的关系

人体是以五脏为中心,以六腑相配合,以气血精津液为物质基础,通过经络使脏与脏、脏与腑、腑与腑密切联系,外连五官九窍、四肢百骸,构成一个统一的有机整体。脏与脏之间的关系,即五脏之间的关系。心、肺、脾、肝、肾五脏各具不同的生理功能和特有的病理变化,但脏与脏之间不是孤立的,而是彼此密切联系着的。脏与脏之间的关系不单是表现在形态结构方面,更重要的是彼此之间在生理活动和病理变化上有着必然的内在联系,因而形成了脏与脏之间相互资生、相互制约的关系。脾胃与其他脏腑在生理、病理方面存在密切关系。

## 第一节　脾　与　心

心主血而行血,脾主生血又统血,所以脾与心的关系,主要是主血与生血、行血与统血的关系。心与脾的关系主要表现在血的生成和运行,以及心血养神与脾主运化方面。

### 一、血液生成方面

心主血脉而又生血,脾主运化、为气血生化之源。心血赖脾气转输的水谷精微以化生,而脾的运化功能又有赖于心血的不断滋养和心阳的推动,并在心神的统率下维持其正常的生理活动。故曰:"脾之所以能运行水谷者,气也。气虚则凝滞而不行,得心火以温之,乃健运而不息,是为心火生脾土"(《医碥·五脏生克说》)。脾气健运、化源充足,则心血充盈;心血旺盛、脾得濡养,则脾气健运。所以说:"脾气入心而变为血,心之所主亦借脾气化生"(《济阴纲目》)。

### 二、血液运行方面

血液在脉内循行,既赖心气的推动,又靠脾气的统摄,方能循经运行而不溢于脉外。所谓"血所以丽气,气所以统血,非血之足以丽气也,营血所到之处,则气无不利焉,非气之足以统血也,卫气所到之处,则血无不统焉,气为血帅故也"(《张聿青医案》)。可见血能正常运行而不致脱陷妄行,主要靠脾气的统摄。所以有"诸血皆运于脾"之说。

### 三、神志活动方面

心藏神,在志为喜;脾藏意,在志为思。"心为脏腑之主,而总统魂魄,并赅意志……思动于心则脾应"(《类经·脏象类》)。五脏藏神,心为主导。人身以气血为本,精神为用。血气者,身之神。心生血而主血脉,脾胃为气血生化之源,生血而又统血。血为水谷之精气,总统于心而生化于脾。血之与气,一阴一阳,两相维系,气能生血,血能化气,气非血不和,血非气不运。气血冲和,阴平阳秘,脾气健旺,化源充足,气充血盈,充养心神,则心有所主。心血运于脾,心神统于脾,心火生脾土,脾强则能主运化,而生血统血。因此,心与脾在病理上的相互影响,主要表现在血液的生成和运行功能失调,以及运化无权和心神不安等,形成心脾两虚之候等。

## 第二节 脾 与 肺

脾主运化,为气血生化之源;肺司呼吸,主一身之气。脾主运化,为胃行其津液;肺主行水,通调水道,所以脾和肺的关系,主要表现在气和水之间的关系。脾和肺的关系主要表现于气的生成和津液的输布两个方面。

### 一、气生成方面

肺主气,脾益气,肺司呼吸而摄纳清气,脾主运化而化生水谷精气,上输于肺,二者结合化为宗气(后天之气)。宗气是全身之气的主要物质基础。脾主运化,为气血生化之源,但脾所化生的水谷之气,必赖肺气的宣降才能敷布全身。肺在生理活动中所需要的肺气,又要靠脾运化的水谷精微来充养,故脾能助肺益气。因此,肺气的盛衰在很大程度上取决于脾气的强弱,故有"肺为主气之枢,脾为生气之源"之说。总之,肺司呼吸和脾主运化的功能是否健旺与气之盛衰有密切关系。

### 二、水液代谢方面

肺主行水而通调水道,脾主运化水湿,为调节水液代谢的重要脏器。人体的津液由脾上输于肺,通过肺的宣发和肃降而布散至周身及下输膀胱。脾之运化水湿赖肺气宣降的协助,而肺之宣降靠脾之运化以资助。脾肺两脏互相配合,共同参与水液代谢的过程。如果脾失健运,水湿不化,聚湿生痰而为饮、为肿,影响及肺则肺失宣降而喘咳。其病在肺,而其本在脾。故有"脾为生痰之源,肺为贮痰之器"之说。反之,肺病日久,又可影响于脾,导致脾运化水湿功能失调。肺脾二脏在病理上的相互影响,主要在于气的生成不足和水液代谢失常两个方面,常表现为脾肺两虚、痰湿阻肺之候等。

## 第三节 脾 与 肝

肝主疏泄,脾主运化;肝藏血,脾生血统血。因此,肝与脾的关系主要表现为疏泄与运化、藏血与统血之间的相互关系。肝与脾的关系具体体现在消化和血液两个方面。

## 一、消化方面

肝主疏泄,分泌胆汁,输入肠道,帮助脾胃对饮食物的消化。所以,脾得肝之疏泄,则升降协调,运化功能健旺。所以说:"木能疏土而脾滞以行"(《医碥·五脏生克说》)。"脾主中央湿土,其体淖泽……其性镇静是土之正气也。静则易郁,必借木气以疏之。土为万物所归,四气具备,而求助于水和木者尤亟。……故脾之用主于动,是木气也"(《读医随笔·升降出入论》)。脾主运化,为气血生化之源。脾气健运,水谷精微充足,才能不断地输送和滋养于肝,肝才能得以发挥正常的作用。总之,肝之疏泄功能正常,则脾胃升降适度,脾之运化也就正常了,即所谓"土得木而达"和"木赖土以培之"。所以说:"肝为木气,全赖土以滋培,水以灌溉"(《医宗金鉴·删补名医方论》),"木虽生于水,然江河湖海无土之处,则无木生。是故树木之枝叶萎悴,必由土气之衰,一培其土,则根本坚固,津液上升,布达周流,木欣欣向荣矣"(《程杏轩医案辑录》)。

## 二、血液方面

血液的循行,虽由心所主持,但与肝、脾有密切的关系。肝主藏血,脾主生血统血。脾之运化,赖肝之疏泄;而肝藏之血,又赖脾之化生。脾气健运,血液的化源充足,则生血统血功能旺盛。脾能生血统血,则肝有所藏;肝血充足,方能根据人体生理活动的需要来调节血液。此外,肝血充足,则疏泄正常、气机调畅,使气血运行无阻。所以肝脾相互协作,共同维持血液的生成和循行。

肝与脾在病理上的相互影响,也主要表现在饮食水谷的消化吸收和血液方面,这种关系往往通过肝与脾之间的病理转变反映出来。或为肝病及脾、肝木乘脾(又名木郁乘土)而肝脾不调、肝胃不和;或为脾病传肝、土反侮木,而土壅木郁。

# 第四节　脾 与 肾

脾为后天之本,肾为先天之本,脾与肾的关系是后天与先天的关系。后天与先天是相互资助,相互促进的。脾与肾在生理上的关系主要反映在先天后天相互资生和水液代谢方面。

## 一、先后天相互资生

脾主运化水谷精微,化生气血,为后天之本;肾藏精,主命门真火,为先天之本。"先天为后天之根"(《医述》)。脾的运化,必须得肾阳的温煦蒸化,始能健运。所以说:"脾胃之腐化,尤赖肾中这一点真阳蒸变,炉薪不熄,釜爨方成"(《张聿青医案》)。"脾为后天,肾为先天,脾非先天之气不能化,肾非后天之气不能生"(《傅青主女科·妊娠》)。肾精又赖脾运化水谷精微的不断补充,才能充盛。故曰:"脾胃之能生化者,实由肾中元阳之鼓舞,而元阳以固密为贵,其所以能固密者,又赖脾胃生化阴精以涵育耳",(《医门棒喝》)。这充分说明了先天温养后天、后天补养先天的辨证关系。

总之,脾胃为水谷之海,肾为精血之海。"人之始生,本乎精血之原,人之既生,由乎水谷之养。非精血无以立形体之基;非水谷,无以成形体之壮。""水谷之海本赖先天为之主,而精血之海又赖后天为之资。故人之自生至老,凡先天之不足者,但得后天培养之力,则补天之功,亦可居其强半"(《景岳全书·脾胃》)。

## 二、水液代谢方面

脾主运化水湿,须有肾阳的温煦蒸化;肾主水,司关门开合,使水液的吸收和排泄正常。但这种开合作用,又赖脾气的制约,即所谓"土能制水"。脾肾两脏相互协作,共同完成水液的新陈代谢。

脾与肾在病理上相互影响,互为因果。如肾阳不足,不能温煦脾阳,致脾阳不振或脾阳久虚,进而损及肾阳,引起肾阳亦虚,二者最终均可导致脾肾阳虚。临床上主要表现为消化功能失调和水液代谢紊乱。但须指出,由于有"肾为先天""脾为后天"之论,因此对脾肾两虚证的治疗大法,有"补肾不若补脾"和"补脾不若补肾"的学术之争。如李杲、罗谦甫以补脾立论,主张"补肾不若补脾"。许叔微、严用和以温肾为法,主张"补脾不若补肾"。在一定程度上,后天对人体的健康起着决定性作用,但先天也是个重要的因素,应分清孰轻孰重、孰先孰后,或温补肾阳,兼补脾阳。

# 第五节　脾　与　胃

脾与胃通过经脉相互络属而构成表里关系。胃主受纳,脾主运化,二者之间的关系是"脾为胃行其津液",共同完成饮食物的消化吸收及其精微的输布,从而滋养全身,故称脾胃为"后天之本"。脾与胃之间的关系,具体表现在升与降、纳与运、燥与湿三个方面。

## 一、升降相因

脾胃居中,为气机上下升降之枢纽。脾的运化功能,不仅包括消化水谷,而且还包括吸收和输布水谷精微。脾的这种生理作用,主要是向上输送到心肺,并借助心肺的作用以供养全身。所以说:"脾气主升"。胃主受纳腐熟,以通降为顺。胃将受纳的饮食物初步消化后,向下传送到小肠,并通过大肠使糟粕浊秽排出体外,从而保持肠胃虚实更替的生理状态,所以说:"胃气主降"。"纳食主胃,运化主脾,脾宜升则健,胃宜降则和"(《临证指南医案》),故脾胃健旺,升降相因,是胃主受纳、脾主运化的正常生理状态。升为升清,降为降浊,所以说:"中脘之气旺,则水谷之清气上升于肺而灌溉百脉;水谷之浊气下达于大肠,从便溺而消"(《寓意草》)。总之,"脾胃之病,……固当详辨,其于升降两字,尤为紧要"

《临证指南医案·卷二》）。

### 二、纳运相得

胃的受纳和腐熟，是为脾之运化奠定基础；脾主运化，消化水谷，转输精微，是为胃继续纳食提供能源。二者密切合作，才能完成消化饮食、输布精微，发挥供养全身之用。所以说："脾者脏也，胃者腑也，脾胃二气相为表里，胃受谷而脾磨之，二气平调则谷化而能食"（《诸病源候论·脾胃诸病候》）。"胃司受纳，脾主运化，一运一纳，化生精气"（《景岳全书·脾胃》）。

### 三、燥湿相济

脾为阴脏，以阳气用事，脾阳健则能运化，故性喜温燥而恶阴湿。胃为阳腑，赖阴液滋润，胃阴足则能受纳腐熟，故性柔润而恶燥。故曰："太阴湿土，得阳始运，阳明燥土，得阴自安。以脾喜刚燥，胃喜柔润故也"（《临证指南医案·卷二》）。燥湿相济，脾胃功能正常，饮食水谷才能消化吸收。胃津充足，才能受纳腐熟水谷，为脾之运化吸收水谷精微提供条件。脾不为湿困，才能健运不息，从而保证胃的受纳和腐熟功能不断地进行。由此可见，胃润与脾燥的特性是相互为用、相互协调的。故曰："土具冲和之德而为生物之本。冲和者，不燥不湿，不冷不热，燥土宜润，使归于平也"（《医学读书记·通一子杂论辨》）。因此，脾胃在病变过程中，往往相互影响。

## 第六节　胃与胆、大肠、小肠、膀胱、三焦

胃、胆、大肠、小肠、膀胱、三焦六腑的生理功能虽然不同，但它们都是化水谷、行津液的器官。饮食物的消化吸收、津液的输布、废物的排泄等一系列过程，就是六腑在既分工又合作的情况下，共同完成的。胃、胆、小肠密切协作共同完成饮食物的消化、吸收，并将糟粕传入大肠，经过大肠再吸收，将废物排出体外。膀胱的储尿、排尿，与三焦的气化也是相互联系着的。三焦的功能则包括了它所参与的消化、吸收与排泄等各方面的功能。因此，六腑之间必须相互协调，才能维持其正常的"实而不满"、升降出入的生理状态。

胃与胆、大肠、小肠、膀胱、三焦在病理上相互影响，如胃有实热，津液被灼，必致大便燥结、大肠传导不利。而大肠传导失常、肠燥便秘也可引起胃失和降、胃气上逆，出现嗳气、呕恶等症。又如胆火炽盛，常可犯胃，可现呕吐苦水等胃失和降之证，而脾胃湿热，熏蒸于胆，胆汁外溢，则现口苦、黄疸等证。

胃与胆、大肠、小肠、膀胱、三焦病变的治疗，"以宣通为宜"。因为六腑病变，多表现为传化不通，如经过治疗，使六腑通畅了，那么六腑的功能也就恢复常态了。饮食物从口摄入以后，经过六腑的共同作用，从消化吸收以至糟粕的排泄，必须不断地进行，不断地由上而下次递传送。六腑中的内容物不能停滞不动，故曰："六腑者，所以化水谷而行津液者

也"(《灵枢·本脏》)。从这一动态过程可以看出,受纳、消化、传导、排泄不断地进行是一个虚实不断更替的过程。腑之特点是实而不能满、宜通不宜滞,满则病、滞则害。但须指出,并非是所有腑病均用通泄药物以通其滞,只有六腑传化水谷功能发生阻滞,表现为实证时,方能"以通为补"。否则,如胃阴不足之证,又当用甘寒养阴之品以滋养胃阴,借以恢复其受纳腐熟的生理功能。

# 第五章　脾胃脏腑辨证

脾胃脏腑辨证，是根据脾胃的生理功能、病理表现，以及脾胃与其他脏腑关系，对疾病证候进行归纳，借以推究病机，判断病变的部位、性质、正邪盛衰情况的一种辨证方法，是辨证体系中的重要组成部分。脾胃脏腑辨证，包括脾病辨证、胃病辨证及脾胃兼病辨证。

## 第一节　脾病辨证

### 一、脾虚证

**（一）脾气虚证**

脾气不足，运化失健所表现的证候。多因饮食失调，劳累过度耗伤脾气所致。

**【临床表现】**纳少腹胀，饭后尤甚，大便溏薄，肢体倦怠，少气懒言，面色萎黄或㿠白，形体消瘦或浮肿，舌淡苔白，脉缓弱。

**【证候分析】**本证以脾的运化功能减退和气虚证共见为辨证要点。脾气虚弱，运化无能，故纳少；水谷内停则腹胀，食入则脾气益困，故腹胀尤甚；水湿不化，流往肠中，则大便溏薄。脾气不足，久延不愈，可致营血亏虚，而成气血两虚之证，则形体逐渐消瘦，面色萎黄。舌淡苔白，脉缓弱，是脾气虚弱之征。

**（二）脾阳虚证**

脾阳虚衰，阴寒内盛所表现的证候。多由脾气虚发展而来，或过食生冷，或肾阳虚，火不生土所致。

**【临床表现】**腹胀纳少、腹痛喜温喜按、畏寒肢冷、大便溏薄清稀，或肢体困重，或周身浮肿、小便不利，或白带量多质稀、舌淡胖、苔白滑、脉沉迟无力。

**【证候分析】**本证以脾运失健和寒象表现为辨证要点。脾阳虚衰、运化失健，则腹胀纳少。中阳不足、寒凝气滞，故腹痛喜温喜按。阳虚无以温煦，所以畏寒而四肢不温。水湿不化流注肠中，故大便溏薄较脾气虚更为清稀，甚则完谷不化。中阳不振，水湿内停，膀胱气化失司，则小便不利；流溢肌肤，则肢体困重，甚则全身浮肿；妇女带脉不固，水湿下渗，可见白带清稀量多；舌淡胖苔白滑，脉沉迟无力，皆为阳虚湿盛之征。

**（三）中气下陷证**

脾气亏虚，升举无力而反下陷所表现的证候。多由脾气虚进一步发展，或久泄久痢，或劳累过度所致。

【临床表现】脘腹重坠作胀,食后尤甚,或便意频数,肛门坠重;或久痢不止,甚或脱肛;或子宫下垂;或小便浑浊如米泔。伴见气少乏力,肢体倦怠,声低懒言,头晕目眩。舌淡苔白,脉弱。

【证候分析】本证以脾气虚证和内脏下垂为辨证要点。脾气上升,能升发清阳和升举内脏,气虚升举无力,内脏无托,故脘腹重坠作胀,食入气陷更甚,脘腹更觉不舒。由于中气下陷,故时有便意,肛门坠重,或下利不止,肛门外脱;脾气升举无力,可见子宫下垂;脾主散精,脾虚气陷致精微不能正常输布而反下流膀胱,故小便浑浊如米泔;中气不足,全身功能减退,所以少气乏力,肢体倦怠,声低懒言;清阳不升则头晕目眩;舌淡苔白、脉弱皆为脾气虚弱的表现。

(四)脾不统血证

脾气亏虚,不能统摄血液所表现的证候。多由久病脾虚,或劳倦伤脾等引起。

【临床表现】便血、尿血、肌衄、齿衄,或妇女月经过多、崩漏等。常伴食少便溏,神疲乏力,少气懒言,面色无华,舌淡苔白,脉细弱。

【证候分析】本证以脾气虚证和出血共见为辨证要点。脾有统摄血液的功能,脾气亏虚,统血无权,则血溢脉外。溢于肠胃,则为便血;渗于膀胱,则见尿血;血渗毛孔而出,则为肌衄;由齿龈而出,则为齿衄;脾虚统血无权,冲任不固,则妇女月经过多,甚或崩漏;食少便溏,神疲乏力,少气懒言,面色无华,舌淡苔白,脉细弱等,皆为脾气虚弱的表现。

(五)脾虚动风证

脾气虚衰,不能升精,经络失养所表现的证候。

【临床表现】腹胀便溏,神疲乏力,手足蠕动、瘈疭或抽搐无力,面白,舌淡,脉弱。

【证候分析】吐泻或久病后,脾气虚衰,营气不足,失其濡养手足蠕动、瘈疭或抽搐无力。脾不升清,腹胀便溏,神疲乏力,面白,舌淡,脉弱脾气虚象。

(六)脾阴虚证

体虚病后,阴液亏虚,脾失健运所表现的证候。

【临床表现】食欲不振,大便不调或干结涩滞,体瘦倦怠,津乏唇干,低热,舌红少苔,脉细数。

【证候分析】脾不生津,阴液亏虚,故大便不调或干结涩滞,体瘦倦怠,津乏唇干;阴虚生内热,故低热,舌红少苔,脉细数。

(七)脾虚血亏证

脾气虚弱,生血不足所表现的证候。

【临床表现】肢体倦怠,疲乏无力,面色无华,头晕目眩,食少,腹胀,便溏;妇女经闭、月经后期量少色淡,舌淡,脉细无力。

【证候分析】脾气虚,营血不足,故面色无华,头晕目眩;妇女经闭、月经后期量少色淡。四肢失其濡养肢体倦怠,疲乏无力,脾不升清,则食少,腹胀,便溏。

## 二、脾实证

（一）寒湿伤脾证

寒邪湿邪夹杂侵袭伤脾，导致脾失健运、升清失常所表现的证候。多由感受外寒湿邪，居处寒冷潮湿所致。

【临床表现】恶寒，神倦肢懒，脘腹痞胀，纳呆食少，腹胀便溏，身体困重，泛恶欲吐，口淡不渴，腹痛便溏，头身困重，妇女白带量多，舌胖苔白腻，脉濡迟。

【证候分析】脾喜燥而恶湿，外来湿邪，最易困阻脾土，以致升降失调，清浊不分，水谷杂下而发生泄泻，故有"湿多成五泄"之说。寒邪和暑热之邪，除了侵袭皮毛肺卫之外，亦能直接损伤脾胃，使其功能障碍，湿性重着，脾为湿困，清阳不升，头身困重、脘腹痞胀。

（二）风湿犯脾证

风湿伤表，脾经受邪，脾运失职所表现的证候。

【临床表现】恶风自汗，倦怠无力，呕吐，腹胀便溏，身体困重，舌苔白腻，脉浮滑。

【证候分析】风湿伤表，风邪其性开泄，故恶风自汗；湿性重着，脾为湿困，运化失常，故倦怠无力，呕吐，腹胀便溏，身体困重，舌苔白腻，脉浮滑，风湿伤表证象。

（三）寒邪中脾证

寒邪中脾，阳气受损，腐熟运化之功失职所表现的证候。

【临床表现】中脘疼痛，腹胀腹痛，遇冷加重，得温则减，不饥不食，便溏或下利清谷，小便不利，舌淡苔白滑，脉迟。

【证候分析】寒性凝滞收引伤脾，气机不畅，故中脘疼痛，腹胀、腹痛，遇冷加重，得温则减；脾运化失常，则便溏或下利清谷，小便不利；舌淡苔白滑，脉迟为寒象。

（四）湿热困脾证

湿热内蕴困脾，脾不运化升清所表现的证候。多由暑热湿之邪所中伤。

【临床表现】腹胀，呕恶纳呆，肢体困重，便溏不爽；或面目发黄；或身热不扬，汗出不解，渴不多饮，舌红苔黄腻，脉濡数。

【证候分析】暑热湿之邪，直接损伤脾气，脾不升清，面目发黄；或身热不扬，汗出不解，渴不多饮。醇酒厚味困脾，脾失健运，腹胀，呕恶纳呆，肢体困重。舌红苔黄腻，脉濡数为湿热表现。

（五）脾经热毒证

多由醇酒厚味，火热毒邪蕴结脾经所表现的证候。

【临床表现】多见发热口渴，口内或口唇赤烂疼痛，便秘尿黄，舌红苔黄，脉数。

【证候分析】醇酒厚味、火热毒邪攻脾，脾开窍于口唇，故口唇赤烂疼痛。脾不运化，燥热内结，发热口渴，便秘尿黄，舌红苔黄，脉数为热象。

（六）饮食伤脾证

多由饮食失宜，伤脾，脾失健运所表现的证候。

【临床表现】吞酸嗳腐，痞满胀痛，呕吐，泄泻，舌苔黄或白腻，脉滑。

【证候分析】食过甘则伤脾气,令人心闷。过咸则脾气壅抑,使肌肉短小。多食肥甘,致脾热浊气上逆,口中甜腻,为"脾瘅"。小儿饮食过度则伤脾,难以消磨,多致四肢沉重,身体苦热,面黄腹大;或平素喂养不当,脾胃损伤,停积不化,耗损津液,渐令羸瘦,面色萎黄,胸膈壅闷,乳食不多,肚腹胀大,经常泄泻,大便酸臭,神疲体乏,懒言少动;或嗜食泥土异物,而成"脾疳"。

（七）思虑伤脾证

思虑太过,脾气郁结,气留不行,积聚中脘所表现的证候。

【临床表现】多见神情抑郁,四肢怠惰,饮食不思,脘胀痞满,善太息,大便不畅,脉弦涩。

【证候分析】思虑太过,脾气郁结,气滞不畅,则神情抑郁,脘胀痞满,善太息;升降失常,脾失健运,故四肢怠惰,饮食不思,大便不畅。

### 三、脾虚实夹杂证

（一）脾虚痰湿证

脾气虚弱,痰湿内蕴所表现的证候。

【临床表现】食少,腹胀,便溏,体胖困重,疲乏嗜睡,咳嗽痰滑易出,舌淡胖,苔白腻,脉濡缓。

【证候分析】脾气虚,水湿不化,凝聚为痰,则咳嗽痰滑易出;痰湿蕴脾,故体胖困重,疲乏嗜睡;运化失常,故食少,腹胀,便溏;舌淡胖,苔白腻,脉濡缓,脾虚湿困之象。

（二）脾虚水停证

脾气虚弱,运化失职,水液内停所表现的证候。

【临床表现】食少,腹胀,大便溏薄,面浮肢肿,神疲乏力,舌淡胖,苔白滑,脉濡或弱。

【证候分析】脾气虚,水液代谢失常,面浮肢肿,《内经》:"诸湿肿满,皆属于脾"。脾不健运,故食少,腹胀,大便溏薄;脾气虚,则神疲乏力;舌淡胖,苔白滑,脉濡或弱为脾虚水停之象。

（三）脾虚气滞证

脾气虚弱,气机阻滞所表现的证候。

【临床表现】食少,腹胀痛,便溏不爽,肠鸣矢气,神疲乏力,脉弦。

【证候分析】脾气虚弱,气机阻滞,脾气不升;肝气不畅,则腹胀痛,便溏不爽,肠鸣矢气;脾气虚,故食少,神疲乏力。

# 第二节　胃　病　辨　证

## 一、胃实证

（一）胃寒证

外受寒邪,进食生冷伤胃,胃失通降所表现的证候。

【临床表现】胃脘冷痛,呕吐清水,食物不化,呃逆、嗳气,苔白,脉迟而紧。

【证候分析】寒性凝滞,胃脘冷痛。胃气上逆,故呕吐清水,食物不化,呃逆、嗳气;苔白,脉迟为紧寒之象。

（二）胃热证

过食醇酒厚味、助热化火伤胃所表现的证候。

【临床表现】胃脘灼痛,或痞满胀痛,嘈杂或消谷善饥;发热,口渴喜饮,齿龈肿痛出血,齿衄,口臭,便结,尿黄,呃逆有力而连续,舌红苔黄,脉滑数。

【证候分析】过食醇酒厚味,助热化火,灼伤胃阴,胃脘灼痛、嘈杂或消谷善饥,发热,口渴喜饮,齿龈肿痛出血,齿衄,口臭,便结,尿黄;若胃火上冲,可见大便秘结。舌红苔黄,脉滑数为湿热之象。

（三）胃热气滞证

胃热炽盛,气机阻滞所表现的证候。

【临床表现】胃脘痞满、胀痛或灼痛、拒按,嗳气,口臭,便结,舌红苔黄,脉弦数。

【证候分析】胃热炽盛,气机阻滞,胃脘痞满、胀痛或灼痛、拒按;胃火上炎,嗳气,口臭;灼伤胃阴,便秘;舌红苔黄,脉弦数为热之象。

（四）胃气上逆证

因寒、热、饮食、情志等,使胃失和降、气逆而上所表现的证候。

【临床表现】呕吐或呃逆,嗳气,舌红苔黄或白,脉弦。

【证候分析】胃气下降为顺,胃气不降,上逆则呕吐或呃逆,嗳气等。

（五）胃气郁滞证

感风寒,或因气恼,或饮食不慎,胃气郁滞而不行,胃失和降所表现的证候。

【临床表现】胃脘胀闷,嗳气,呃逆略舒,大便不畅,舌苔薄腻,脉弦涩。

【证候分析】胃气郁滞,气机不畅,胃气不降而逆乱,故胃脘胀闷,嗳气,呃逆略舒;腑气不通,大便不畅;脉弦涩,气机逆乱之象。

（六）痰饮停胃证

脾气壅滞,或虚寒不运,或湿热酝酿生痰,痰饮蓄聚于胃腑所表现的证候。

【临床表现】胃脘痞满;或胸膈间漉漉有声,嘈杂呃逆,呕吐痰饮涎液;或有眩晕,咳嗽,惊悸,怔忡,舌苔白腻,脉弦滑。

【证候分析】痰饮蓄聚于胃,运化失常胃脘痞满;或胸膈间漉漉有声,嘈杂呃逆;痰饮随胃气上逆,可致呕吐痰饮涎液;或有眩晕,咳嗽,下利,惊悸,怔忡。舌苔白腻,脉弦滑是痰饮之象。

（七）食滞胃热证

食滞于胃,胃热壅盛所表现的证候。

【临床表现】胃脘痞胀、灼痛,嗳腐吞酸;或呕酸馊苦水,腹泻不爽,便质腐臭如败卵,舌红苔厚腻,脉滑数。

【证候分析】饮食停聚于胃,蕴而生热,阻碍气机,则胃脘痞胀、灼痛;胃气逆上,腐食上行,则嗳腐吞酸,或呕酸馊苦水;湿热下注,故腹泻不爽,便质腐臭如败卵。舌红苔厚腻,脉滑数湿热之象。

（八）瘀血阻胃证

瘀血阻滞胃络所表现的证候。

【临床表现】胃脘部刺痛、拒按,或胃脘部触及包快,或呕血色暗成块;舌有斑点,脉弦涩。

【证候分析】瘀血阻滞胃络,气血运行不畅,则刺痛、拒按,或胃脘部触及包快;血随胃气上逆,故呕血色暗成块;舌有斑点,脉弦涩为血瘀之象。

（九）胃气滞血瘀证

胃气郁滞不畅,瘀血阻于胃络所表现的证候。

【临床表现】胃脘胀痛、刺痛拒按,呕恶呃逆,舌紫或有瘀斑瘀点,脉涩。

【证候分析】胃气不降、气机不畅,则胃脘胀痛;气滞血瘀,则刺痛拒按;胃气逆上,故呕恶呃逆;舌紫或有瘀斑瘀点,脉涩气滞为血瘀之象。

（十）湿邪阻胃证

湿邪中阻,胃失和降所表现的证候。

【临床表现】胃脘胀满,或痞闷不适;恶心呕吐,嗳气吞酸,口淡不渴或口甘味浊,纳谷不香,肢体怠惰,大便溏薄,舌苔白腻,脉濡缓。

【证候分析】湿性黏滞,伤胃阻遏气机,胃气上逆,以致恶心呕吐,嗳气吞酸,口淡不渴或口甘味浊;湿邪下注,则大便溏薄。气机不畅,故胃脘胀满,或痞闷不适;舌苔白腻,脉濡缓为湿之象。

（十一）燥邪伤胃证

燥为阳邪,其性干涩,最易耗伤人之津液,形成津液亏损的病证。

【临床表现】口唇干燥,胃脘嘈杂痞闷或灼痛,饥不欲食,大便干燥,口渴,舌干少津,脉数。

【证候分析】阳明胃为燥土,外感燥邪,胃阴被灼,则见口唇干燥,胃脘嘈杂痞闷或灼痛,饥不欲食,大便干燥,口渴;舌干少津,脉数为燥热之象。

## 二、胃虚证

（一）胃气虚亏证

胃气虚弱,纳运失司所表现的证候。

【临床表现】胃脘痞闷、隐痛、喜按,食欲不振或得食痛缓,疲乏,舌淡嫩,脉弱。

【证候分析】胃气虚弱,受纳腐熟水谷功能失常,阻碍气机,则胃脘痞闷、隐痛、喜按,食欲不振或得食痛缓。胃气不降,脾气不升,则疲乏,舌淡嫩,脉弱。

（二）胃阳虚证

阳气虚弱,胃失温煦所表现的证候。

【临床表现】胃痛绵绵、喜温喜按,食少脘痞,畏冷肢凉,舌淡苔白,脉沉迟无力。

【证候分析】阳虚生内寒,寒性收引,而见胃痛绵绵、喜温喜按,食少脘痞;失其温煦,而畏冷肢凉;舌淡苔白,脉沉迟无力为寒之象。

（三）胃阴虚证

阴液亏虚,胃失濡润、通降所表现的证候。

【临床表现】口燥咽干,饥不欲食,或胃脘嘈杂、痞胀,或胃脘隐隐灼痛,或干呕呃逆,大便干结;舌红少津,脉细数。

【证候分析】胃阴亏虚,胃失濡润则胃脘隐隐灼痛。胃阴虚火旺,则口燥咽干,大便干结,饥不欲食,或胃脘嘈杂、痞胀;胃气不降反上逆,而见干呕呃逆。

（四）胃气阴两虚证

胃气虚弱,胃阴不足所表现的证候。

【临床表现】胃脘痞闷、嘈杂、隐痛,得按则减;饥不欲食,或得食痛缓,或干呕呃逆;口微渴,便结,舌淡质嫩,脉缓弱。

【证候分析】胃气虚,升降失常,胃气不降,以致胃脘痞闷。胃阴虚,失其濡养,故饥不欲食,口微渴,便结;胃脘嘈杂、隐痛,得按则减;饥不欲食。胃气上逆,则干呕呃逆。

## 三、胃虚实夹杂证

（一）胃阳虚气滞证

阳气虚衰,气机阻滞,胃失温煦和降所表现的证候。

【临床表现】胃脘痞满、冷痛喜温,呃逆嗳气,食少,便溏不爽,畏冷肢凉,舌淡苔白,脉沉迟无力。

【证候分析】寒性收引,以致胃脘冷痛喜温。胃阳虚,温煦失常,则便溏不爽,畏冷肢凉。胃气上逆,故呃逆嗳气;胃气不行气滞,则胃脘痞满。舌淡苔白,脉沉迟无力为寒之象。

（二）胃气虚血瘀证

胃气虚弱,瘀血阻滞于胃所表现的证候。

【临床表现】胃脘痞闷、刺痛、拒按,食欲不振,疲乏,舌淡或有斑瘀点,脉细涩。

【证候分析】胃气虚弱,则食欲不振,疲乏;瘀血阻滞于胃,则胃脘痞闷、刺痛、拒按;舌淡或有斑瘀点,脉细涩,为气虚血瘀之象。

（三）胃阴虚气滞证

胃阴亏虚,气机阻滞所表现的证候。

【临床表现】口燥咽干,饥不欲食,胃脘嘈杂、痞闷、胀满,便结,舌红少津,脉弦细。

【证候分析】胃阴亏虚,津液不能上承,故口燥咽干;阴虚火旺,则饥不欲食,胃脘嘈杂;火盛灼阴,而见便结,舌红少津,脉弦细;腑气不通,则痞闷、胀满。

（四）胃阴虚血瘀证

胃阴亏虚,血液枯槁,瘀血阻滞于胃所表现的证候。

【临床表现】口燥咽干,饥不欲食,胃脘嘈杂、刺痛,甚则噎膈,反胃,便结,舌暗红或有瘀斑瘀点,脉细涩。

【证候分析】胃阴亏虚,灼伤津液,而致口燥咽干,饥不欲食,胃脘嘈杂,便结;胃气虚推动血液运行不力,则血瘀刺痛;舌暗红或有瘀斑瘀点,脉细涩为阴虚血瘀之象。

# 第三节　脾胃兼病辨证

## 一、脾胃病证

### (一) 虚证

**1. 脾胃气虚证**

脾胃气虚,纳运失职所表现的证候。

【临床表现】食欲不振;脘腹痞胀,食后尤甚;大便溏薄,神疲乏力,肢体怠惰,舌淡苔薄白,脉缓弱。

【证候分析】脾胃气虚,脾气不升,则大便溏薄,神疲乏力,肢体怠惰;胃气不降,则食欲不振,脘腹痞胀;舌淡苔薄白,脉缓弱为气虚之象。

**2. 脾胃阳虚证**

脾胃阳气不足,失于温运所表现的证候。

【临床表现】食少难化,脘腹冷痛、喜温喜按,畏冷肢凉,大便稀溏,舌淡苔白润,脉沉迟无力。

【证候分析】脾阳虚,温煦失常,故脘腹冷痛、喜温喜按,畏冷肢凉,大便稀溏;胃阳虚,不能受纳腐熟水谷,则食少难化;舌淡苔白润,脉沉迟无力为阳虚之象。

**3. 脾胃阴虚证**

脾胃阴液亏虚,受纳通降失常所表现的证候。

【临床表现】口燥咽干,饥不欲食,或胃脘嘈杂,或腹胀隐痛,或干呕呃逆,体瘦虚热,大便干结,舌红少津,脉细数。

【证候分析】胃阴虚,以致口燥咽干,饥不欲食,或胃脘嘈杂;胃气逆上,则干呕呃逆;脾阴虚体瘦虚热,则大便干结,腹胀隐痛;舌红少津,脉细数,为阴虚内热之象。

**4. 脾胃气阴两虚证**

脾胃气虚,阴液亏损所表现的证候。

【临床表现】疲乏少力,胃脘及腹部痞闷、隐痛,饥不欲食或干呕呃逆,口干微渴,便结不畅,舌上少津少苔,脉弱。

【证候分析】脾胃气虚,可使疲乏少力,胃脘及腹部痞闷;脾胃阴虚,可使胃隐痛,口干微渴,便结不畅;胃气逆上,而见干呕呃逆;舌上少津少苔,脉弱为气阴两虚之象。

### (二) 实证

**1. 脾胃寒湿证**

寒湿之邪侵犯,内伤脾胃,纳运失常所表现的证候。

【临床表现】脘腹疼痛,呕吐,下利清冷,饮食不化,四肢不温,舌胖苔白滑,脉濡缓或沉迟。

【证候分析】寒湿困脾,清阳不升,则水谷不化,下利清冷,饮食不化,四肢不温;寒湿袭胃,胃气逆上,则脘腹疼痛,呕吐;舌胖苔白滑,脉濡缓或沉迟为寒湿之象。

2. 脾胃湿热证

湿热侵犯,内蕴脾胃所表现的证候。

【临床表现】脘腹痞胀,纳呆呕恶,肢体困重,便溏、臭黏不爽,或面目发黄,或身热不扬,汗出不解,渴不多饮,舌红苔黄腻,脉滑数。

【证候分析】湿热内蕴脾胃,脾胃升降失常,故脘腹痞胀,纳呆呕恶,肢体困重;湿热下注,则便溏、臭黏不爽;湿热黏滞,则面目发黄,或身热不扬,汗出不解,渴不多饮;舌红苔黄腻,脉滑数为湿热之象。

3. 脾胃气滞证

气机不畅,脾胃气滞,健运失职所表现的证候。

【临床表现】脘腹痞胀疼痛,胃中嘈杂,食欲不振或食后腹胀,便溏不爽,嗳气肠鸣,脉弦。

【证候分析】脾胃气滞,气机逆乱,所以脘腹痞胀疼痛,胃中嘈杂,食欲不振或食后腹胀。清气不升,浊不气降,所以便溏不爽,嗳气肠鸣。

4. 脾胃实热证

邪热炽盛,积滞脾胃所表现的证候。

【临床表现】胃脘灼痛、喜冷,发热口渴,腹胀作痛,大便秘结,或口臭、赤烂疼痛,龈肿疼痛,齿衄,舌红苔黄,脉数。

【证候分析】邪热炽盛,积滞脾胃,灼伤阴液,而见胃脘灼痛、喜冷,发热口渴,腹胀作痛,大便秘结;热邪循经上扰,则口臭、赤烂疼痛,龈肿疼痛,齿衄;舌红苔黄,脉数为热之象。

(三) 虚实夹杂证

1. 胃热脾虚证

胃有郁热,脾气虚弱所表现的证候。

【临床表现】胃脘嘈杂灼痛,食欲不振,烦热口渴,腹胀便溏或大便秘结,甚则消瘦疲乏,舌红苔薄腻,脉弱数。

【证候分析】胃有郁热,灼伤胃阴,可致胃脘嘈杂灼痛,食欲不振,烦热口渴;脾气虚弱,运化无力,而见腹胀便溏或大便秘结,甚则消瘦疲乏。

2. 胃滞脾虚证

胃气机阻滞,脾阳气虚衰所表现的证候。

【临床表现】食少脘腹痞胀、冷痛、喜温,嗳气肠鸣,畏冷肢凉,大便稀溏,舌淡苔白润,脉沉弦。

【证候分析】胃气机阻滞,浊气不降,而见食少,脘腹痞胀;脾阳虚,温煦失常,则畏冷肢凉,大便稀溏。

## 二、脾与其他脏腑病证

（一）心脾病证

1. 虚证

1）心脾气虚证

劳伤思虑太过，心脾之气受损所表现的证候。

**【临床表现】** 面色无华，行动乏力，少气懒言，神思恍惚，心悸易惊，食少便溏；或妇人崩漏。舌质淡，舌体虚胖、边有齿痕，苔薄白，脉缓细弱。

**【证候分析】** 心气虚，以致面色无华，心悸易惊；脾气虚，而见行动乏力，少气懒言，神思恍惚；脾不升清，则食少便溏；脾不统血，则妇人崩漏。

2）心脾血虚证

劳伤心脾，营血耗损所表现的证候。

**【临床表现】** 面色苍白无华，心悸怔忡，失眠多梦，食少肢倦。舌质淡，苔薄白，脉细弱。

**【证候分析】** 心血虚，可见面色苍白无华，心悸怔忡，失眠多梦；脾不散精，可致食少肢倦，日渐消瘦。

3）心脾气血两虚证

心脾两亏，气血不足所表现的证候。

**【临床表现】** 神疲乏力，面色不华，头晕目眩，心悸气短，少寐多梦，惊悸怔忡，恍惚健忘，纳少不运，腹胀便溏。舌淡红，脉细弱或舌淡苔白，脉濡细。

**【证候分析】** 心气血不足，则面色不华，头晕目眩，少寐多梦，惊悸怔忡；脾气血两虚，则神疲乏力，恍惚健忘，纳少不运，腹胀便溏。

4）心脾气阴两虚证

劳伤思虑，心脾受损，气阴两虚所表现的证候。

**【临床表现】** 面色无华，气短神疲，心烦不安，心悸少眠，盗汗自汗，口干纳少，大便干涩。舌淡少津，脉细涩。

**【证候分析】** 心血虚，则面色无华，心悸少眠；心阴虚，则心烦不安，盗汗自汗；脾气虚，以致气短神疲；脾阴虚，则口干纳少，大便干涩。

5）心脾阳虚证

劳伤日久，脾阳虚衰，心阳受损所表现的证候。

**【临床表现】** 神疲食少，畏寒肢凉，气短乏力，便溏，心悸怔忡，舌淡紫，苔白滑，脉细弱。

**【证候分析】** 心阳虚，而见气短乏力，心悸怔忡；脾阳虚，而见神疲食少，畏寒肢凉，便溏。

2. 实证

1）心脾寒凝证

中焦寒冷，气逆乘心所表现的证候。

【临床表现】心刺痛,畏寒肢冷,便溏,口唇青紫,舌暗或有瘀点,苔白,脉迟涩。

【证候分析】寒聚中焦,脾阳受损,故畏寒肢冷,便溏;寒气上逆乘心,寒性凝滞,气滞血瘀,以致心刺痛。

2)心脾热盛证

心脾热盛,其气循经上发所表现的证候。

【临床表现】口舌生疮,舌肿,口疮灼痛,口渴口臭,心烦失眠,大便干少,小便短黄,舌红苔薄腻黄,脉滑数。

【证候分析】心开窍于舌,心火上炎,故口舌生疮,舌肿,口疮灼痛,心烦失眠;脾经有热,以致口渴口臭,大便干少,小便短黄。

3)心脾气滞证

思虑过度,气结不行发所表现的证候。

【临床表现】心胸痞闷疼痛,抑郁不畅,气胀纳减,舌淡苔白,脉涩。

【证候分析】脾气不行,故气胀纳减,抑郁不畅;气滞血瘀,而见心胸痞闷疼痛。

(二)肺脾病证

1. 虚证

1)肺脾气虚证

肺虚渐及于脾,以致脾气亦虚,或脾气虚;土不生金,肺气不足所表现的证候。

【临床表现】咳喘,胸闷气短,食少倦怠,面浮足肿,行动喘乏,自汗畏风,肠鸣便溏,面色无华。舌淡苔薄白,脉细弱。

【证候分析】肺气不足,故胸闷气短,自汗畏风,肺气上逆,而见咳喘,脾气不足,则食少倦怠;脾不化湿,则面浮足肿,肠鸣便溏。

2)肺脾气阴两虚证

肺脾两虚,气阴不足所表现的证候。

【临床表现】咳嗽气短,乏力,食少,腹胀,口干,烦热,自汗或盗汗,脉弱。

【证候分析】肺气虚,则见乏力;肺气逆上,则见咳嗽气短;肺阴虚,以致烦热,自汗或盗汗。脾气虚,可使食少,腹胀。脾阴虚,故口干。

2. 实证

1)肺脾湿热证

湿热内蕴困脾,脾不运化,内酿成痰,上扰于肺,肺气不宣,所表现的证候。多由醇酒厚味困脾,或暑热湿之邪所中伤。

【临床表现】咳嗽痰黄,腹胀,呕恶纳呆,肢体困重,便溏不爽,舌红苔黄腻,脉濡数。

【证候分析】湿热蕴脾,脾失健运,则腹胀,呕恶纳呆,肢体困重;痰热上袭于肺,肺气不宣,故咳嗽痰黄。

2)肺脾寒湿证

寒湿伤脾,脾不健运,内酿成痰,上扰于肺,肺气不宣,所表现的证候。多由感受外寒湿邪,居处寒冷潮湿所致。

【临床表现】咳嗽痰多色白,脘闷纳呆,便溏;舌苔白滑腻,脉浮滑。

【证候分析】脾为寒湿所困,运化失常,故脘闷纳呆,便溏;肺气不宣,则咳嗽痰多色白。

(三)肝脾病证

1. 实证

1)肝脾气滞证

情志不遂,郁怒不解,肝气郁结,失于疏泄,气机逆乱,脾气不升所表现的证候。

【临床表现】时欲叹息,急躁易怒,胸胁胀闷窜痛,纳呆腹胀,肠鸣矢气,腹痛腹泻,泻而痛减,大便夹有黏液,在妇女可致月事不调。舌苔白薄腻,脉弦。

【证候分析】肝气郁结,故时欲叹息,急躁易怒;气机逆乱,而见胸胁胀闷窜痛;脾气不升,致纳呆腹胀,肠鸣矢气,腹痛腹泻;肝脾气滞,则泻而痛减,大便夹有黏液,在妇女可致月事不调。

2)脾湿肝郁证

湿困脾,日久肝失疏泄,导致肝脾同病所表现的证候。

【临床表现】胸胁、脘腹痞胀或隐痛,纳呆便溏,情绪抑郁,间或烦躁易怒,面色萎黄。舌苔厚腻,脉或濡或弱,或缓或数。

【证候分析】湿邪困脾,脾失健运,故纳呆便溏,面色萎黄;肝失疏泄,气机不畅,则胸胁、脘腹痞胀或隐痛,情绪抑郁,间或烦躁易怒。

3)肝脾气滞血瘀证

情志郁结,气机不利,血行受阻,脉络血瘀,或肝病及脾,脾失健运,水湿停留,血结水聚所表现的证候。

【临床表现】腹大坚满;脉络怒张;胁腹攻痛;面色黯黑;胁下癥积,按之不移;面颈胸臂有血痣,呈丝纹状;朱砂掌;唇色紫暗,或舌质紫绛有瘀斑;脉多细涩。

【证候分析】肝气郁结,气滞血瘀,而见脉络怒张;胁下癥积,按之不移;面颈胸臂有血痣,呈丝纹状;朱砂掌。气机逆乱,脾气不升,故腹大坚满。

4)肝脾湿热证

湿热中阻,肝失疏泄,脾失健运所表现的证候。

【临床表现】胁胀,腹胀,脘闷纳少,恶心厌油,或见黄疸,大便黏臭不爽,舌红苔黄腻,脉弦滑数。

【证候分析】湿热中阻,阻遏气机,肝气郁滞,而见胁胀,腹胀;脾运化失常,则脘闷纳少,恶心厌油,大便黏臭不爽;影响于胆,胆汁外泄,或见黄疸。

2. 虚证

1)肝脾血虚证

脾虚血衰,或脾不统血;肝血亏虚,或肝脾血燥所表现的证候。

【临床表现】头晕,两目干涩,两膝酸软无力,面色无华,夜盲,视物模糊,肢体麻木,筋脉拘急,爪甲不荣。舌淡苔白,脉细。

【证候分析】脾不生血,以致面色无华,头晕;肝血不足,不能上荣于目,而见两目干涩,夜盲,视物模糊;肝血不能濡养经脉,则见两膝酸软无力,肢体麻木,筋脉拘急,爪甲不荣。

2)肝脾气血虚证

肝脾两脏虚亏所表现的证候。

【临床表现】神疲肢倦,胁肋隐痛、喜按,头晕眼花,视物模糊,肢体麻木,月经量少,食少,腹胀,便溏,面色萎黄,舌淡苔薄,脉弦缓细。

【证候分析】肝气血不足,故胁肋隐痛喜按,头晕眼花,视物模糊,肢体麻木;脾气血不足,以致神疲肢倦,月经量少,食少,腹胀,便溏,面色萎黄。

(四)脾肾相兼证

1. 虚证

1)脾肾气虚证

脾肾两脏亏虚所表现的证候。

【临床表现】食少,腹胀,便溏,腰酸,耳鸣,小便浑浊或大便失禁,气短气坠;或妇女体虚,带下清稀不止,舌淡脉弱。

【证候分析】脾肾气虚,清气下陷,下元不固,而见小便浑浊或大便失禁;脾气虚,清阳不升,则食少,腹胀,便溏,或妇女体虚,带下清稀不止;肾气虚,故腰酸,耳鸣。

2)脾肾阳虚证

脾病阳衰,久虚及肾,或肾阳衰微而致脾阳不振所表现的证候。

【临床表现】倦怠乏力,面色㿠白,畏寒肢冷,腰膝酸软,腹中冷痛,下利清谷,舌淡胖、有齿印,苔白,脉沉迟。

【证候分析】脾阳虚,不能温煦,故而倦怠乏力,面色㿠白,腹中冷痛,下利清谷;肾阳虚,而见畏寒肢冷,腰膝酸软。

2. 虚实夹杂证

1)脾肾气虚水停证

脾肾两脏气虚,水液内停所表现的证候。

【临床表现】神疲气短,食少腹胀,腰膝酸软,小便不利,肢体浮肿,舌淡苔白,脉弱。

【证候分析】脾气虚,则神疲气短,食少腹胀;肾气虚,则腰膝酸软,小便不利;脾肾气虚,不能温化水湿,以致肢体浮肿。

2)脾肾阳虚水停证

脾肾阳气亏虚,水液气化失常所表现的证候。

【临床表现】腹胀纳少,腹痛、喜温喜按,形寒肢冷,腰膝酸软,小便不利,肢体浮肿,下肢尤甚,面色㿠白,舌淡胖,苔白滑,脉沉迟无力。

【证候分析】脾阳虚,可使腹胀纳少,腹痛、喜温喜按,形寒肢冷;肾阳虚,而见腰膝酸软,小便不利,肢体浮肿(下肢尤甚),面色㿠白。

### 三、胃与其他脏腑病证

（一）心胃病证

1. 心胃热盛证

心胃火热炽盛，而致运化失常，胃气不降，火邪上攻所表现的证候。

【临床表现】胃脘灼痛，心烦懊恼，呕血或吐血，口舌生疮，牙龈肿痛或齿衄，口臭，或面赤，口渴饮冷，便秘，尿黄，舌红苔腻，脉滑数。

【证候分析】胃火上炎，则呕血或吐血，口臭；热邪循经上扰，以致牙龈肿痛或齿衄。灼伤胃阴，则胃脘灼痛，口渴饮冷；心火上炎，故心烦懊恼，口舌生疮；心火伤阴，可见便秘，尿黄。

2. 心胃气滞血瘀证

胃气不降，阻碍气机，心气不行，气滞血瘀所表现的证候。

【临床表现】胃脘痛，胸憋闷刺痛，反酸，嗳气，舌暗苔白，脉涩。

【证候分析】胃气不降，上逆，故而胃脘痛，反酸，嗳气；心气滞血瘀，以致胸憋闷刺痛。

（二）肝胃病证

1. 实证

1）肝胃气滞证

郁怒伤肝，肝气郁滞犯胃所表现的证候。

【临床表现】胸胁、中脘痛胀，嗳气频频，呕逆清涎浊沫，苔白，脉弦。

【证候分析】肝气郁滞，气机逆乱，以致胸胁、中脘痛胀；胃气逆上，而见嗳气频频，呕逆清涎浊沫。

2）肝火犯胃证

肝气郁甚化火，横逆犯胃所表现的证候。

【临床表现】胃脘灼痛，头痛且胀，面红目赤，耳鸣耳聋，口苦，口干饮冷，呕吐吞酸，吐出物多夹酸苦味，大便秘结，舌红苔黄，脉弦。

【证候分析】肝气郁甚化火，可致头痛且胀，面红目赤，耳鸣耳聋，口苦；横逆犯胃，伤级胃阴，可见胃脘灼痛，大便秘结；胃火逆上，故而吐出物多夹酸苦味。

3）肝胃气滞血瘀证

肝胃气滞，瘀血内阻所表现的证候。

【临床表现】胁肋、脘腹刺痛或胀痛，或上腹或胁下肿块拒按，嗳气，舌色暗紫，脉弦涩。

【证候分析】肝气郁滞，气滞血瘀，瘀血内阻经络，以致胁肋、脘腹刺痛或胀痛，或上腹或胁下肿块拒按；胃气逆乱，则见嗳气。

2. 虚证

1）肝胃虚寒证

肝胃虚寒，阳气亏损所表现的证候。

【临床表现】胁胀痛，脘腹冷痛、喜按，食少，舌淡，脉沉迟。

【证候分析】胃虚寒，阳气亏损，而见脘腹冷痛、喜按，食少；肝虚寒，经络失养，而见胁胀痛。

2）肝胃阴虚证

肝胃气机郁滞，久而化热伤阴，肝胃阴伤所表现的证候。

【临床表现】胃脘灼痛，脘痛连胁，嘈杂易饥，稍食即胀，舌红少津剥苔，口干咽燥，纳少吞酸，形体消瘦，大便干结，脉细而数。

【证候分析】肝胃气机郁滞，久而化热伤阴，胃阴伤，则见胃脘灼痛，嘈杂易饥，稍食即胀；肝阴受损，故脘痛连胁。

（三）肺胃病证

1. 肺胃寒饮证

寒饮停于胃，循经上袭于肺所表现的证候。

【临床表现】咳嗽，咳吐白痰，胃脘冷痛，呃逆，舌淡苔白，脉迟。

【证候分析】寒饮停于胃，进而胃脘冷痛，呃逆；循经上袭于肺，肺气不宣，上逆，而见咳嗽，咳吐白痰。

2. 肺胃热盛证

邪热炽盛，内犯肺胃所表现的证候。

【临床表现】发热，口渴，汗多，咳嗽气喘，脘腹灼痛，便秘，舌红苔黄，脉滑数。

【证候分析】邪热炽盛，内犯于胃，伤及胃阴，以致发热，口渴，脘腹灼痛，便秘；邪热循经上袭于肺，肺气不宣，故而汗多，咳嗽气喘。

（四）胃胆病证

1. 胃胆热证

胆热郁结，逆犯于胃所表现的证候。

【临床表现】胁脘胀痛，口苦恶心，嘈杂泛酸，厌食油腻，呕吐苦水痰涎，或兼寒热往来，舌红少苔，脉弦或滑数。

【证候分析】胆热郁结，使胁脘胀痛，口苦恶心，厌食油腻，呕吐苦水痰涎，或兼寒热往来；逆犯于胃，胃气逆上，故口苦恶心，嘈杂泛酸。

2. 胃胆湿热证

湿热郁结于胆，阻碍气机，胃气不降所表现的证候。

【临床表现】一身面目发黄，胁脘胀痛，口苦恶心，甚则呕吐，厌食油腻，舌红苔黄腻，脉弦或滑数。

【证候分析】湿热郁结于胆，胆汁外泄，故而一身面目发黄。阻碍气机，则胁脘胀痛，厌食油腻；胃气不降上逆，以致口苦恶心，甚则呕吐。

（五）胃肠病证

1. 寒滞胃肠证

寒邪内袭胃肠，气机阻滞所表现的证候。

【临床表现】胃脘、腹部冷痛绵绵，甚则痛剧，喜得温热；呕吐，泻下清稀，恶寒肢冷，苔白，脉弦紧。

【证候分析】寒性凝滞、收引，胃有寒邪，以致胃脘、腹部冷痛绵绵，甚则痛剧，喜得温热;呕吐。寒邪下移于肠,则泻下清稀。

2. 胃肠湿热证

湿热内蕴,阻滞胃肠所表现的证候。

【临床表现】脘腹痞胀,呕恶纳呆,便溏不爽,或痢下脓血,里急后重,或呕吐,发热口渴,舌红苔黄腻,脉滑数。

【证候分析】湿热内蕴于胃,而见脘腹痞胀,呕恶纳呆;胃气上逆,则见呕吐;湿热下注于肠,故便溏不爽,或痢下脓血,里急后重。

3. 胃肠积热证

胃肠热积所表现的证候。

【临床表现】胃脘灼痛、喜冷,内热,口渴、口臭,腹胀作痛,大便秘结,小便短赤,舌红苔黄,脉数。

【证候分析】热盛灼阴,则胃脘灼痛、喜冷,内热,口渴。胃气逆上,而见口臭。热邪积于肠,故腹胀作痛,大便秘结,小便短赤。

4. 食滞胃肠证

饮食积滞胃肠所表现的证候。

【临床表现】脘腹痞胀疼痛,厌闻食臭,嗳腐吞酸,或呕吐酸腐,肠鸣矢气,泻下不爽,臭若败卵,苔厚腻,脉滑或沉实。

【证候分析】饮食积滞于胃,胃气不降而逆上,以致脘腹痞胀疼痛,厌闻食臭,嗳腐吞酸,或呕吐酸腐;腑气不通,腐食停滞于肠下注,故而肠鸣矢气,泻下不爽,臭若败卵。

5. 胃肠气滞证

胃肠气机阻滞所表现的证候。

【临床表现】胃脘及腹部痞满、胀痛,或气滞窜痛,嗳气,肠鸣,矢气则稍舒,苔薄,脉弦涩。

【证候分析】胃气不降,气机阻滞,而见胃脘及腹部痞满、胀痛,或气滞窜痛,嗳气;腑气不畅,则肠鸣,矢气则稍舒。

6. 饮停胃肠证

水饮内停,阻滞胃肠所表现的证候。

【临床表现】脘腹痞胀,胃肠水声漉漉,大便溏泄,口淡纳呆,不思水饮,或泛呕清水,舌胖苔白,脉濡缓。

【证候分析】水饮内停于胃,则脘腹痞胀;水饮下行,以致胃肠水声漉漉,大便溏泄;胃肠运化失职,故口淡纳呆,不思水饮;水饮随胃气上逆,则泛呕清水。

7. 瘀滞胃肠证

胃肠瘀血阻滞所表现的证候。

【临床表现】胃脘、腹部刺痛拒按或触及包块,或呕血,便血色暗成块,舌有瘀紫斑点,脉弦涩。

【证候分析】瘀血内阻于胃,以致胃脘、腹部刺痛拒按或触及包块;血随胃气逆上,故呕血;血瘀阻于肠,则便血色暗成块。

# 第六章　脾胃经络辨证

经络是经脉和络脉的总称。经,有路径之意。经脉贯通上下,沟通内外,是经络系统的主干。络,有网络之意。络脉是经脉别出的分支,较经脉细小,纵横交错,遍布全身。经络内属于脏腑,入络于肢节,沟通于脏腑与体表之间,将人体脏腑、组织、器官联结成为一个有机的整体,并借此行气血、营阴阳,使人体各部的功能活动得以保持协调和相对平衡。研究经络系统的生理功能、病理变化及其与脏腑之间关系的理论,称为经络学说。经络学说是中医学分析人体生理、病理和对疾病进行诊疗的主要依据之一。"经络"一词首先见《内经》,《灵枢·邪气脏腑病形》说:"阴之与阳也,异名同类,上下相会,经络之相贯,如环无端。"又如《灵枢·经脉》中说:"经脉者,所以能决死生,处百病,调虚实,不可不通。"经络学说的内容十分广泛,包括经络系统各组成部分的循行部位、生理功能、病理变化及其表现,经络中血气的运行与自然界的关系,经脉循行路线上的穴位及其主治作用,经络与脏腑的关系等。经络学说的形成,是以古代的针灸、推拿、气功等医疗实践为基础,经过漫长的历史过程,结合当时的解剖知识和藏象学说,逐步上升为理论的,其间受到了阴阳五行学说的深刻影响。《内经》的问世,标志着经络学说的形成。《内经》中系统地论述了十二经脉的循行部位、属络脏腑,以及十二经脉发生病变时的证候;记载了十二经别、别络、经筋、皮部等的内容;对奇经八脉也有分散的论述;并且记载了约 160 个穴位的名称。经络系统,由经脉、络脉、十二经筋和十二皮部所组成。经络在内能连属于脏腑,在外则连属于筋肉、皮肤。经络学说在临床上可以应用于解释病理变化、协助疾病诊断,以及指导临床治疗三个方面。

经络辨证是以经络及其所联系脏腑的生理病理为基础,辨析经络及其相关脏腑在病理情况下的临床表现,从而辨清病证的所在部位、病因病机及其性质特征等,为治疗提供依据。经络辨证是以经络学说为理论依据,对患者的若干症状、体征进行分析,判断病属何经、何脏、何腑,从而进一步确定发病原因、病变性质、病理机转的一种辨证方法,是中医诊断学的重要组成部分。本章主要讨论脾胃经络辨证。

## 第一节　足太阴脾经

### 一、足太阴脾经循行

《灵枢·经脉》:"脾足太阴之脉,起于大指之端,循指内侧白肉际,过核骨后,上内踝前廉,上腨内,循胫骨后,交出厥阴之前,上膝骨内前廉,入腹,属脾,络胃,上膈,挟咽,连舌本,散舌下。其支者,复从胃别上膈,注心中。"

## 二、足太阴脾经病证

### (一)临床表现

本证主要临床表现为舌本强痛,食则呕,胃脘痛,腹胀善噫,身重乏力,活动不利,股膝内肿胀厥冷,足大趾麻木,活动欠佳,食不下,烦心,大便溏薄,或泄泻,水肿,黄疸等。《灵枢·经脉》:"是动则病舌本强,食则呕,胃脘痛,腹胀善噫,得后与气则快然如衰,身体皆重。是主脾所生病者,舌本痛,体不能动摇,食不下,烦心,心下急痛,溏、瘕、泄、水闭、黄疸,不能卧,强立股膝内肿厥,足大指不用。"《素问·脏气法时论》:"脾病者,身重善饥肉痿,足不收,行善瘛,脚下痛。虚则腹满肠鸣,飧泄食不化。"《素问·刺热篇》:"脾热病者,先头重颊痛,烦心,颜青,欲呕身热。热争则腰痛不可用俯仰,腹满泄,两颌痛。"《灵枢·经脉》:"厥气上逆则霍乱,实则肠中切痛,虚则鼓胀。"《素问·缪刺论篇》:"邪客于足太阴之络,令人腰痛,引少腹控䏚,不可以仰息。"《灵枢·经筋》:"其病足大指支,内踝痛,转筋痛,膝内辅骨痛,阴股引髀而痛,阴器纽痛,下引脐、两胁痛,引膺中、脊内痛。"

### (二)病机分析

脾经之脉连于舌本,病则舌本强痛;脾病及胃,胃气上逆则呕;气机阻滞,则胃脘痛;健运失职,升降失司则腹胀善噫;湿困脾土则身重乏力,活动不利;脾脉起于足(足母)趾上行膝股内廉,经气不利,则股膝内肿胀厥冷,足大趾麻木,活动欠佳;脾与胃相表里,脾失健运,胃失和降则食不下,烦心;脾虚水湿内停,传化失司,则大便溏薄或泄泻;水湿泛滥则水肿;脾虚水湿影响肝胆,肝失疏泄,胆汁横溢,则黄疸。

# 第二节 足阳明胃经

## 一、足阳明胃经循行

《灵枢·经脉》:"胃阳明之脉,起于鼻,交頞中,旁纳太阳之脉,下循鼻外,入上齿中,还出挟口,环唇,下交承浆,却从颐后下廉出大迎,循颊车,上耳前,过客主人,循发际,至额颅。其支者,从大迎前下人迎,循喉咙,入缺盆,下膈,属胃,络脾。其直者,从缺盆下乳内廉,下挟脐,入气街中。"

## 二、足阳明胃经病证

### (一)临床表现

本证主要临床表现为发热(身前为甚),咽喉肿痛,鼻衄,齿痛,口眼歪斜,胸腹及下肢外侧疼痛,足背痛,足中趾麻木,活动不利,胃脘痛,呕吐,消谷善饥,腹胀满,水肿,惊惕,发狂。《灵枢·经脉》:"是动则病洒洒振寒,善呻数欠颜黑,病至则恶人与火,闻木声则惕然而惊,心欲动,独闭户塞牖而处,甚则欲上高而歌,弃衣而走,贲响腹胀,是为骭厥。是主血所生病者,狂疟温淫汗出,鼽衄,口喎唇胗,颈肿喉痹,大腹水肿,膝膑肿痛,循膺、乳、气街、股、伏兔、骭外廉、足跗上皆痛,中指不用。气盛则身以前皆热,其有余于胃,则消谷善饥,溺色黄。气不足则身以前皆寒栗,胃中寒则胀满。”《灵枢·邪气脏腑病形》:“胃病者,腹胀,胃脘当心而痛,上支两胁,膈咽不通,食饮不下。《灵枢·经脉》:“其病气逆则喉痹瘁喑,实则狂癫,虚则足不收、胫枯。”《素问·缪刺论篇》:“邪客于足阳明之经(络),令人鼽衄,上齿寒。”《灵枢·经筋》:“其病足中指支,胫转筋,脚跳坚,伏兔转筋,髀前肿,㿉疝,腹筋急,引缺盆及颊,卒口僻,急则目不合,热则筋纵目不开。颊筋有寒则急,引颊移口;有热则筋弛纵缓,不胜收,故僻。”

（二）病机分析

阳明之经行于身前,阳明气盛故发热身前为甚;阳明经脉起于耳之交颏中,循鼻外,还出挟口环唇,其支者循喉咙,入缺盆,下膈,其直者,从缺盆下乳内廉,下挟脐,入气冲中,由股下足入中趾,胃火循经上炎则咽喉肿痛,鼻衄,齿痛;风邪中于经脉则口眼歪斜;冲邪侵袭,经脉不利,则经脉循行部位胸腹及下肢外侧疼痛,足背痛,足中趾麻木,活动不利。外邪侵袭胃腑则胃脘痛;气机郁滞,胃气上逆则呕吐;胃热亢盛则消谷善饥;胃与脾为表里,胃病及脾,健运失司,水气泛滥则腹胀满,水肿;胃热熏心,心神不宁,则惊惕,发狂。

# 第七章  脾胃藏象辨证论治

脾胃藏象辨证论治是藏象辨证论治理论的重要组成部分,是在漫长的医疗实践中形成和发展起来的,经历了从《内经》《伤寒论》,到李杲的《脾胃论》方趋形成,直到明清叶桂胃阴学说的创立,使脾胃藏象辨证论治更趋完善,给后世从脾胃治疗多种病证开辟了路径。

## 第一节  脾胃藏象辨证论治概论

藏象辨证论治是在藏象学说基础上,对中医各种辨证方法进行有机地结合、统一的辨证论治体系。脾胃藏象辨证论治是构成藏象辨证论治的重要内容之一,是临床从脾胃辨证论治多种病变的理论依据。历代医家以脏腑结合经络,根据藏象学说,脾胃具有受纳、腐熟、运化水谷,化生气血,升清降浊的功能,及脾喜燥恶湿,胃喜润恶燥等生理特点,因而将出现上述这些功能及生理特点的病变,定位于脾胃;从脏腑之间的关系考虑,则脾胃表里或与其他脏腑关系失常的病变,除定位在脾胃外,还定位在其他脏腑;另外,根据经络学说,“脾足太阴之脉,起于大指之端,循指内侧白肉际,过核骨后,上内踝前廉,上腨内,循胫骨后,交出厥阴之前,上膝骨内前廉,入腹,属脾,络胃,上膈,挟咽,连舌本,散舌下。其支者,复从胃别上膈,注心中”“胃阳明之脉,起于鼻,交頞中,旁纳太阳之脉,下循鼻外,入上齿中,还出挟口,环唇,下交承浆,却从颐后下廉出大迎,循颊车,上耳前,过客主人,循发际,至额颅。其支者,从大迎前下人迎,循喉咙,入缺盆,下膈,属胃,络脾。其直者,从缺盆下乳内廉,下挟脐,入气街中”(《灵枢·经脉》),将临床症状表现在足太阴脾经、足阳明胃经所系肢体、官窍部位的病证,均定位于脾胃;对定位于脾胃的病证,进一步分析风、寒、湿、热、燥、火及饮食之邪伤等及脾胃的病因和气虚、阳虚、阴虚等病机,进行病因病机的定性;最后,对临床出现的不同症状,以定位与定性合参,得出辨证结论,确定治疗法则,遣药制方,施行治疗。

### 一、脾胃藏象辨证论治的概念

脾胃既有狭义的脏腑概念,也有广义的藏象概念。辨证论治是中医理、法、方、药在临床上的结合运用,既是指导中医临床的理论原则,也是中医学的基本特征、特色之一。脾胃藏象辨证论治是以脾胃为中心,把脾胃与经络,与其他脏腑,与口唇、肌肉,与情志,与自然等都有机联系起来，通过望、闻、问、切的四诊，综合脾胃的功能，脾胃与其他脏腑之间的关系，足太阴脾经和足阳明胃经的循行络属，以及六淫、饮食、情志等病因，气虚、阳虚、阴虚等病机，对患者在致病因素作用下所产生的一系列症状和体征，进行定位、定性、审证求因的推理，判断其发病原因，求得疾病的本质，从而得出辨证结论，最后确定治疗法则，遣药制方，施行治疗的过程。

### 二、脾胃藏象辨证论治的规律特点

"藏象辨证必须据脏腑经络定位、病因病机定性，并以定位与定性合参"（《中医藏象辨证学肝胆病辨证论治方案》），即从患者临床表现部位上的特点进行定位，这是以脏腑归属部位及经络循行部位为依据的；同时，还必须从各脏腑的功能特点，各脏器在体征方面的特点，各脏腑与季节气候的关系和影响，各脏腑与病因和发病时间的关系及影响等等各方面加以合参；属于病因病机方面的风、寒、暑、湿、燥、热，及阴阳、气血、表里、虚实等定性内容，又必须与定位结合考虑；然而这些定性内容，却又是通过临床证候特点、个体特质、发病季节与病因，以及发病与病程上的特点，亦即病因病机的特点来进行辨别的。脾胃藏象辨证具有以下规律特点：

据藏象学说，脾胃主司受纳、运化，布津液而统血、藏意，脾之华在唇，开窍于口，其味为甘，在色为黄；因而出现上述这些功能失常的病变，均可考虑定位于脾胃，为脾胃的本脏腑病证。如"脾劳""脾瘅""脾中风""多涎""泄痢""腹胀满""心腹疼痛""腹内虚鸣""呕吐酸水"等，是脾主运化水谷精微、化生气血功能失常而出现的病证，所以定位在脾。"胃反""胃热渴""胃疸""酒疸""谷疸""胃风""吐血""谷疸""大便秘涩"等，属胃腐熟运化传导水谷功能失常，胃气上逆继而出现的病证，故定位在胃。

从脏腑之间的关系考虑，则脾胃表里或与其他脏腑关系失常的病变，定位除在脾胃外，还涉及其他脏腑，属脾胃与其他脏腑相兼病证。如"肌体羸瘦""宿食不消""哕""噫醋""不能饮食""消渴""水肿""脾积""脾心痛""心腹疼痛""口舌生疮""重舌""口噤""口臭""赤脉波贯黑睛""目见黑花飞蝇""鼻衄"等，因是脾与胃、心、肺、肾、肝在病理上相互影响而出现的病证，所以定位在脾与其他脏腑。"胃心痛""咳嗽""咽喉中如有物妨闷"（膈气咽喉噎塞）"食亦""飧泄""洞泄""下利""小儿吐利"等，属胃与心、肺、胆、肠等其他脏腑在病理上相互影响而出现的病证，因此定位在胃与其他脏腑。

从足太阴脾经和足阳明胃经的循行络属，凡是症状表现在鼻根、头角、前额、下颌、舌、上齿、乳房、大腹、腹股沟等部位的病变，均可定位于脾胃，为脾胃的经络所系肢体、官窍病证。如"脾脏中风""舌强不语""咽喉不利""舌肿胀"等，因症状表现在足太阴脾经的循行络属部位，所以此定位在脾；"唇生肿核""妇人乳肿""妇人乳痛""妇人乳结核"等，症状表现在足阳明胃经的循行络属部位，故定位在胃。

从色脉言，则黄色、濡缓脉属于脾；同时考虑季节病因特点，则长夏湿热多病在脾胃。

脾胃病证的病因病机定性，包括风、寒、湿、燥、火、热及饮食之邪伤等病因，以及脾胃气虚、阳虚、阴虚等病机。

总之,对临床出现的症状,以脏腑结合经络定位,合参病因病机定性,从而得出辨证结论,确定治法方药,是脾胃藏象辨证论治的规律特点,充分体现了中医学的"整体观""恒动观"和"天人相应观"的学术内涵。

# 第二节 脾胃藏象辨证论治运用

脾胃藏象辨证论治的临床运用,是以脏腑与经络结合的方法对脾胃病证定位,病因病机的定性,确定辨证结论,制订治法方药。

## 一、脾本脏病证的定位、定性、治法方药

脾具有主运化、升清、统血、藏意等功能,故各种致病因素引起脾功能的病变,均可定位于脾,属脾本脏病证。根据病因病机合参临床症状,进一步辨别寒热虚实性质,以确定治法方药。举例分析如下:

### (一) 定位

《太平圣惠方》在卷第五列"治脾脏风壅多涎诸方""治脾脏虚冷泄痢诸方""治脾气虚腹胀满诸方""治脾脏冷气攻心腹疼痛诸方""治脾脏冷气腹内虚鸣诸方"。《圣济总录》在脾脏门下列"脾脏虚冷泄痢""脾脏冷气攻心腹疼痛""脾脏冷气腹内虚鸣""脾气虚腹胀满""脾瘅"。对"多涎""泄痢""腹胀满""心腹疼痛""腹内虚鸣""脾瘅"等病证,定位于脾。

#### 1. 多涎

因脾具有"受水谷之精,化为气血,以养脏腑,灌溉身形"(《太平圣惠方·卷第五·治脾脏风壅多涎诸方》)的生理功能,若脾气虚弱,气血不足,卫外不固,风邪乘虚侵入足太阴脾经,致脾运化功能失常,水湿不化,凝聚成涎,所以定位在脾。

#### 2. 泄痢

从生理看"脾主消水谷,胃为水谷之海"(《太平圣惠方·卷第五·治脾脏虚冷泄痢诸方》),"水谷入胃,脾为行之"(《圣济总录·卷四十四脾脏门·脾脏虚冷泄痢》),脾气主升,胃气主降,共同完成饮食的消化吸收;病理上若脾气虚,则邪冷之气乘虚袭脾,脾湿健运,形成完谷不化的泄泻,故定位在脾。

#### 3. 腹胀满

因为生理上"脾为仓廪之官,胃为水谷之海"(《圣济总录·卷四十六脾脏门·脾气虚腹胀满》),病理上若脾胃气虚,卫外不固,风寒之邪,乘虚侵入,脾胃运化失常,食饮不能消化,则令腹胀满,因此定位在脾。

#### 4. 腹疼痛

因脾阳虚,阳虚生内寒,复感寒邪,"上冲于心则心痛,下攻于腹则腹痛"(《圣济总录·卷四十五脾脏门·脾脏冷气攻心腹疼痛》),病变的部位在脾。

5. 腹内虚鸣

由于"脾为中州,主腐化水谷,埤诸脏腑"(《圣济总录·卷四十五脾脏门·脾脏冷气腹内虚鸣》),若脾胃气虚弱,复感寒邪,不能运化腐熟水谷,脾胃气机升降失常,则腹胀虚鸣,故定位在脾。

6. 脾瘅

脾主运化,若过食肥甘厚味,湿热内蕴,脾失健运,则症见口甘,中满,面黄,烦渴不止等,所以定位在脾。

7. 濡泻

《证类本草》认为"濡泻"是因生理上"脾恶湿"(《证类本草·卷第十·半夏》),病理上湿邪伤脾,脾为湿困,不能运化水湿所致,所以定位在脾。

通过分析,《圣济总录》《太平圣惠方》《证类本草》认为"多涎""泄痢""腹胀满""心腹疼痛""腹内虚鸣""脾瘅""濡泻"等病证,是因风寒湿热邪,饮食之邪,气虚等病因病机,致脾主运化水谷精微、化生气血等功能失常而出现的,所以定位在脾,属脾本脏病证。

(二) 定性

对"呕吐酸水""濡泻""脾中风""泄痢""腹内虚鸣""水泻""脾劳"等病证的病因病机,《太平圣惠方》指出有"脾得水湿""寒湿之气,内客于脾""脾脏虚冷""脾脏冷气""饮食生冷""脾气虚""脾气不足"等,《圣济总录》提出"脾中风""劳倦则伤脾"等。另外,《太平圣惠方》在卷第五,《圣济总录》在脾脏门下均列"脾实""脾虚"。

1. 脾得水湿

湿邪困脾可引起"呕吐酸水"(《太平圣惠方·卷第五十·治五膈气呕吐酸水诸方》)。由于脾主运化,若湿邪伤脾,脾气不升,运化失常,胃气不降而上逆,则症见呕吐酸水,因此定位在脾;据湿邪病因,定性湿伤脾证,属实证。

"寒湿之气,内客于脾"可引起"濡泻"(《圣济总录·卷第七十四·泄痢门·濡泻》)。因为脾生理上其性恶湿,病理上若寒湿夹杂伤脾,致脾阳不振,不能助胃腐熟水谷,水谷不化,故症见泄泻如水,所以将其定位在脾;据寒湿邪的病因定性寒湿伤脾证,属实证。

2. 脾中风

风邪伤脾临床可出现多汗恶风,发热,烦躁,乏力,四肢不举,不思饮食,鼻色黄等症状。因"脾埤诸脏灌四旁者也,所主四肢,故脾中风则身体怠惰,四肢不欲动。脾者,仓廪之官,故病则不嗜食。诊在鼻、中央之位也,其色黄。黄、土之色也。烦重发热。风之候也"(《圣济总录卷第五·诸风门·脾中风》),脾主运化升清,主四肢,若风邪伤脾,功能失常,则临床可见上述症状,所以定位于脾;据风邪的病因定性为风邪伤脾证,属实证。

3. 脾脏虚冷

寒邪袭脾可引起"泄痢"(《太平圣惠方·卷第五·治脾脏虚冷泄痢诸方》)。因为脾主运化水谷,若脾气虚,复感寒邪,运化失常而致泄痢,所以定位在脾;据寒邪的病因,脾气虚的病机,定性寒伤脾证、属虚证。

"脾脏冷气"可引起"腹内虚鸣"(《太平圣惠方·卷第五·治脾脏冷气腹内虚鸣诸

方》)。因为脾主运化,若脾气不足,失其温养,寒邪内生,寒性凝滞,气机不畅则腹胀、腹鸣,所以定位在脾;据内寒病机定性寒伤脾证,属虚证。

4. 饮食生冷

饮食寒冷伤脾可引起"水泻"(《太平圣惠方·卷第五十九·治水泻诸方》)。生理上脾助胃腐熟运化水谷,病理上若饮食生冷,伤于脾,脾阳不振,不能助胃腐熟水谷,则症见泄泻如水,因此定位在脾;据饮食之邪病因,定性饮食伤脾,属实证。

5. 劳倦伤脾

劳倦可引起"脾劳"证(《圣济总录·卷第八十六·虚劳门·脾劳》)。由于脾具有升清功能,若劳倦伤脾,脾气虚,水谷精微不能上输于肺,布散于周身,则症见善叹息,乏力,嗜卧,面色黄等,所以定位在脾;据劳倦病因定性劳伤脾证,属虚证。

6. 脾实

"脾实"证可症见"舌本肿胀,语言謇涩,热盛津伤,则泾溲不利,唇口干燥"等(《圣济总录·卷第四十四·脾脏门·脾实》)。因"脾实则生热,热则阳气盛"(《太平圣惠方·卷第五·治脾实泻脾诸方》),热扰神明,热盛津伤,热邪循经致气滞血瘀。据"内热"的病机,定性热伤脾证,属实证。

7. 脾虚

"脾虚"证临床表现"四肢少力,不思饮食,腹胀肠鸣"(《太平圣惠方·卷第五·治脾虚补脾诸方》)等。因"位居中央,旺于四季,受水谷之精气,化气血以荣华,周养身形,灌溉脏腑者也"(《太平圣惠方·卷第五·治脾虚补脾诸方》);若脾气虚则运化水谷精微功能失常,化生气血不足,失其营养濡润功能则见上症。据脾气虚病机,定性脾气虚证。还可症见"呕吐,泄泻,腹胀,噫气吞酸"等(《圣济总录·卷第四十四·脾脏门·脾虚》)。因"脾象土,位处中焦,主腐化水谷,通行营卫,脾气和,则可以坤诸脏,灌四旁"(《圣济总录·卷第四十四·脾脏门·脾实》);若脾阳虚生内寒,寒凝气滞,脾不升清,胃不降浊,则上症出现。据脾阳虚病机,定性脾阳虚证。

通过以上分析,《圣济总录》《太平圣惠方》据风寒湿热邪,饮食之邪,劳倦,气虚、阳虚等病因病机,对"呕吐酸水""濡泻""脾中风""泄痢""腹内虚鸣""水泻""脾劳"等病证进行了定性,如风邪伤脾、寒邪伤脾、湿邪伤脾、热邪伤脾,饮食伤脾,劳倦伤脾,脾气虚、脾阳虚等,辨别了寒热虚实性质。

(三)治法方药

《圣济总录》《太平圣惠方》对"呕吐酸水""濡泻""脾中风""泄痢""腹内虚鸣""水泻""脾劳""脾实""脾虚"等病证阐明病因病机后,提出"善治病者,随其所宜,适事为故,然后施治"(《圣济总录·卷第三·叙例·治法》),"虚则补之,实则泻之,以平为期"(《圣济总录·卷第四十四·脾脏门脾脏统论》)。治则,"疗寒以热药,疗热以寒药"(《太平圣惠方·卷第二·论处方法》)处方法。列举了临床出现的不同症状及治法方药,如《太平圣惠方》有白术散、丁香散、草豆蔻丸、白术丸、桔梗散、吴茱萸丸、木香散、赤石脂丸、龙骨散、泻脾升麻散、补脾人参散、诃黎勒散等。《圣济总录》有胡芦巴丸、麦门冬汤、厚朴丸、石膏汤、前胡饮、槟榔丸,藿香汤、砂煎丸、温气煮散、当归散、附子丸、秦艽汤、藿香汤、羚羊角丸等。

**1. 健脾祛湿,降逆止呕**

《太平圣惠方》对"呕吐酸水"据"脾得水湿"(《太平圣惠方·卷第五十·治五膈气呕吐酸水诸方》)病因,定性湿伤脾证;用健脾祛湿,降逆止呕法治;代表方:白术散、丁香散、草豆蔻丸。

(1)白术散:"中刺痛,腹胁胀满",因寒湿凝滞,阻碍气机,属寒湿伤脾、实证;用健脾祛湿,散寒行气止痛法治;宜服白术散:白术、木香、吴茱萸、桂心。

(2)丁香散:"不能下食,四肢乏力",因脾气虚,复感湿邪,属脾气虚证;用健脾祛湿,补中益气法治;丁香散方:丁香、白术、桂心、陈皮、半夏。

(3)草豆蔻丸:"腹痛,不思饮食",因脾阳虚,阳虚生内寒,属脾阳虚证;用健脾祛湿,温中散寒法治;宜服草豆蔻丸方:草豆蔻、附子、缩砂仁、陈皮。

**2. 温中散寒**

对"腹内虚鸣"据"脾脏冷气"(《太平圣惠方·卷第五·治脾脏冷气腹内虚鸣诸方》)病机,定性寒伤脾证;用温中散寒法治;代表方:白术丸、桔梗散、吴茱萸丸。

(1)白术丸:"壅滞胀闷,腹内鸣转,不思饮食",因脾气虚,脾不升清,胃不降浊,属脾气虚证;用温中散寒,健脾益气法治;宜服白术丸方:白术、桂心、槟榔、高良姜。

(2)桔梗散:"腹内虚鸣,两胁胀满,少思饮食",因阳虚生内寒,失其温养,属脾阳虚证;用温中散寒法治,宜服桔梗散方:桔梗、白术、丹参、白豆蔻、附子。

(3)吴茱萸丸:"呕逆,宿食不消,腹脏虚鸣,时时疼痛",因寒性凝滞,气机不畅,脾不升清,胃气上逆,属寒凝气滞证、虚实夹杂证;用温中散寒,健脾行气止痛法治;宜服吴茱萸丸方:吴茱萸、神曲、陈皮、白术。

**3. 温中散寒止泻**

对"泄痢"据"脾脏虚冷"(《太平圣惠方·卷第五·治脾脏虚冷泄痢诸方》)病机,定性寒伤脾证,虚证;用温中散寒止泻法治;代表方:白术散、木香散。对"水泻"据"饮食生冷"(《太平圣惠方·卷第五十九·治水泻诸方》)病因,定性饮食伤脾证,实证;用温中散寒止泻法治,代表方:赤石脂丸、龙骨散。

(1)白术散:"泄痢,腹痛,四肢乏力",因脾不升清,水谷精微不能布达四肢肌肤,属脾气虚证;用温中散寒,健脾益气法治;宜服白术散方:白术、干姜、桂心、人参、厚朴。

(2)木香散:"泄痢,腹内疼痛,心腹(四肢)不和,少思饮食",因阳虚生内寒,温养失职,属脾阳虚证;用温中散寒法治;宜服木香散:木香、肉豆蔻、人参、附子、当归。

(3)龙骨散:"水泻腹痛,不纳饮食",因饮食生冷,寒凝气滞,气机不畅,属脾气滞证、实证;用温中行气止泻法治;宜服龙骨散方:龙骨、木香、当归、肉豆蔻。

(4)赤石脂丸:"心腹痛,四肢逆冷,不纳饮食",因饮食生冷,损伤脾阳,阳虚生内寒属脾阳虚证;因实致虚,用温中散寒止泻法治;宜服赤石脂丸方:赤石脂、龙骨、艾叶、附子、肉豆蔻。

4. 温中健脾、补益气血、益气养阴

《圣济总录》对"脾劳"据"劳倦则伤脾"（《圣济总录·卷第八十六·虚劳门·脾劳》）病因，定性劳伤脾证；提出"法宜补益肺气，肺旺则感于脾矣"，用虚则补其母，补肺益脾法治；代表方：胡芦巴丸、麦门冬汤、厚朴丸。

（1）胡芦巴丸："面色萎黄，乏力羸瘦"，因脾不升清，气血不足，属脾气血两虚证；用温中健脾，补益气血法治；宜服胡芦巴丸方：胡芦巴、补骨脂、巴戟天、附子、白豆蔻、荜茇、小茴香、丁香、木香、硫黄、沉香、莪术、桂枝、当归、桃仁、阿魏、肉豆蔻、槟榔。

（2）麦门冬汤："四肢浮肿，口唇干燥"，因脾气虚，气机升降失常，中焦水道不利，属脾气阴两虚证；用健脾益气养阴法治；宜服麦门冬汤方：麦门冬、赤茯苓、川芎、郁李仁。

（3）厚朴丸："腹痛，四肢逆冷"，因阳虚生内寒，寒凝气滞，属脾阳虚证；用温中健脾法治；宜服厚朴丸方：厚朴、诃黎勒皮、附子、吴茱萸、鳖甲、三棱。

5. 健脾祛湿散寒、行气止痛

对"濡泻"据"寒湿之气，内客于脾"（《圣济总录·卷第七十四·泄痢门·濡泻》）病因，定性湿伤脾证；用健脾祛湿止泻法治；代表方：当归散、附子丸。

（1）当归散："泄泻，腹内刺痛"，因寒湿夹杂伤脾，寒邪凝滞，不通则痛，定性寒湿伤脾证、实证；用健脾祛湿散寒，行气止痛法治；宜服当归散方：当归、木香、干姜、肉豆蔻、诃黎勒、黄连。

（2）附子丸："泄泻久不愈，冷痢无度"，因脾阳虚生内寒，不能温化水湿，定性脾阳虚证；用健脾祛湿，温中散寒法治；宜服附子丸方：附子、甘草。

6. 健脾祛风

对"脾中风"（《圣济总录·卷第五·诸风门·脾中风》）据风的病因，定性风伤脾证；用健脾祛风法治；代表方：秦艽汤、藿香汤、羚羊角丸。

（1）秦艽汤："身体拘急，舌强不能语"，因风邪夹寒，寒性凝滞，气血运行不畅，属风寒伤脾证、实证；用健脾祛风散寒法治；宜服秦艽汤方：秦艽、麻黄、石膏、独活、赤茯苓。

（2）藿香汤："身体怠惰，四肢不欲动"，因风湿伤脾，湿性重着，属风湿伤脾证、实证；用健脾祛风除湿法治；宜服藿香汤方：藿香、人参、陈皮、羌活、独活、草豆蔻、吴茱萸、干姜、甘草、薏苡仁。

（3）羚羊角丸："神思昏沉，口干食少，大肠秘涩"，因风热伤脾，热扰神明，热盛津伤，属风热伤脾证；用健脾祛风，清热除湿法治；宜服羚羊角丸方：羚羊角、防风、麻黄、人参、柏子仁、诃黎勒皮、白槟榔、熟干地黄、大麻仁、羌活、茯神、桂枝。

7. 泻脾清热

对"脾实"据"脾实则生热"（《太平圣惠方·卷第五·治脾实泻脾诸方》），内热的病机定性热伤脾证，属实证；代表方：《太平圣惠方》泻脾升麻散，《圣济总录卷》石膏汤、前胡饮、槟榔丸。

（1）泻脾升麻散："心胸烦闷、口内生疮、头痛胸满、不思饮食"（《太平圣惠方·卷第五·治脾实泻脾诸方》），属热伤脾证、实热证；用泻脾清热法治；宜服泻脾升麻散方：升麻、羚羊角屑、茯神、黄连、柴胡等。

（2）石膏汤："小便不利，面目焦黄，唇口干燥"（《圣济总录·卷第四十四·脾脏门·脾实》），属热盛伤津证，因实致虚；用清热生津法治；宜服石膏汤方：石膏、麦冬、柴胡、犀角屑、瓜蒌根、地骨皮、葛根。

（3）前胡饮："头重目疼，心膈壅滞，不思饮食"（《圣济总录·卷第四十四·脾脏门·脾实》），属热气壅滞，脾气不行，热壅气滞证、实证；用清热行气法治；宜服前胡饮方：前胡、大腹皮、赤芍、赤茯苓、桔梗、羚羊角屑、旋覆花、枳壳。

（4）槟榔丸："腹胁胀满，小便不利"（《圣济总录·卷第四十四·脾脏门·脾实》），属热壅气滞，水液代谢不利，气滞水停证、实证；用清热行气导滞法治；宜服槟榔丸方：槟榔、木香、芍药、枳壳、桂枝、大黄。

8. 补中益气

对"脾虚"据脾气虚，脾阳虚病机，定性脾气虚证，脾阳虚证；用补中益气，温中散寒法治；代表方：《太平圣惠方》补脾人参散、补脾诃黎勒散，《圣济总录》藿香汤、砂煎丸、温气煮散。

（1）补脾人参散："身重如石，四肢不举，食少无力，腹胀肠鸣"（《太平圣惠方·卷第五·治脾虚补脾诸方》），属脾气虚证；用补脾益气法治；宜服补脾人参散方：人参、石斛、桔梗、白术、生姜、大枣。

（2）诃黎勒散："泄泻，腹痛，不思饮食，四肢无力"（《太平圣惠方·卷第五·治脾虚补脾诸方》），属脾阳虚证；宜服补脾诃黎勒散方：诃黎勒、草豆蔻、陈皮、附子、厚朴、生姜、大枣。

（3）藿香汤："呕吐，腹胀虚鸣"（《圣济总录·卷第四十四·脾脏门·脾虚》），因脾喜燥恶湿，秋夏湿气当令，脾气最虚，饮食稍有不慎，脾运化失常引起，"脾虚饮食易伤，每至秋夏，脏腑不调"，属脾虚湿盛证；用健脾祛湿法治；宜服藿香汤方：藿香叶、缩砂仁、面曲、白术、草豆蔻、厚朴、生姜、大枣、半夏、甘草、人参、陈皮。

（4）砂煎丸："腹痛，胸膈痞闷，两胁胀满，不思饮食"（《圣济总录·卷第四十四·脾脏门·脾虚》），因气虚不行，属脾虚气滞证；用健脾行气法治；宜服砂煎丸方：砂仁、阿魏、陈皮、神曲、诃黎勒皮、丁香、荜茇、附子。

（5）温气煮散："心腹刺痛，四肢乏力，不思饮食"（《圣济总录·卷第四十四·脾脏门·脾虚》），是因脾气虚，气不行，导致血瘀，属脾虚气滞血瘀证；用行气活血法治；宜服温气煮散方：木香、陈皮、当归、青皮、益智仁、三棱、莪术、小茴香、马兰花、甘草、高良姜、沉香、丁香、肉豆蔻、诃黎勒皮、槟榔。

## 二、脾经络所系肢体和官窍病证的定位、定性、治法方药

足太阴脾经"起于大指之端，循指内侧白肉际，过核骨后，上内踝前廉，上腨内，循胫骨后，交出厥阴之前，上膝骨内前廉，入腹，属脾，络胃，上膈，挟咽，连舌本，散舌下。其支者，复从胃别上膈，注心中"（《灵枢·经脉》），凡在该经的循行络属部位出现症状的病变，均可

定位在脾,根据病因病机断定其寒热虚实性质,合参临床症状,制订治法方药。举例分析如下:

（一）定位

《太平圣惠方》对"脾脏中风""咽喉不利",《圣济总录》对"舌强不语"等病证,对临床表现的"口面偏斜,舌本强直,言语不利,舌强不能转,身重拘急,四肢不举,手臂腰脚不遂""喉中肿痛,咽喉窒塞,唇口肿,口舌干燥,舌本强""舌僵直,不能言语"等症状,从足太阴脾经的循行络属进行了定位论述。

1. 脾脏中风

足太阴脾经"连舌本,散舌下","起于大指之端,循指内侧白肉际,过核骨后,上内踝前廉,上腨内,循胫骨后,交出厥阴之前,上膝骨内前廉,入腹"(《灵枢·经脉》)。若"脾气虚弱,肌肉不实,则腠理开疏,风邪乘虚入于足太阴之经"(《太平圣惠方·卷第五·治脾脏中风诸方》),致气血运行不利,气滞血瘀,经络闭塞不通,则"口面偏斜,舌本强直,言语不利,舌强不能转,身重拘急,四肢不举,手臂腰脚不遂"(《太平圣惠方·卷第五·治脾脏中风诸方》)等表现在足太阴脾经循行的口舌、肢体部位症状;故定位在脾。

2. 咽喉不利

足太阴脾经"通于咽喉,连于舌本,咽喉者水谷之道路,神气之往来"(《太平圣惠方·卷第五·治脾实热咽喉不利诸方》),若脾气壅实,气机阻滞,上焦生热,热邪循经上扰于咽喉,则见"喉中肿痛,咽喉窒塞,唇口肿,口舌干燥,舌本强"等足太阴脾经循行的唇口舌、咽喉部位症状(《太平圣惠方·卷第五·治脾实热咽喉不利诸方》);故定位在脾。

3. 舌强不语

"脾脉络胃,侠咽,连舌本"(《圣济总录·卷第七诸风门·中风舌强不语》),若风邪侵入足太阴脾经,则气血运行不畅,经络阻滞,故见"舌僵直,不能言语"(《圣济总录·卷第七诸风门·中风舌强不语》)足太阴脾经循行的口舌症状;故将其定位在脾。

通过分析,《太平圣惠方》《圣济总录》将"脾脏中风""咽喉不利""舌强不语"临床症状"喉中肿痛,咽喉窒塞,唇口肿,口舌干燥""舌僵直,不能言语""口面偏斜"表现在足太阴脾经循行的口舌部位,"身重拘急,四肢不举,手臂腰脚不遂"表现在足太阴脾经循行的肢体部位,定位在脾,属脾经络所系肢体、官窍病证。

（二）定性

"脾脏中风""咽喉不利""舌强不语"等病证的病因病机,《太平圣惠方》指出有"风邪乘虚入于足太阴之经""脾气壅实,则上焦生热",《圣济总录》有"风邪客搏,则气脉闭塞不利"等。

1. 脾虚风乘

"风邪乘虚入于足太阴之经"(《太平圣惠方·卷第五·治脾脏中风诸方》),气滞血瘀,经络闭塞不通,而成"脾脏中风";症见"口面偏斜,舌本强直,言语不利,舌强不能转,身重拘急,四肢不举,手臂腰脚不遂"(《太平圣惠方·卷第五·治脾脏中风诸方》;据风邪的病因,脾气虚的病机,定性为风伤脾证,属虚实夹杂。

2. 热邪伤脾

"脾气壅实，则上焦生热"（《太平圣惠方·卷第五·治脾实热咽喉不利诸方》），热邪循经上扰与咽喉，则成"咽喉不利"；据热邪病因，定性为热伤脾证，属实证。

3. 风伤脾滞

足太阴脾经若受"风邪客搏，则气脉闭塞不利"（《圣济总录·卷第七诸风门·中风舌强不语》），气滞血瘀，经络阻滞，则成"舌强不语"；据风邪的病因，定性为风伤脾证，属实证。

（三）治法方药

《太平圣惠方》《圣济总录》在阐明"脾脏中风""咽喉不利""舌强不语"等病证的病变部位、病因病机后，列举了临床出现的不同症状及治法方药。《太平圣惠方》提出的方药有防风散、羚羊角散、麻黄散、柴胡散、射干散、升麻散；《圣济总录》有防风汤、三圣散、黄芩汤、羌活汤等。

1. 健脾祛风

《太平圣惠方》对"脾脏中风"证，定性风伤脾证；用健脾祛风法治；代表方：防风散、羚羊角散、麻黄散。

（1）防风散："多汗恶风，舌强语涩"（《太平圣惠方·卷第五·治脾脏中风诸方》），因脾气虚弱，肌肉不实，则腠理开疏所致，风邪乘虚侵入足太阴脾经，气血运行不畅，属脾气虚证；用祛风解表，健脾益气，行气活血法治；宜服防风散方：防风、麻黄、人参、川芎、附子。

（2）羚羊角散："口面偏斜，手臂腰脚不遂，头痛烦热"（《太平圣惠方·卷第五·治脾脏中风诸方》），属风热伤脾证、实证；用健脾祛风清热法治；宜服羚羊角散：羚羊角屑、茯神、羌活、薏苡仁、人参、麦冬、旋覆花、前胡、甘草。

（3）麻黄散："恶风头痛，舌强不能转，身重拘急"（《太平圣惠方·卷第五·治脾脏中风诸方》），属风寒伤脾证、实证；用健脾祛风散寒法治；宜服麻黄散方：麻黄、石膏、赤茯苓、独活、山茱萸。

2. 清热利咽

《太平圣惠方》将"咽喉不利"定性为热伤脾证，属实证；用清热利咽法治；代表方：柴胡散、射干散、升麻散。

（1）柴胡散："头痛心烦，四肢壅闷"（《太平圣惠方·卷第五·治脾实热咽喉不利诸方》），属热壅气滞证、实证；用清热利咽行气法治；宜服柴胡散方：柴胡、赤茯苓、玄参、大青叶、龙胆草、杏仁、芒硝、络石藤、升麻。枳壳散方：枳壳、石膏、黄芩、柴胡、玄参。

（2）射干散："烦渴，头痛"（《太平圣惠方·卷第五·治脾实热咽喉不利诸方》），属热盛伤津证、实证；用清热利咽生津法治；宜服射干散方：射干、石膏、大青叶、葳蕤、赤茯苓、升麻。

（3）升麻散："喉中肿痛，唇口肿"（《太平圣惠方·卷第五·治脾实热咽喉不利诸方》），属气滞血瘀证；用清热利咽，行气活血法治；宜服升麻散方：升麻、射干、羚羊角屑、木通、赤芍药、络石藤、甘草、大黄、芒硝、黄芩。

3. 健脾祛风止痉

《圣济总录》对"舌强不语",定性风伤脾证,属实证;用健脾祛风止痉法治;代表方:防风汤、三圣散、黄芩汤、羌活汤。

（1）防风汤、三圣散:"舌强不能舒卷,有害于言语"（《圣济总录·卷第七·诸风门·中风舌强不语》）,因风邪侵袭,气滞血瘀,属气滞血瘀证;用健脾祛风,活血止痉法治;宜服方药防风汤:防风、甘草、黄芩、白茯苓、当归、杏仁。三圣散:没药、琥珀、全蝎等。

（2）黄芩汤:"舌强不语,面赤欲绝"（《圣济总录·卷第七·诸风门·中风舌强不语》）,属风热伤脾证、实证;用祛风清热,行气活血法治;宜服黄芩汤方:黄芩、桂枝、川芎、人参、防风、防己、麻黄。

（3）羌活汤:"舌强不语,手足举动不得"（《圣济总录·卷第七·诸风门·中风舌强不语》）,属风寒伤脾证、实证;用祛风散寒,活血化瘀法治;宜服羌活汤方:羌活、羚羊角、麻黄、防风、麦冬。

### 三、脾与其他脏腑相兼病证的定位、定性、治法方药

脾与其他脏腑在生理上关系密切,病理上相互影响。脾胃藏象辨证论治对临床病证,除定位在脾,还定位在其他脏腑,根据病因病机确定病性,制订治法方药,举例分析如下:

（一）脾与胃病证

脾与胃互为表里,生理上脾胃"合为受载之府,化谷精气,灌溉身形"（《太平圣惠方·卷第五·治脾胃冷热气不和诸方》）,脾升胃降共同完成饮食水谷的腐熟运化,由于脾与胃生理上的密切关系,病理上则相互影响。

1. 濡泻

《圣济总录》认为"濡泻"是"寒湿之气,内客于脾,则不能埤助胃气,腐熟水谷"（《圣济总录·卷第七十四·泄痢门·濡泻》）,水谷不得腐熟,清浊不分,形成完谷不化泄泻。据胃主腐熟、脾主运化水谷功能失常,定位于脾胃;"寒湿"病因,定性脾胃寒湿证。症见濡泻不止,乏力,属脾气虚证;用健脾益气祛湿法治;宜服白术丸方:白术、干姜、厚朴、人参。症见冷痢无度,腹痛,属脾阳虚;用温中散寒健脾法治;宜服附子丸方:附子、高良姜、甘草。

2. 呕吐

《小儿药证直诀》指出"呕吐"是"脾胃虚有热"（《小儿药证直诀·卷下诸方·藿香散》）,因为脾胃气虚,不能腐熟运化水谷,中焦内热,煎熬津液成涎,胃气上逆所致。据脾胃主腐熟运化水湿功能失常,定位于脾胃;热的病因,气虚的病机,定性为脾胃虚热证;用健脾清热化涎法治;宜服藿香散:麦冬、半夏曲、甘草、藿香叶。

3. 心腹胀满

《太平惠民和剂局方》提出"心腹胀满"是"脾胃不和,中脘气滞,宿寒留饮,停积不消"（《太平惠民和剂局方·卷之三·治一切气（附脾胃、积聚）》）,因为外感寒邪,饮食生冷伤

脾,脾胃气机阻滞,升降失常,饮食不化所致。据脾胃升降功能失常,定位在脾胃;气滞病机,定性为脾胃气滞证;用健脾和胃行气法治;方药和气散:香附、陈皮、肉桂、高良姜、青皮、甘草。

4. 肌体羸瘦

《圣济总录》认为"肌体羸瘦"是因为"脾胃虚弱,不能运化水谷,则气血减耗,无以灌溉形体,故肌肉不丰而羸瘦也"(《圣济总录·卷第四十六·脾脏门·脾胃气虚肌体羸瘦》)。据脾胃运化水谷精微,化为气血,外荣形体,内充脏腑的功能失常,定位在脾胃;气血虚病机,定性为脾胃气血两虚证;用健脾益气补血法治;宜服沉香丸:沉香、附子、厚朴、白术、川芎、肉豆蔻、小茴香、胡椒、陈皮、神曲、桃仁、川楝子、阿魏、砂仁。

5. 腹痛

《太平圣惠方》提出"腹痛",是因"脾胃虚冷,水谷不化"(《太平圣惠方·卷第五·治脾胃气虚冷水谷不化诸方》),脾胃阳气不足,失于温运,症见脘腹冷痛、喜温喜按、畏冷肢凉、食少难化、大便稀溏等。据脾胃主腐熟运化水谷功能失常,定位在脾胃;寒的病因,阳虚的病机,定性为脾胃虚寒证;用温中散寒,健脾祛湿法治;宜服吴茱萸散方:吴茱萸、当归、干姜、厚朴、甘草。

(二) 脾与心病证

脾与心生理上"脾者中州,为孤藏以灌四旁,脾气盛则四脏皆得所养"(《圣济总录·卷第五十五·心痛门·脾心痛》),心主血脉,需要脾不断地为其供给水谷精微。由于脾与心生理相关,病理上则相互影响。

1. 脾心痛

《圣济总录》认为"脾心痛"是因"脾虚受病,气上乘心"(《圣济总录·卷第五十五·心痛门·脾心痛》),脾阳虚生内寒,中焦寒冷,气逆乘心,则症见心痛,痛特甚如针锥所刺。据脾病伤及心,定位在心脾;阳虚病机,定性为心脾阳虚证;用温阳散寒止痛法治;宜服木香宽中散方:木香、肉豆蔻仁、白茯苓、甘草、陈皮、神曲、诃黎勒皮、人参、麦芽、草豆蔻、白豆蔻、附子。

2. 口舌生疮

因"心脾经蕴热所致"(《圣济总录·卷第一百一十八·口齿门·口舌生疮》),心脾热盛,其气循经上发,而为口舌生疮、舌肿、口疮灼痛,口渴口臭,心烦失眠等。据心脾经络循行口舌部位定位在心脾;热的病因,"心火积热,传之脾土"的病机,定性为心脾热盛证;用清热泻火法治;宜服乌犀汤方:犀角屑、羚羊角屑、朱砂、黄连、大黄、升麻、生干地黄、射干、天冬、玄参、甘草。

(三) 脾与肺病证

生理上"脾肺之气,通于咽喉",病理上相互影响。

口噤

《太平圣惠方》认为"口噤"是"脾肺二脏,积蓄风热"(《太平圣惠方·卷第三十五·治咽喉闭塞口噤诸方》),循经上攻于咽喉,则症见咽喉肿痛,不能言语。据脾肺经络通于咽喉,定位在脾肺;热的病因,定性为脾肺积热证。用清热利咽法治,方药旋覆花丸:旋覆花、枳壳、石膏、川椒、前胡。升麻散:升麻、防风、黄连、甘草、细辛、独活。

（四）脾与肾病证

生理上肾主水液代谢,脾主运化水湿,病理上相互影响。

1. 水肿

"脾肾气虚,不能制水,水气妄行,溢于皮肤"（《圣济总录·卷第七十九·水肿门·水肿》）形成"水肿"。《圣济总录》据脾肾"制水"功能失常,将"水肿"定位在脾肾;气虚的病机,定性为脾肾气虚水停证;用补脾益肾行气法治;宜服防己饮方:防己、大戟、木香、赤茯苓、海蛤、犀角、胡黄连、白术、诃黎勒、陈皮、牵牛子、葶苈子、郁李仁、槟榔、大黄。

2. 心腹疼痛

"心腹疼痛"是由于"脾肾虚冷"（《圣济总录·卷第五十二·肾脏门肾脏积冷气攻心腹疼痛》）。肾蕴藏真阳,为人体阳气之根本,脾阳温化水湿;若肾阳衰致脾阳不振,阳虚生内寒,失其温养,则临床症见脐腹冷痛,大便时泄,倦怠乏力,腰膝酸软等。据脾肾温养失常的功能,定位在脾肾;阳虚的病机,定性为脾肾阳虚证;用温补脾肾法治;宜服附子煎:附子、诃黎勒皮、甘草、牛膝、硫黄、小茴香。

（五）脾与肝肺病证

生理上脾属土,肝属木,肺属金,肺金克肝木,肝木克脾土,肺开窍于鼻;病理上若脾土热气盛,土侮木。

鼻衄

"脾移热于肝"（《圣济总录·卷第七十·鼻衄门鼻衄》）,肝经火盛,血热上行,木侮金,灼伤肺经,血出于鼻窍而为"鼻衄"。《圣济总录》根据藏象学说肺开窍于鼻的特性,"脾移热于肝",热邪上扰于肺的病机,将"鼻衄"定位在脾肝肺;热的病因,定性脾肝肺热证;用清热凉血法治;宜服地金汤方:生干地黄、生干藕节。

《圣济总录》《太平圣惠方》《太平惠民和剂局方》《小儿药证直诀》根据藏象学说脾与胃、心、肺、肾、肝其他脏腑在生理、病理上的关系,将"濡泻""呕吐涎""心腹胀满""肌体羸瘦""腹痛"定位在脾胃,"脾心痛""口舌生疮"定位在脾心,"口噤"定位在脾肺,"水肿""心腹疼痛"定位在脾肾,"鼻衄"定位在脾肝肺;又据风寒湿热邪等病因,气滞、气虚、气阴两虚、阳虚等的病机,进行了病因病机定性,如脾胃寒湿证、脾胃气滞证、脾胃气虚证、脾胃虚寒证、脾胃气血两虚证、脾胃虚热证、心脾热盛证、心脾寒逆证、脾肺积热证、脾肾阳虚证、脾肾气虚水停证、脾肝肺热证等,并辨别了寒热虚实性质;定位与定性合参,提出了脾与其他脏腑相兼病证的治法;代表方:白术丸方、附子丸、藿香散、和气散、沉香丸、吴茱萸散、木香宽中散、乌犀汤、旋覆花丸、防己饮、附子煎、地金汤等。

## 四、胃本腑病证的定位、定性、治法方药

胃具有腐熟、运化、传导饮食水谷功能,其气以下降为顺,具有喜润恶燥的生理特性。胃功能失常,而表现的病证均可定位在胃;根据病因病机定性,制订治法方药。举例分析如下:

（一）定位

《圣济总录》在胃门下列"食亦""胃反""哕""噫醋"，在消渴门列"胃热渴"，黄疸门列"胃疸"，痈疽门列"胃脘痈"，小儿门列"胃风"，将上述病证定位在胃。

1. 食亦

临床表现多食善饥而形体消瘦。因"胃为水谷之海，所以化气味而为营卫者也，胃气冲和则食饮有节，气血盛而肤革充盈；若乃胃受邪热，消泺谷气，不能变精血，故善食而瘦"（《圣济总录·卷第四十七·胃门食亦》），因此定位在胃。

2. 胃反

"朝食暮吐，暮食朝吐，寒热时作，心下痞结，状如复杯"（《圣济总录·卷第四十七·胃门·胃反》），因胃主腐熟水谷，若胃气虚，饮食不化，胃气上逆所致，故定位在胃。

3. 哕

胃主腐熟，其气以下降为顺，若胃气虚，"胃气逆痞满，复遇冷折之，故令哕逆"《（圣济总录·卷第四十七·胃门·哕）》，所以定位在胃。

4. 噫醋

胃具有腐熟运化传导饮食的功能，若寒邪伤胃，"致饮食滞于膈脘，不能传化，令人胀满气逆，所以噫醋"（《圣济总录·卷第四十七·胃门·噫醋》），故定位在胃。

5. 胃热渴

胃喜润恶燥的生理特性，若"胃气实则生热，热则土气内燥，津液不通，咽膈烦满，故渴而引饮"，所以定位在胃。

6. 胃疸

"已食如饥，心烦而身面黄，小便赤色"《（圣济总录·卷第六十·黄胆门·胃疸》），因为胃腐熟运化水谷，若胃热，腐熟水谷过快，则"已食如饥"；循经上扰于心，心主神明失常，水液代谢不利，则"心烦而身面黄，小便赤色"，所以定位在胃。

7. 大便秘涩

胃喜润恶燥，若"胃蕴客热，口糜体黄，是谓热秘"（《圣济总录·卷第九十七·大小便门·大便秘涩》），故定位在胃。

8. 胃脘痈

胃其气下行，脾升胃降，气机如常，若"热聚于胃口而不行"（《圣济总录·卷第一百二十九·痈疽门·胃脘痈》），气滞血瘀，故胃脘为痈，因此定位在胃。

9. 胃风

"胃风，其状腹善满，食寒则泄，诊形瘦而腹大"（《圣济总录·卷第一百七十九·小儿门·小儿胃风腹胀泄痢》），因胃腐熟运化水谷，小儿胃气不足，若感受风寒之邪，水谷不化，则泄痢而形瘦；气机阻滞，则腹胀，所以定位在胃。

10. 吐血

"食饮过度，胃冷不化，烦闷强呕，食物与气，俱上冲胃脘，因致伤损，吐血鲜赤"（《圣济总录·卷第六十八·吐血门·吐血统论》），因此定位于胃。

11. 呕吐

生理上,胃其气下降为顺;病理上,若"胃气上而不下也,譬之通瓶小口,顿溉不入,乃升气所碍,人病呕吐"(《圣济总录·卷第六十三·呕吐门·呕吐》),故定位在胃。

12. 谷疸

胃具运化传导功能;若"失饥大食,胃气冲熏"(《太平圣惠方·卷第五十五·治谷疸诸方》),饮食过饱,生湿助热,湿热外泄,则"食毕即头眩心忪,怫郁不安而发黄",因此定位在胃。

通过分析,《太平圣惠方》《圣济总录》认为"胃黄""食亦""胃反""哕""噫醋""胃热渴""胃疸""胃脘痛""胃风""吐血""呕吐""谷疸"等病证,是因风寒热邪,饮食之邪导致胃腐熟运化传导水谷功能失常,胃气上逆而出现,所以定位在胃,属胃本腑证。

(二)定性

"胃风""飧泄""呕哕""留饮""反胃""胸胁支满""胸膈痰滞"等病证的病因病机,《圣济总录》提出有"胃受风冷""风邪干胃""胃受饮湿""滞气在胃"等,《太平圣惠方》提出有"胃中有热""饮酒过""胃气不和"等。另外,《太平圣惠方》卷第五、《圣济总录》在胃门下还列"胃虚冷""胃实热"。

1. 胃受风冷

"胃受风冷"可引起"胃风"(《圣济总录·卷第一十七·诸风门·胃风》)。因风寒邪犯胃,胃腐熟运化水谷功能失常,饮食不化,停滞中焦则症见"腹胀妨闷,不思饮食"(《圣济总录卷·第一十七·诸风门·胃风》)。故据风寒的病因,定性为风寒伤胃证,实证。

2. 风邪干胃

"风邪干胃"可引起"飧泄"(《圣济总录·卷第一十七·诸风门·胃风》)。症见"食物不化,便利完出";因风邪伤胃,胃运化传导功能失常,饮食不能腐熟,形成完谷不化的泄泻。所以据风的病因,定性为风伤胃证,实证。

3. 胃中有热

"胃中有热"可引起"呕哕"(《太平圣惠方·卷第五·治脾胃壅热呕哕诸方》)。因阳气盛,生内热,热邪犯胃,灼伤津液,痰饮积聚,胃气上逆则"呕哕",故据热邪病因,定性为热伤胃证,属实证。

4. 胃受饮湿

"胃受饮湿"可引起"留饮"(《圣济总录·卷第六十四·痰饮门·留饮宿食》)。症见"噫气吞酸,呕逆恶心,腹胁胀满,不喜饮食"(《圣济总录·卷第六十四·痰饮门·留饮宿食》);因是湿邪中阻,胃失和降所致,所以据湿邪病因,定性为湿伤胃证。

5. 饮酒伤胃

"饮酒过"可引起"反胃"(《太平圣惠方·卷第四十七·治反胃呕哕诸方》)。"反胃者,为食物呕吐,胃不受食,言胃口翻"(《太平圣惠方·卷第四十七·治反胃呕哕诸方》),是饮酒过伤胃,胃失合降,胃气上逆所致;故据饮酒病因,定性饮食伤胃证,实证。

6. 滞气在胃

"滞气在胃"引起"胸胁支满"(《圣济总录·卷第六十七·诸气门·上气胸胁支满》)。

由于胃失和降,胃气郁滞不行,则症见"不得饮食,胸胁支胀"(《圣济总录·卷第六十七·诸气门·上气胸胁支满》);所以据胃"滞气"病机,定性为胃气郁滞证,实证。

7. 胃气不和

"胃气不和"可致"胸膈痰滞"(《太平圣惠方·卷第十二·治伤寒胸膈痰滞诸方》)。因胃气不和,传导运化水湿失常,凝聚为痰,停于胸膈,则症见"胸膈闷不散,身体壮热,头目昏沉,少思饮食"(《太平圣惠方·卷第十二·治伤寒胸膈痰滞诸方》);故据胃气不和病机,定性为胃气不和证,实证。

8. 胃实热

"胃实热"证,"恒渴引水,头痛如疟,唇口皆干,喜哕,消谷喜饥"(《太平圣惠方·卷第五·胃实热》),或"面目悉黄,谵妄狂越,身热多汗,腹胁坚满,大便秘难"等症状(《圣济总录·卷第四十七·胃门·胃实热》)。因"胃气盛实,则壅涩不宣,蕴积生热"(《圣济总录·卷第四十七·胃门·胃实热》),热盛腐熟过快,伤及津液,热扰神明;所以据内热病机定性,热伤胃证,实证。

9. 胃虚冷

"胃虚冷"证,"腹中常痛,两胁虚胀善鸣,时寒时热,唇口干,面目浮肿,食饮不下"等症状(《圣济总录·卷第四十七·胃门》),因胃具喜温而恶寒,其气下降的生理特性,胃"若其气不足,寒冷之气乘之"(《圣济总录·卷第四十七·胃门》),气机阻滞,水液代谢不利则见上述症状;故据胃气虚病机,定性胃气虚证。

通过以上分析,《太平圣惠方》《圣济总录》根据风寒湿热邪,饮食之邪,气滞、气虚病因病机,对定位于脾的病证"胃风""飧泄""呕哕""留饮""反胃""胸胁支满""胸膈痰滞"等定性如风寒伤胃证、风伤胃证、热伤胃证、湿伤胃证、饮食伤胃证、胃气郁滞证、胃气不和证、胃气虚证等,辨别了寒热虚实的性质。

(三)治法方药

《太平圣惠方》《圣济总录》阐明"胃风""飧泄""呕哕""留饮""反胃""胸胁支满""胸膈痰滞""胃实热""胃虚冷"等病证的病因病机后,提出"处方疗疾,当先诊知病源,察其盈虚,而行补泻"(《太平圣惠方·卷第二·论处方法》),列举了临床出现的不同症状及治法方药,如《太平圣惠方》有枇杷叶散、芦根散、白豆蔻散、白术散、泄热芦根散等;《圣济总录》有胃风汤、豆蔻丸、厚朴陈橘皮汤、大半夏丸、磨滞丸、柴胡当归汤、丁香丸等。

1. 清热和胃

《太平圣惠方》对"呕哕"据"胃中有热"病机,定性有热邪伤胃证,属实证;治以清热和胃;代表方:枇杷叶散,芦根散。

(1)枇杷叶散:"呕哕,见食即吐"(《太平圣惠方·卷第五·治脾胃壅热呕哕诸方》),属热壅痰滞证;清热化痰和胃法治;宜服枇杷叶散方:枇杷叶、木通、前胡、人参、麦冬、茯苓。

(2)芦根散:"热则恒渴引水,唇口皆干"(《太平圣惠方·卷第五·治脾胃壅热呕哕诸方》),属热盛伤津证;用清热和胃生津法治;宜服芦根散:芦根、赤茯苓、瓜蒌根、麦冬、知母、甘草。

2. 和胃降逆祛湿

白豆蔻散:"反胃""食即呕吐"(《太平圣惠方·卷第四十七·治反胃呕哕诸方》),据"饮酒过"伤胃病因,定性有饮食伤胃证,实证;和胃降逆祛湿法治;宜服白豆蔻散:白豆蔻、枇杷叶、诃黎勒皮、前胡。

3. 行气和胃

白术散:"胸膈痰滞""胸膈闷不散,身体壮热,头目昏沉,少思饮食"(《太平圣惠方·卷第十二·治伤寒胸膈痰滞诸方》),据"胃气不和"病机,定性胃气不和证,实证;行气和胃法治;宜服方药白术散:白术、甘菊花、赤茯苓、人参、前胡、大腹皮、旋覆花。

4. 清热和胃

"胃实热"定性有热伤胃证,实证;清热和胃法治;代表方:泄热芦根散,黄连丸。

(1) 泄热芦根散:"常渴引饮水"(《太平圣惠方·卷第五·胃实热》),属热盛津伤证;清热生津法治;宜服泄热芦根散方:芦根、赤茯苓、瓜蒌根、麦冬、知母、甘草。

(2) 黄连丸:"多渴心烦"(《太平圣惠方·卷第五·胃实热》),属胃热亢盛证;清胃除热法治;宜服黄连丸方:黄连、赤茯苓、麦冬、苦参。

5. 祛风散寒和胃

《圣济总录》对"胃风"据"胃受风冷"病因,定性有风寒伤胃证,实证;用祛风散寒和胃法治;代表方:胃风汤,豆蔻丸。

(1) 胃风汤:"水谷不化,飧泄注下,腹痛肠鸣,胁肋胀"(《圣济总录·卷第一十七·诸风门·胃风》),风寒伤胃证,实证;祛风散寒和胃法治;胃风汤方:人参、赤茯苓、川芎、桂枝、当归、芍药、白术。

(2) 豆蔻丸:"颈多汗恶风,食饮不下,膈塞不通,腹善满,失衣则胀"(《圣济总录·卷第一十七·诸风门·胃风》),属风邪犯胃证,实证;祛风和胃法治;宜服豆蔻丸:肉豆蔻 羌活 防风 桔梗 陈皮 木香。

6. 祛风和胃止泻

厚朴陈橘皮汤:"飧泄""食物不化,便利完出"(《圣济总录·卷第一十七·诸风门·胃风》),据"风邪干胃"的病因,定性为风伤胃证,实证;祛风和胃止泻法治;宜服厚朴陈橘皮汤:厚朴、陈皮、甘草、川芎、肉豆蔻。

7. 止逆温胃化湿

"留饮"据"胃受饮湿"定性有湿伤胃证,实证;止逆温胃化湿法治;代表方:大半夏丸,磨滞丸。

(1) 大半夏丸:"噫气吞酸,呕逆恶心"(《圣济总录·卷第六十四·痰饮门·留饮宿食》),属湿伤胃证,实证;止逆温胃化湿法治;宜服大半夏丸方:半夏、木香、青皮、丁香、人参。

(2) 磨滞丸:"食已腹痛,呕哕恶心,胸胁胀闷,大便秘利不定"(《圣济总录·卷第六十四·痰饮门·留饮宿食》),属湿阻气滞证,实证;用祛湿行气法治;宜服磨滞丸:木香、青皮、桂枝、吴茱萸、砂仁。

**8. 行气和胃**

柴胡当归汤："胸胁支满"据"滞气在胃"的病机,定性有胃气郁滞证,实证;症见"胸胁支胀,唇干口";用行气和胃法治;宜服柴胡当归汤:柴胡、当归、细辛、防风、麻黄、桂枝、半夏、人参、黄连、黄芩。

**9. 温胃祛寒**

丁香丸："胃虚冷"据胃气虚,寒邪乘虚伤胃,均定性有胃气虚证。症见"腹胀食减,四肢少力,不思饮食,口吐酸水,大便滑泄,脐腹多痛"等(《圣济总录·卷第四十七·胃门》);温胃祛寒法治;代表方:丁香丸:丁香、厚朴、干姜、吴茱萸、青皮、桃仁、五味子、诃黎勒、槟榔、木香。

## 五、胃经络所系肢体和官窍病证的定位、定性、治法方药

足阳明胃经"起于鼻之交頞中,旁纳太阳之脉,下循鼻外,入上齿中,还出挟口,环唇,下交承浆,却从颐后下廉出大迎,循颊车,上耳前,过客主人,循发际,至额颅。其支者,从大迎前下人迎,循喉咙,入缺盆,下膈,属胃,络脾。其直者,从缺盆下乳内廉,下挟脐,入气街中。"(《灵枢·经脉》)。凡在该经的循行络属部位出现的症状表现,均可定位在胃;据病因病机断定其寒热虚实性质,合参临床症状,明确证型,制订治法方药。举例分析如下:

**(一) 定位**

《太平圣惠方》对"唇生肿核""妇人乳肿""妇人乳痈""妇人乳结核",《圣济总录》对"小儿胃风"等病证,从足阳明胃经的循行络属进行了定位论述。

**1. 小儿胃风**

"足阳明胃之经,其支者起胃下口,循腹里,下至气冲"(《圣济总录·卷第一百七十九·小儿门·小儿胃风腹胀泄痢》)。若胃受风邪侵袭,腐熟运化水谷功能失常,食物不化,停滞不行,则见表现在足阳明胃之经循行的腹部症状腹胀泄痢,所以定位在胃,属胃的经络所系肢体、官窍病证。

**2. 唇生肿核**

"足阳明为胃之经,其支脉环于唇"(《太平圣惠方·第三十六·治唇生肿核诸方》)。若风热侵袭足阳明为胃经,气血运行不畅,气滞血瘀则唇上结核肿痛,表现足阳明为胃之经口唇部位症状,故定位在胃,属胃的经络所系肢体、官窍病证。

**3. 妇人乳肿**

"足阳明之经,胃之脉也,其脉直从缺盆下于乳"(《太平圣惠方·卷第七十一·治治妇人乳肿诸方》)。若风邪袭人足阳明为胃经,气滞血瘀则妇人见乳肿痛,表现在足阳明之经乳房部位症状,故定位于胃,属胃的经络所系肢体、官窍病证。

**4. 妇人乳痈**

"足阳明之经脉,从缺盆下于乳"(《太平圣惠方·卷第七十一·治治妇人乳痈诸方》)。若劳倦过度,伤气耗血,气滞血瘀,血败肉腐成痈,症状表现在足阳明之经乳房部位,故定

位在胃,属胃的经络所系肢体、官窍病证。

5. 妇人乳结核

"足阳明之经脉,有从缺盆下于乳者"(《太平圣惠方·卷第七十一·治妇人乳结核诸方》)。若胃气不足,风寒侵袭,寒凝血瘀,妇人则乳结核,坚硬,肿痛,表现在足阳明之经乳房部位症状,因此定位于胃,属胃的经络所系肢体、官窍病证。

通过分析,《太平圣惠方》《圣济总录》根据腹胀泄痢表现在"足阳明胃之经,其支者起胃下口,循腹里"腹部,唇上结核肿痛表现在"足阳明为胃之经,其支脉环于唇"口唇部位,乳肿、乳痈、乳结核表现在"足阳明之经脉,有从缺盆下于乳"乳房部位,将"小儿胃风""唇生肿核""妇人乳肿""妇人乳痈""妇人乳结核"病证定位在胃,属胃经络所系肢体、官窍病证。

(二)定性

"小儿胃风""唇生肿核""妇人乳肿""妇人乳痈""妇人乳结核"等胃经络所系肢体、官窍病证的病因病机,《太平圣惠方》指出有"胃有风热""劳动则肤腠理虚,受风邪""劳伤血气""风冷乘之,冷折于血",《圣济总录》有"风邪易侵,客于肌肉,搏于胃经"。

1. 风邪易侵,客于肌肉,搏于胃经

"风邪易侵,客于肌肉,搏于胃经""风冷入中,则腹善胀大"(《圣济总录·卷第一百七十九·小儿门·小儿胃风腹胀泄痢》),因足阳明胃之经,"循腹里,下至气冲"(《圣济总录·卷第一百七十九·小儿门·小儿胃风腹胀泄痢》),风寒之邪侵入足阳明胃经,胃腐熟运化水谷功能失常,饮食停滞不化,则症见腹胀泄痢。所以据风寒的病因,将"小儿胃风"定性为风寒伤胃证,属实证。

2. 胃有风热,邪气乘之

"胃有风热,邪气乘之"(《太平圣惠方·第三十六·治唇生肿核诸方》),因足阳明胃经"其支脉环于唇",风热袭入,热与血交织,血热循经于唇,外发为唇肿。故据风热的病因,将"唇生肿核"定性为风热伤胃证,属实证。

3. 风伤胃证

足阳明胃经"其脉直从缺盆下于乳",若"劳动则肤腠理虚,受风邪"(《太平圣惠方·卷第七十一·治妇人乳肿诸方》),致经脉中气滞血瘀则症见乳肿。故据风邪的病因,将"妇人乳肿"定性为风伤胃证,属虚实夹杂证。

4. 劳伤胃证

"足阳明之经脉,从缺盆下于乳",若"劳伤血气"(《太平圣惠方·卷第七十一·治治妇人乳痈诸方》),则经脉中气虚无力推动血液运行,气滞血瘀,血败肉腐成痈。所以据劳倦的病因,将"妇人乳痈"定性为劳伤胃证,属虚实夹杂证。

5. 风寒伤胃

"足阳明之经脉,有从缺盆下于乳者",若"其经虚"再"风冷乘之,冷折于血"(《太平圣惠方·卷第七十一·治妇人乳结核诸方》),寒凝血瘀而成核。因此将"妇人乳结核"定性为风寒伤胃证,属虚实夹杂证。

《太平圣惠方》和《圣济总录》根据风寒热邪的病因,胃气虚的病机,对定位在胃经络所系肢体、官窍病证如"小儿胃风""唇生肿核""妇人乳肿""妇人乳痈""妇人乳结核"等病证,定性有风伤胃证、风寒伤胃证、风热伤胃证、劳伤胃证等,并辨别了虚实性质。

(三)治法方药

《太平圣惠方》和《圣济总录》分析"小儿胃风""唇生肿核""妇人乳肿""妇人乳痈""妇人乳结核"等胃经络所系肢体、官窍病证的病因病机后,列举了临床出现的不同症状及治法方药。如《太平圣惠方》提出的方药有独活散、升麻散、大黄散、肉消散等,《圣济总录》有诃黎勒汤、厚朴散等。

1. 祛风散寒和胃

《圣济总录》将"胃风",定性为风寒伤胃证,实证;用祛风散寒和胃法治;代表方:诃黎勒汤、厚朴散。

(1)诃黎勒汤:"腹胀,得冷则泄痢"(《圣济总录·卷第一百七十九·小儿门·小儿胃风腹胀泄痢》),属风寒伤胃证,实证;祛风散寒和胃法治;宜服诃黎勒汤方:诃黎勒、当归、黄连、甘草、木香、干姜。

(2)厚朴散:"腹胁胀满不欲饮,泄痢水谷"(《圣济总录·卷第一百七十九·小儿门·小儿胃风腹胀泄痢》),属寒凝气滞证,实证;温中散寒,行气止泻法治;宜服厚朴散方:厚朴、黄连、丁香、肉豆蔻、当归、木香、龙骨、白术。

2. 祛风清热解毒

《太平圣惠方》将"唇生肿核""妇人乳肿""妇人乳痈""妇人乳结核",定性为风热伤胃;用祛风清热解毒法治;代表方:独活散、升麻散、大黄散、肉消散。

(1)独活散:《太平圣惠方》将"唇生肿核",定性为风热伤胃证,属实证;用祛风清热解毒法治;宜服独活散:独活、升麻、沉香、桑寄生、连翘、犀角屑。

(2)升麻散:"妇人乳肿"(《太平圣惠方·卷第七十一·治妇人乳肿诸方》),定性为风热伤胃证,属实证;用祛风清热解毒法治;代表方:升麻散(升麻、玄参、桑白皮、赤芍、白芷、大黄)。

(3)大黄散:"妇人乳痈"(《太平圣惠方·卷第七十一·治妇人乳肿诸方》),定性为劳伤胃证,属虚实夹杂;用清热解毒,行气活血法治;代表方:大黄散方(大黄、川楝子、赤芍、马蹄、玄参)。

(4)肉消散:"妇人乳结核"(《太平圣惠方·卷第七十一·治妇人乳结核诸方》),定性为风寒伤胃证,属虚实夹杂;用清热解毒,活血化瘀法治;代表方:肉消散方(大黄、黄芩、黄连、黄药、地龙、乳香)。

## 六、胃与其他脏腑相兼病证的定位、定性、治法方药

胃与其他脏腑在生理上关系密切,病理上相互影响。脾胃藏象辨证论治对临床病证,除定位在胃,还定位在其他脏腑;根据病因病机确定病性,制订治法方药,举例分析如下:

（一）胃与心

胃与心生理上"手少阴心之经也，其气通于舌"（《太平圣惠方·卷第三十六·治口舌干燥诸方》），足阳明胃经"其支脉环于唇"（《太平圣惠方·卷第三十六·治唇生肿核诸方》），病理上相互影响。

1. 口舌干燥

"心胃中客热，唇口干燥，或生疮"（《太平圣惠方·卷第三十六·治口舌干燥诸方》）。"口舌干燥"的病变部位属手少阴心经、足阳明胃经所过之处，定位在心胃；根据热的病因，定性心胃热盛证，属实证；用清心泻胃法治；代表方：杏仁散（杏仁、麦冬、赤茯苓、黄连、蔷薇）。

2. 多汗

生理上"心之液为汗"，病理上"心热多汗，及心胃客热，呕逆不睡"（《圣济总录·卷第四十三·心脏门·心热多汗》），因胃热炽盛，胃气上逆，上熏于心，扰乱神明，症见多汗、呕吐、失眠。"心热多汗"定位在心胃；据热的病因，定性为胃热熏心证；用和胃清心法治；方药小麦汤方：小麦、芦根、竹茹、人参、白茯苓。

（二）胃与肺

胃与肺生理上胃腐熟运化水谷，肺主宣发肃降；病理上则相互影响。

1. 咳嗽

因"肺胃虚寒"［《太平惠民和剂局方·卷之四·治痰饮（附咳嗽）》］，肺胃阳虚，不能温化水湿，凝聚成痰，停于肺，肺失宣发肃降，水液代谢不利，肺气上逆而见"久嗽不已，咽膈满闷，咳嗽痰涎，腹胁胀满"［《太平惠民和剂局方·卷之四·治痰饮（附咳嗽）》］。因此，定位在肺胃，定性肺胃虚寒证；用温中化痰法治；方药人参款花膏：款冬花、人参、五味子、紫菀、桑白皮。

2. 痰饮

"肺胃虚弱，好食酸冷，寒痰停积，呕逆恶心，涎唾稠黏"［《太平惠民和剂局方·卷之四·治痰饮（附咳嗽）》］，因过食酸冷，致肺主宣发肃降，胃主传导运化的功能失常所致；据肺主宣发肃降，胃主传导运化的功能特性，定位在肺胃；"气虚"病机，定性肺胃气虚证；胃气虚，水湿不化，肺气虚，宣发肃降失常则成涎；用补益肺胃化痰法治；方药橘皮半夏汤：陈皮、半夏。

3. 咽喉中如有物妨闷

《太平圣惠方》提出"咽喉中如有物妨闷"是因"咽者胃之系，喉咙者肺气之所通，若阴阳和平，荣卫调适，则气道宣畅也"（《太平圣惠方·卷第三十五·治咽喉中如有物妨闷诸方》），肺胃不和，气道不畅形成。据肺胃经脉通于咽咙，定位在肺胃；"气滞"病机，定性为肺胃气滞证。

（1）木香散："咽喉中如有物，噎塞不通，吞不能入，吐不能出"，肺胃气滞证，属实热证；清热凉血法治；方药木香散：木香、犀角屑、玄参、羚羊角屑、桑白皮。

（2）诃黎勒散："咽喉中如有物，妨闷噎塞，不下食"，肺胃气滞证，属虚寒证；益气温中化痰法治;方药诃黎勒散方:诃黎勒皮、人参、桂心、甘草、陈皮。

（3）半夏散:"咽喉中如有炙腐",肺胃气滞,属气滞痰凝证;行气化痰法治;方药半夏散方:半夏、厚朴、赤茯苓、紫苏叶。

4. 呕吐

"肺主于气,肺为邪所乘,则上气,此为膈内有热,胃间有寒,寒从胃上乘于肺"（《太平圣惠方·卷第四十二·治上气呕吐诸方》）,与热相搏,肺气不宣,水液凝聚,则心胸痰壅,喘促;胃气上逆则呕吐。根据肺胃的经脉循行,定位于肺胃;热、寒病因,定性为胃寒肺热证;用温胃清肺化痰法治;方药诃黎勒散:诃黎勒、半夏、赤茯苓、陈皮。

（三）胃与胆

足少阳胆经起于眼外角（瞳子）,向上达额角部,下行至耳后（风池穴）;足阳明胃经起于鼻翼两旁迎香穴,夹鼻上行,至鼻根部。

鼻衄

"胆受胃热,循脉而上,乃移于脑,盖阳络溢则血妄行,在鼻为衄"（《圣济总录·卷第七十·鼻衄门衄》）。据胃胆经脉循行,定位在胃胆;"热"病因,定性为胃热移胆证;用清热止血法治;方药竹茹汤:生地黄、黄芩、芍药、麦冬、蒲黄。

（四）胃与肠

生理上饮食入口经胃的腐熟,糟粕下降于小肠、大肠,而后排出体外,病理上相互影响。

1. 胃寒肠热

"胃寒肠热"是"胃受寒,则气收不行而为胀满,肠间客热则水谷不聚而为泄注,病本浊寒之气在上,清热之气在下,故胀而且泄"（《圣济总录·卷第四十七·胃门·胃寒肠热》）因为胃受寒,不能传导运化水谷,水谷壅于肠间客热,则症见腹胀,泄泻不止;因此定位在胃肠;据寒热病因,定性为胃寒肠热证;用温胃清肠法治;方药诃黎勒汤:诃黎勒、大黄、青皮、干姜、厚朴、陈皮、高良姜、甘草、枳壳。

2. 胃热肠寒

"胃热肠寒"是"肠胃相通,疾病相连,人因饮食不节,寒温失宜,致肠胃受邪,有冷有热,疾证俱见者,则善饥小腹痛胀,为胃热肠寒之病;胃热则消谷故善饥,肠寒则血凝脉急故小腹痛,又寒则气聚,故痛而且胀"（《圣济总录·卷第四十七·胃门·胃热肠寒》）;胃热腐熟水谷过快,则症见消谷故善饥;肠寒传导失常,血凝脉急,故症见小腹痛,又寒则气聚,症见善饥小腹痛胀;因此定位胃肠;寒热病因,定性胃热肠寒证;用温肠清胃法治;方药芍药丸:芍药、人参、赤茯苓、陈皮、木香。

3. 小儿吐利

《太平圣惠方》指出,因为"风冷入于肠胃",传导运化水谷的功能失常,"肠虚而胃气逆"症见泄泻、呕吐（《太平圣惠方·卷第八十四·治小儿吐利诸方》）。据胃肠传导运化水谷,胃气下降的功能特性,定位在胃肠;"风冷"的病因,定性为风入胃肠证;用祛风散寒,降逆止呕法治;方药人参散:人参、甘草、黄芩、干姜、桂心。

　　《圣济总录》《太平圣惠方》《太平惠民和剂局方》根据藏象学说胃与心、肺、胆、肠等其他脏腑在生理、病理上的关系,将"口舌干燥"定位在胃心,"咳嗽""痰饮""咽喉中如有物妨闷""呕吐"定位在胃肺,"鼻衄"定位在胃胆,"胃寒肠热""胃热肠寒""小儿吐利"定位在胃肠。又据风寒湿热邪等病因,气滞、气虚、气阴两虚、阳虚等的病机,进行了病因病机的定性,如心胃热盛证、肺胃阳虚证、肺胃气虚证、肺胃气滞证、胃寒肺热证、胃热移胆证、胃寒肠热证、胃热肠寒证、风入胃肠证,并辨别了寒热虚实性质;还定位与定性合参,提出了胃与其他脏腑相兼病证的治法方药,如小麦汤、人参款花膏、橘皮半夏汤、木香散、半夏散、诃黎勒散、竹茹汤、诃黎勒汤、芍药丸、人参散等。

# 第八章 病证举案

历代医家在临床运用脾胃藏象辨证论治理论,以脾胃为中心,把脾胃与经络以及其他脏腑等有机联系起来,通过望、闻、问、切,根据病因病机,对患者在致病因素作用下机体所产生的一系列症状和体征,进行定位、定性,确定证型和治法方药,从脾胃治疗多种病证如胃痛、痞满、呕吐、噎膈、呃逆、泄泻、便秘、咳嗽、水肿、消渴、中风、失眠、痿病、眩晕、血证、心悸、乳核、乳痈、崩漏、闭经、茧唇、唇风、口疮、舌菌等。不仅,对目前临床从脾胃治疗消化系统疾病(如急慢性胃炎、消化性溃疡、胃痉挛、胃下垂、胃黏膜脱垂症、十二指肠炎、功能性消化不良、食管炎、贲门痉挛、食管癌、贲门癌、急慢性肠炎、过敏性结肠炎、慢性胰腺炎、肠易激综合征等)具有重要的指导作用;而且,对其他多系统疾病(如上呼吸道感染、支气管炎、支气管扩张、肺炎、急慢性肾小球肾炎、肾病综合征、糖尿病、脑血管病、神经官能症、更年期综合征、感染性多发性神经炎、运动神经元病、重症肌无力、肌营养不良、高血压、低血压、贫血、梅尼埃病、脑动脉硬化、多种急慢性疾病所引起的出血、心律失常、乳房结节、乳腺纤维腺瘤、唇炎、口腔溃疡、唇癌、舌癌等)开辟新的中医药治疗路径。本章依据脾胃藏象辨证论治规律,对历代医家从脾胃治疗多种病证的临床经典医案,分析举例如下。

## 第一节 胃 痛

胃痛,又称胃脘痛,是以上腹胃脘近心窝处疼痛为主证的病证。相当于现代医学急慢性胃炎、消化性溃疡、胃痉挛、胃下垂、胃黏膜脱垂症、十二指肠炎、功能性消化不良等病。

胃痛初则多由外邪、饮食不节、情志不遂所致,常见寒邪客胃、饮食停滞、肝气犯胃、肝胃郁热等证,表现为实证;久则常见由实转虚,如寒邪日久损伤脾阳,热邪日久耗伤胃阴,多见脾胃虚寒、胃阴不足等证,则属虚证。基本病机为胃气阻滞,胃络瘀阻,胃失所养,不通则痛。

胃痛的病位在胃,属胃腑病证。根据病因病机和临床表现,定性为寒邪客胃、饮食伤胃、肝气犯胃、肝胃郁热、瘀血停滞、胃阴亏虚、脾胃虚寒证。

### 一、寒邪客胃

【临床表现】胃痛暴作,甚则拘急作痛,得热痛减,遇寒痛增;口淡不渴或喜热饮;苔薄白;脉弦紧。

**【病因病机】**寒属阴邪,其性凝滞收引。气候寒冷,寒邪直中,内客于胃,或服药苦寒太过,或寒食伤中,致使寒凝气滞,胃气失和,胃气阻滞,不通则痛。

**【治法】**温胃散寒,理气止痛。

**【方药】**良附丸。高良姜温胃散寒,香附行气止痛。

**【医案】**

1. 罗谦甫治江淮漕运使崔君长子

年二十五,体丰肥,奉养膏粱,时有热证,友人劝食寒凉物,因服寒药,至元庚辰秋,病疟,久不除,医投以砒霜等药,新汲水送下,禁食热物,疟病不除,反加吐利,脾胃复伤,中气愈虚,腹痛肠鸣,时复胃脘当心而痛,屡易医,罔效。至冬还家,百疗不瘥,延至四月间,(疟病久)。因劳役烦恼,前症大作。

罗诊之,脉弦细而微,(弦主痛,微细则为虚寒)手足稍冷,面色青黄而不泽,情思不乐,恶烦冗,食少,微饱则心下痞闷,呕吐酸水,发作疼痛,冷汗时出,气促闷乱不安,须人颏相抵而坐,少时易之。《内经》云:中气不足,溲为之变,肠为之苦鸣,下气不足,则为痿厥,心悗。又曰:寒气客于肠胃之间,则卒然而痛,得炅则已,炅者,热也,非甘辛大热之剂,则不能愈。乃制扶阳助胃汤,方以:

炮干姜钱半　人参　豆蔻仁　炙甘草　官桂　白芍各一钱　陈皮　白术　吴茱萸各五分　黑附子炮去皮二钱　益智仁五分

作一服,水三盏,姜三片,枣二枚。食前温服。三服,大热皆去,痛减过半。至秋,先灸中脘三七壮,以助胃气,次灸气海百余壮,生发元气,滋荣百脉,以还少丹服之,则善饮食,添肌肉、调皮肤。明年春,灸足三里二七壮,乃胃之合穴也,亦助胃气,又引气下行。春以芳香助脾,复以育气汤,加白檀香平治之,戒以惩忿窒欲,慎言节食,一年而平复。

2. 滑伯仁治一妇人

盛暑洞泄,(里)厥逆恶寒,(表)胃脘当心而痛,自腹引胁,转为滞下,呕哕不食。医以中暑霍乱疗之,益剧。

脉三部俱微短沉弱,不应呼吸,曰:此阴寒极矣,不亟温之,则无生理。(舍时从症。)《内经》虽曰:用热远热。又曰:有假其气,则无禁也。于是以姜、附温剂三四进,间以丹药,脉稍有力,厥逆渐退,更服姜、附七日,众症悉去。遂以丸药,除其滞下而安。(先固其原,乃攻其邪)。

3. 东垣治一妇人

重娠六个月,冬至,因恸哭,口吸风寒,忽病心痛不可忍,浑身冷气欲绝。曰:此乃客寒犯胃,故胃脘当心而痛。急与草豆蔻、半夏、干生姜、炙甘草、益智仁之类。或曰:半夏有小毒,重娠服之,可乎? 曰:乃有故而用也。岐伯曰:有故无殒,故无殒也。服之愈。

(以上医案引自《名医类案》)

4. 俞(左)

寒饮停聚胃中,胃阳闭塞。中脘作痛,甚至有形,按之漉漉。不入虎穴焉得虎子。

薤白头　大腹皮　公丁香　白茯苓　川朴　制半夏　老生姜　白蔻仁(研后入)　黑丑(三分)　交趾桂(一分)　上沉香(一分)

后三味研细末先调服。

【二诊】温通胃阳,兼逐停饮,中脘作痛大退。的是寒饮停于胃府,从此切忌寒冷水果,勿再自贻伊芳戚。

制半夏(一钱五分)　木猪苓(一钱五分)　大腹皮(一钱五分)　泽泻(一钱五分)　公丁香(三分)　制香附(二钱)　白茯苓(三钱)　川朴(一钱)　高良姜(四分)　橘皮(一钱)　生姜(二片)

5. 某

脉象沉弦,中脘有形作痛,此中阳不足,寒浊阻于胃府也。

薤白头(三钱)　广皮(一钱)　茯苓(三钱)　高良姜(四分)　沉香曲(二钱)　干佛手(一钱)　半夏(一钱五分)　制香附(二钱)　瓦楞子(五钱打)　丁香(一钱五分)　蔻仁(一钱二分)

二味研细末每服五分盐汤下。

6. 洪(左)

中脘作胀,而且剧痛,呕吐涎水,脉象沉弦。此寒饮停阻胃中,恐致痛厥。

上安桂(七分后入)　荜茇(六分)　赤白苓(各一钱)　香附(三钱)　公丁香(三分)　制半夏(三钱)　广皮(一钱五分)　香附(三钱)　薤白头(三钱)　上沉香(三分)　黑丑(一分)

后二味研细末先调服。

【二诊】剧痛欲厥,业已大定,出险履夷,幸矣幸矣。前法再进一步。

上安桂　半夏　广皮　薤白头　老生姜　瓦楞子　香附　乌药　香橼皮　茯苓

(以上医案引自《张聿青医案》)

7. 南皋桥七家田沈商尧

年五十余,胃寒痛不止,脉弦迟舌白胖,清乌镇沈馨斋治之,用归建中汤一剂即止。

桂枝(一钱)　煨姜(三片)　全当归(二钱)　东白芍(三钱)　红枣(三枚)　大棉(一钱五分)　炙甘草(七分)　饴糖(三钱)　胡芦巴(一钱)

(以上医案引自《邵兰荪医案》)

8. 李长蘅吴门舟次

忽发胃脘痛,用顺气化食之药勿效。李诊之曰:脉沉而迟,客寒犯胃也。以参苏饮加草豆蔻三钱,煎熟,加生姜自然汁半碗。一服而减,两服而痊。

(以上医案引自《续名医类案》)

## 二、饮食伤胃

【临床表现】暴饮暴食后,胃脘疼痛,胀满不消,疼痛拒按,得食更甚;嗳腐吞酸,或呕吐不消化食物,其味腐臭,吐后痛减;不思饮食或厌食;大便不爽,得矢气及便后稍舒;舌苔厚腻;脉滑有力。

【病因病机】胃主受纳腐熟水谷,其气以和降为顺。若饮食不节,暴饮暴食,损伤脾胃,饮食停滞,致使胃气失和,气机阻滞,不通则痛;或五味过极,辛辣无度,或恣食肥甘厚味,或饮酒如浆,则伤脾碍胃,蕴湿生热,阻滞气机,以致胃气阻滞,不通则痛,皆可导致胃痛。

【治法】消食导滞,和胃止痛。

【方药】保和丸。本方用山楂、神曲、莱菔子,消食导滞,健胃下气;半夏、陈皮、茯苓,健脾和胃,化湿理气;连翘散结清热,共奏消食导滞和胃之功。

【医案】

1. 一童子

久疟,方愈十日,而心脾疼,六脉伏,痛稍减时,气口紧盛,(气口紧盛伤于食)。余皆弦实而细。意其宿食,询之,果伤冷油面食。以小胃丹,(久疟之后,元气已虚,小胃丹太峻)。津咽十余粒,禁饮食二日。凡与小胃丹十二次,痛止,后与谷太早,忽大痛连胁,乃禁食,亦不与药。盖宿食已消,新谷与余积,相并而痛,若再药攻,必伤胃气,所以不与药,又断食二日,至夜,心嘈索食。先以白术、黄连、陈皮为丸,热汤下八九十丸,以止其嘈。此非饥也,乃余饮未了,因气而动,遂成嘈杂耳。若与食,必腹痛。询其才饥,必继以膈间满闷,今虽未甚快,然常思食,又与前丸子。一日夕,不饥而昏睡,后少与稀粥,减平日之半。两日,嗣后禁其杂食,半月而安。

(以上医案引自《名医类案》)

2. 某(二八)

努力,饥饱失时,好饮冷酒,脉弦硬,中脘痛。

熟半夏(三钱)　云茯苓(三钱)　桃仁(去皮尖炒研二钱)　良姜(一钱)　延胡(一钱)　红豆蔻(一钱去壳,丸方)　生厚朴(二两)　小附子(一两炙)　草果仁(去衣一两)　高良姜(一两生)

老姜汁法丸,每服三钱。

3. 钱(三六)

酒肉滞气胃痛,乡人称为穿心箭风,方书所无,不可稽考,苦辛泄降可效。

延胡　川楝子　桃仁　蒲黄　五灵脂

4. 范(氏)

诸豆皆能闭气,浆凝为腐,宛是呆滞食物,食已脘痞痛胀,乃清气之阻,诊脉小涩,舌白黏腻,当理气以开旷胸中。

杏仁　厚朴　老苏梗　广皮白　白蔻仁　枳壳汁　桔梗汁

阳明乃十二经脉之长,其作痛之因甚多,盖胃者汇也,乃冲繁要道,为患最易,虚邪贼邪之乘机窍发,其间消长不一,习俗辛香温燥之治,断不容一例而漫施,然而是病,其要何在,所云初病在经,久痛入络,以经主气,络主血,则可知其治气治血之当然也,凡气既久阻,血亦应病,循行之脉络自痹,而辛香理气,辛柔和血之法,实为对待必然之理,又如饱食痛甚,得食痛缓之类,于此有宜补不宜补之分焉,若素虚之体,时就烦劳,水谷之精微,不足以供其消磨,而营气日虚,脉络枯涩,求助于食者,甘温填补等法,所宜频进也,若有形之滞,堵塞其中,容纳早已无权,得助而为实实,攻之逐之等剂,又不可缓也,寒温两法,从乎喜暖喜凉,滋燥之殊,询其便涩便滑,至于饮停必吞酸,食滞当嗳腐,厥气乃散漫无形,瘀伤则定而有象,蛔虫动扰,当频痛而吐沫,痰湿壅塞,必善吐而脉滑,营气两虚者,不离乎嘈辣动悸,肝阳冲克者,定然烦渴而呕逆,阴邪之势,其来必速,郁火之患,由渐而剧也。(邵新甫)

**徐评**:治胃痛之方,大段亦不外此,但痛必有外邪内积,不宜轻补,而用人参甚多,痛久则必热,而用姜附甚多,俱为太过。

(以上医案引自《临证指南医案》)

5. 沈(右)

中脘有形,食入痞阻,苔白罩霉,脉沉弦细。此痰气郁结胃中,当为宣通。

广郁金(一钱五分)　建泽泻(一钱五分)　沉香曲(二钱炒)　川桂枝(三分)　制半夏(一钱五分)　薤白头(三钱)　栝蒌仁(三钱)　茯苓(三钱)　广皮(一钱)　制香附(二钱)

【二诊】苔霉全化,中脘渐舒,然脉象尚带沉弦,宜肝胃两和,疏通痰气。

制半夏(一钱五分)　炒沉香曲(二钱)　白蒺藜(去刺炒三钱)　枳实(一钱)　制香附(二钱)　广玉金(一钱五分)　香橼皮(一钱)　整砂仁(四粒入煎)　上广皮(一钱)

(以上医案引自《张聿青医案》)

6. 某

中州阳失健运,脘中痛,食不化。

益智仁　谷芽　广皮　炙草　茯苓　檀香汁　半夏曲　炒荷叶

(以上医案引自《凌临灵方》)

7. 一教谕年五十一

因酒食过饱,胃脘作痛,每食后,其气自两肩下及胸次至胃口,痛不可忍,令人将手重按痛处,移时忽响动一声,痛遂止。如是八年,肌瘦如柴。诊之,六脉微数,气口稍大有力。以神丸一服下之,其痛如失,后以参苓白术散调理复元。

8. 一妇胃脘痛

凡一月,右关寸俱弦而滑,乃饮食不节所致。投滚痰丸一服,下痰及宿食三碗许。节食数日,调理而愈。

9. 一人中脘大痛

脉弦而滑,右为甚,乃食郁也。二陈平胃加山楂、草豆蔻、木香、砂仁,一服顿愈。

(以上医案引自《续名医类案》)

## 三、肝气犯胃

**【临床表现】**胃脘胀满,攻撑作痛,脘痛连胁,胸闷嗳气,喜长叹息,大便不畅,得嗳气、矢气则舒,遇烦恼郁怒则痛作或痛甚;苔薄白,脉弦。

【病因病机】脾胃的受纳运化,中焦气机的升降,有赖于肝之疏泄;忧思恼怒,情志不遂,肝失疏泄,肝郁气滞,横逆犯胃,以致胃气失和,胃气阻滞,即可发为胃痛。

【治法】疏肝理气,和胃止痛。

【方药】柴胡疏肝散。柴胡疏肝散为疏肝理气之要方。方中柴胡、白芍、川芎、香附疏肝解郁,陈皮、枳壳、甘草理气和中,诸药合用共奏疏肝理气,和胃止痛之效。

【医案】

1. 沈

肝胃气痛,发则呕吐酸水。治以温通,二陈汤去草,加栝蒌皮、吴茱萸、白胡椒、当归、香附、川楝子。

2. 时

脘痛不时发作,曾经吐蛔,兼见鼻血。女年二七,天癸未通。想由胃中有寒,肝家有火。金铃子散:

五灵脂　香附　干姜　川连　使君子肉　乌药　乌梅　茯苓

又　肝胃不和,脘胁痛,得食乃安,中气虚。拟泄肝和胃。二陈汤去草,加川连、六神曲、乌药、高良姜、香附、砂仁。

3. 某

自咸丰四年秋季,饱食睡卧起病,今已五载。过投消积破气之药,中气伤戕。脘间窒痛,得食则安,不能暖气,亦不易转矢气,脉迟弦。肝胃不和,阳虚寒聚于中。拟通阳泄木法。苓桂术甘汤:

陈皮　白芍　吴茱萸　干姜　大枣

4. 某

肝胃不和,腰胁胸背相引而痛。舌光无苔,营阴内亏。大便溏薄,脾气亦弱,并无呕吐痰涎酸水等症。宜辛温通阳,酸甘化阴。

陈皮　茯苓　苏梗　吴茱萸　沙苑子　枸杞子　薤白头　白芍　橘饼

**渊按**:脾肾虚寒宜甘温,营阴内虚宜柔缓,故不用姜、附刚燥之药。

(以上医案引自《王旭高临证医案》)

5. 严(二十)

胃痛半年,干呕。(肝犯胃)。

金铃子　延胡　半夏　茯苓　山栀　生香附

6. 陈

宿病冲气胃痛,今饱食动怒痛发,呕吐,是肝木侵犯胃土,浊气上踞,胀痛不休,逆乱不已,变为先寒后热,烦躁面赤汗泄,此为厥象,厥阴肝脏之现症,显然在目,夫痛则不通,通字须究气血阴阳,便是看诊要旨矣,议用泻心法。

干姜　川连　人参　枳实　半夏　姜汁

7. 吴(三七)

食仓痛发,呕水涎沫,六年久病入络,述大便忽闭忽溏,患处漉漉有声,议通胃阳,兼制木侮。

淡吴萸　良姜　半夏　延胡　炮川乌　茯苓　蒲黄

8. 董（氏）

产后三年，经水不转，胃痛，得食必呕，汗出形寒，腰左动气闪烁，大便七八日始通，脉细弦，右涩，舌白稍渴，脘中响动，下行痛缓，病属厥阴顺乘阳明，胃土久伤，肝木愈横，法当辛酸两和厥阴体用，仍参通补阳明之阳，俾浊少上僭，痛有缓期。

人参（一钱，同煎）　开口吴萸（一钱，滚水泡洗十次）　生白芍（三钱）　良姜（七分）熟半夏（二钱，醋炒焦）　云茯苓（三钱，切块）

9. 顾（氏）

天癸当绝仍来，昔壮年已有头晕，七年前秋起胃痛若嘈，今春悲哀，先麻木头眩，痛发下部，膝胫冷三日，病属肝厥胃痛，述痛引背胁，是久病络脉空隙，厥阳热气，因情志郁勃拂逆，气攻乘络，内风旋动，袭阳明，致呕逆不能进食（肝风犯胃液虚）。

九孔石决明　清阿胶　生地　枸杞子　茯苓　桑寄生　川石斛
（以上医案引自《临证指南医案》）

10. 苏（廿八）

胃痛呕逆，此属肝木侮土，进河间方：

金铃子（二钱）　郁金（一钱）　小茴香（一钱五分）　炒延胡（一钱）　制香附（一钱五分）　南楂炭（一钱五分）　青皮（一钱）

11. 诸（四八）

嗔怒动肝木，犯胃，为痛，为呕，为消渴，肢冷，脉沉微，是木不条达，制肝木，理能取胜。

延胡（一钱）　制香附（一钱五分）　归须（一钱）　川楝子（二钱）　郁金（一钱）　青木香（八分）　桂枝（八分）　炒橘红（七分）
（以上医案引自《也是山人医案》）

12. 某

中脘有形漉漉，攻撑作痛。厥气郁于胃中也。

杭白芍（一钱五分，淡吴萸四分同炒）　酒炒延胡索（一钱五分）　炒枳壳（一钱）　广玉金（一钱五分）　台乌药（一钱五分）　香橼皮（一钱五分）　沉香片（四分，后入）　金铃子（一钱五分，切）　砂仁（七分，后入）　制香附（一钱五分，研）

13. 某

痛势大减。然气冲至脘，则痛仍剧，大便不行。肝胃不和，气浊内阻。再为疏通。

青皮　金铃子　郁金　整砂仁　木香　槟榔　白蒺藜　制香附　川雅连（淡吴萸同打）

【二诊】大便已行，并呕涎水，痛势降序，而仍未止。再辛通胃阳。

薤白头　制香附　沉香片　砂仁　上徭桂　制半夏　青陈皮　栝蒌仁　茯苓

14. 范（右）

中脘不时作痛，痛则牵引背胁，甚至呕吐痰涎，肤肿面浮，往来寒热。肝胃不和，夹饮内阻。拟辛润通降法。

薤白头(三钱)　制半夏(一钱五分)　白蒺藜(三钱)　白僵蚕(三钱)　橘红(一钱)　栝蒌霜(四钱)　白茯苓(三钱)　煨天麻(一钱)　紫丹参(二钱)

【二诊】脘痛已止,胸闷呕吐亦减。两关脉弦。还是肝阳犯胃未平也。

制半夏(一钱五分)　代赭石(三钱)　旋复花(一钱五分,包)　白蒺藜(三钱)　炒竹茹(一钱)　白茯苓(三钱)　橘皮(一钱)　川雅连(二分,淡干姜二分同炒)

(以上医案引自《张聿青医案》)

## 四、肝胃郁热

【临床表现】胃脘灼痛,痛势急迫,喜冷恶热,得凉则舒;心烦易怒,泛酸嘈杂,口干口苦,舌红少苔,脉弦数。

【病因病机】忧思恼怒,情志不遂,肝失疏泄,肝郁气滞,横逆犯胃,以致胃气失和,胃气阻滞,即可发为胃痛。肝郁日久,又可化火生热,邪热犯胃,导致肝胃郁热而痛。

【治法】疏肝理气,泄热和中。

【方药】丹栀逍遥散合左金丸。方中柴胡、当归、白芍、薄荷解郁柔肝止痛,牡丹皮、栀子清肝泄热,白术、茯苓、甘草、生姜和中健胃。左金丸中黄连清泄胃火,吴茱萸辛散肝郁,以补原方之未备。

【医案】

1. 江应宿治中年男子

患心脾痛,积十年所,时发则连日呻吟,减食。遍试诸方,罔效。

诊之,六脉弦数。(弦数火郁)。予曰:此火郁耳。投姜汁炒黄连、山栀泻火为君,川芎、香附开郁,陈皮、枳壳顺气,为臣,反佐以炮姜从治,(反佐妙)。一服而愈。再与平胃散加姜炒黄连、山栀、神曲,糊丸,一料刈其根,不复举矣。

(以上医案引自《名医类案》)

2. 某(氏)

胃痛引胁。(肝郁化火犯胃)。

川楝子　柴胡　黑山栀　钩藤　半夏　橘红

3. 某

肝厥胃痛,兼有痰饮,只因误用芪术人参,固守中焦,痰气阻闭,致痛结痞胀。更医但知理气使降,不知气闭热自内生,是不中窾,前方专以苦寒辛通为法,已得效验,况酸味亦属火化,议河间法。

金铃子　延胡　川连　黑山栀　橘红　半夏

4. 张

老年郁勃,肝阳直犯胃络,为心下痛,久则液枯气结成格。

金铃子　延胡　黑山栀　淡豆豉(炒香)

(以上医案引自《临证指南医案》)

5. 左

胃痛虽减，然左关颇觉弦硬，得食则痛稍定。良以因寒致郁，因郁生火。

以连理汤出入。

雅连（五分吴萸三分同炒）　奎党参（二钱）　淡干姜（五分）　延胡索（一钱五分）　金铃子（一钱五分）　炒冬术（二钱）　制香附（二钱）　香橼皮（一钱五分）　缩砂仁（五分）

6. 安昌黄

嗜酒湿胜，脉弦，肝横，脘腹痛，宜解酒，分消利气为主（三月初三日）。

川楝子（三钱）　瓦楞子（四钱）　鸡内金（三钱）　鸡子（三钱）　延胡（三钱）　白蔻仁（八分，冲）　浓朴（一钱）　玫瑰花（五朵）　小青皮（八分）　乌药（三钱）　降香（八分）

清煎三帖。

**介按：** 水谷之湿内着，脾阳不主默运，胃腑不能宣达，因而肝气乘侮，以致脘腹联痛，治以疏脾降胃以平肝，令其气机运布而渐瘥。

7. 渔庄沈

脘痛较减，脉弦，舌黄根浓，寒热交作，仍遵前法加减为妥。（四月二十九日）。

川楝子（三钱）　枣儿槟榔（三钱）　生香附（三钱）　左金丸（八分）　延胡（二钱）　广郁金（三钱）　川朴（一钱）　炒谷牙（四钱）　降香（八分）　通草（钱半）　蔻壳（钱半）（引）路路通（七枚）

四帖。

**介按：** 脾胃湿热未清，肝阳乘势侵侮，而致脘痛寒热，故以平肝渗湿为治。

8. 大义汪

脘痛已瘥，大便不快，脉弦，舌根黄浓，溲溺赤。宜启膈、和中、疏肝。（十一月三号九月二十日）。

栝蒌皮（三钱）　川楝子（三钱）　炒谷芽（四钱）　瓦楞子（四钱）　薤白（一钱）　延胡（二钱）　郁李仁（三钱）　玫瑰花（五朵）　浓朴（一钱）　通草（钱半）　鸡内金（三钱）　路路通（七个）

**介按：** 湿热阻遏清阳，而肝阳上逆，胃不下行，致大肠失于传导，小肠失于变化，而二便不爽。然脉象仍弦，故治以泄肝和胃而启膈通阳。

（以上医案引自《邵兰荪医案》）

9. 虞（右）

木郁土中，中脘作痛，胃脘之间，时有烘热之象。脉细关弦。肝经之气，火冲侮胃土。急宜开展襟怀，使木气条达。

醋炒柴胡　杭白芍　金铃子　广郁金　当归身　制香附　青陈皮　麸炒枳壳　粉丹皮　姜汁炒山栀

**【二诊】** 中脘烙热较退，痛亦略松。然每晨面肿，头晕耳鸣。无非火气生风蔓延所致。

金铃子　制香附　川雅连（淡吴萸同炒）　麸炒枳壳　白蒺藜　东白芍　蜜水炒小青皮　十大功劳叶　桑叶

【三诊】气注作痛渐轻，而咽中仍然如阻，时仍潮热。还是气火之郁。

磨苏梗　朱茯神　生香附　炒枳壳　磨郁金　炒枣仁　龙齿　白蒺藜　粉丹皮　钩钩　逍遥丸

（以上医案引自《凌临灵方》）

## 五、瘀血停滞

【临床表现】胃脘疼痛，痛如针刺刀割，痛有定处，按之痛甚，食后加剧，入夜尤甚，或见吐血、黑便；舌质紫暗或有瘀斑，脉涩。

【病因病机】肝失疏泄，气机不畅，血行瘀滞，可形成血瘀。若气滞日久，血行瘀滞，或久痛入络，胃络受阻，或胃出血后，离经之血未除，以致瘀血内停，胃络阻滞不通，均可引起瘀血胃痛。

【治法】活血化瘀，理气止痛。

【方药】失笑散合丹参饮。方中五灵脂、蒲黄、丹参活血化瘀止痛，檀香、砂仁行气和胃。

【医案】

1. 虞恒德治一男子

年二十五，胃脘作痛久矣，人形黄瘦，食少，胸中常若食饱，求治。与桃仁承气汤（若非大病叫号，承气断不可用，此症亦急则治标之故。）作大剂与之，连二服。大下瘀血四五碗许，困倦不能言者三日，教以少食稀粥，渐次将理而安。

**琇按：**瘀血不下，定成血膈，幸其人尚少壮，可用承气，否则以四物入桃仁、红花、五灵脂、归尾、酒大黄、韭汁为妥。

2. 匡掌科夫人

年三十余，病胃脘连胸胁痛，日轻夜甚，两寸关弦滑有力。医皆以积滞凝寒，用发散及攻下之剂，不效。继用铁刷散、四磨散等方，并莫应，及用汤水，皆吐而不纳，经日不食，痛益甚。（非痰而何）。

一医谓五灵脂、没药，素用有效，试用酒调。病者到口便吐，随吐出绿痰两碗许，痛即止，纳饮食。此盖痰在膈上，攻下之不去，必得吐法而后愈。

3. 江篁南治一妇

患心脾疼，弱甚。医以沉香、木香，磨服之，其晡益增，且心前横痛，又兼小腹痛甚。其夫灼艾灸之，痛亦不减。

江以桃仁承气汤，去芒硝投之，一服而愈。

（以上医案引自《名医类案》）

4. 蒋

阳微气阻，右脘痛痹，据云努力痛起，当两调气血。（胃阳虚气滞血痹）。

延胡　半夏　厚朴　橘红　桂枝木　良姜　瓜蒌皮　茯苓

5. 高

脉虚涩，胃痛久，治在血分。（血络瘀痹）。

桃仁　当归　桂枝　茯神　远志　炙草

6. 席

经几年宿病,病必在络,痛非虚症,因久延,体质气馁,遇食物不适,或情怀郁勃,痰因气滞,气阻血瘀,诸脉逆乱,频吐污浊而大便反秘。医见呕吐肢冷,认为虚脱,以理中加附子温里护阳,夫阳气皆属无形,况乎病发有因,绝非阳微欲脱,忆当年病来,宛是肝病,凡疏通气血皆效,其病之未得全好,由乎性情食物居多,夏季专以太阴阳明通剂。今痛处在脘,久则瘀浊复聚,宜淡味薄味清养,初三竹沥泛丸仍用,早上另立通瘀方法。

苏木　人参　郁金　桃仁　归尾　柏子仁　琥珀　茺蔚

红枣肉丸,早服二钱。

7. 秦

久有胃痛,更加劳力,致络中血瘀,经气逆,其患总在络脉中痹窒耳,医药或攻里,或攻表,置病不理,宜乎无效,形瘦清减,用缓逐其瘀一法。

蜣螂虫(炙一两)　虫(炙一两)　五灵脂(炒一两)　桃仁(二两)　川桂枝尖(生五钱)　蜀漆(炒黑三钱)

用老韭根白捣汁泛丸,每服二钱,滚水下。

8. 潘(氏)

脉弦涩,经事不至,寒热,胃痛拒格,呕恶不纳,此因久病胃痛,瘀血积于胃络,议辛通瘀滞法。

川楝子　延胡　桂枝木　五灵脂　蒲黄　香附

(以上医案引自《临证指南医案》)

9. 某

胃脘作痛,痛久气血凝滞,中脘坚硬。恐结聚不散,而变外疡。

延胡索　瓦楞子　蓬莪术　当归尾　南楂炭　制香附　川郁金　台乌药　青陈皮　磨沉香　旋复花　青葱管

(以上医案引自《凌临灵方》)

## 六、胃阴亏虚

【临床表现】胃脘隐隐灼痛,似饥而不欲食,口燥咽干,口渴思饮,消瘦乏力,大便干结,舌红少津或光剥无苔,脉细数。

【病因病机】热病伤阴,或胃热火郁,灼伤胃阴,或久服香燥理气之品,耗伤胃阴,胃失濡养,也可引起胃痛。

【治法】养阴益胃,和中止痛。

【方药】益胃汤合芍药甘草汤。方中沙参、麦冬、生地黄、玉竹养阴益胃,芍药、甘草和中缓急止痛。

【医案】

1. 殷

呕而不食,病在胃也。食而腹痛,病在脾也。痛连胸胁,肝亦病矣。气弱血枯,病已深矣。和胃养血,生津益气为治。

淡苁蓉　枸杞子　归身　火麻仁　大麦仁　茯苓　半夏　陈皮　沉香　砂仁

(以上医案引自《王旭高临证医案》)

2. 陈(廿三)

营虚胃痛,宜辛甘理阳。

甜桂枝(八分)　炙草(五分)　煨姜(五分)　归须(一钱五分)　南枣(三钱)　茯苓(三钱)　生白芍(一钱五分)

(以上医案引自《也是山人医案》)

3. 遗风庞

营虚胃痛,脉虚,心悸,宜辛甘治之。(又月初三日)。

丹参(三钱)　沉香曲(钱半)　九香虫(钱半)　生牡蛎(四钱)

清煎四帖。

又　胃痛未除,脉虚左弦,心悸如悬,仍宜养血平肝(六月初八日)。

全当归(钱半)　川楝子(三钱)　茯神(四钱)　乌药(钱半)　九香虫(钱半)　炒延胡(钱半)　炒谷芽(四钱)　玫瑰花(五朵)　生牡蛎(四钱)　草蔻(一钱)　丹参(三钱)

清煎四帖。

**介按:**五液未能上承,心阳过动,愈耗营阴,是以心悸胃痛。养血平肝,洵治此症之要图。

(以上医案引自《邵兰荪医案》)

4. 薛

痛久热郁,口干内烦,不宜香燥劫液,询得食痛缓,知病在脾之大络受伤,由忍饥得之。甘可缓痛,仿当归建中汤法。

炒白芍(二钱半)　当归(一钱半)　炙草(一钱)　豆豉(一钱半,炒)　橘白(八分)　糯稻根须(五钱)　饴糖(熬,三钱冲)

数剂痛定。常时食炒粳米粥,嗣后更与调养胃阴。

杏仁　麦冬　白芍　当归　蒌仁　半夏(青盐炒)　南枣

数服痛除。

(以上医案引自《类证治裁》)

## 七、脾胃虚寒

**【临床表现】**胃痛隐隐,绵绵不休,冷痛不适,喜温喜按,空腹痛甚,得食则缓,劳累或食冷或受凉后疼痛发作或加重;泛吐清水,食少,神疲乏力,手足不温,大便溏薄,舌淡苔白,脉虚弱。

**【病因病机】**若素体不足,或劳倦过度,或饮食所伤,或过服寒凉药物,或久病脾胃受损,均可引起脾胃虚弱,中焦虚寒,致使胃失温养,发生胃痛。

**【治法】**温中健脾,和胃止痛。

【方药】黄芪建中汤。方中黄芪补中益气,小建中汤温脾散寒,和中缓急止痛。

【医案】

1. 胡

腹中雷鸣切痛,痛甚则胀及两腰,呕吐酸苦水。此水寒之气侮脾,乃中土阳气不足也。温而通之。附子理中汤去草,加川椒、吴茱萸、水红花子。

又 脾脏虚寒,宿积痰水阻滞,腹中时痛,痛甚则呕。仿许学士法。附子理中汤:

当归 茯苓 吴茱萸 枳实 大黄

渊按:温下之法甚善,惜以后易辄耳。

又 腹痛,下午则胀,脉沉弦。此属虚寒挟积。前用温下,痛势稍减。今以温中化积。

川熟附 党参 干姜 花槟榔 茯苓 当归 青皮 陈皮 乌药

2. 冯

脾胃阳衰,浊阴僭逆。每至下午腹左有块,上攻则心嘈,嘈则脘痛,黄昏乃止,大便常艰。拟通胃阳而化浊阴,和养血液以悦脾气。

淡苁蓉 陈皮 吴茱萸 茯苓 柏子仁 郁李仁 沙苑子 乌梅 川椒 制半夏

又 脘痛呕酸,腹中亦痛,非用辛温,何能散寒蠲饮。二陈汤去草,加淡苁蓉、当归、干姜、吴茱萸、乌药、砂仁。

3. 孙

中虚土不制水,下焦阴气上逆于胃。胃脘作痛,呕吐清水,得食则痛缓。拟温中固下,佐以镇逆。四君子汤去草,加干姜、乌药、白芍、熟地、紫石英、代赭石、橘饼。

渊按:土虚水盛,用熟地未合。若欲扶土,不去草可也。

4. 张

脘痛两载,近发更勤。得温稍松,过劳则甚。块居中脘,患处皮冷,法以温通。二陈汤去草,加炮姜、吴茱萸、木香、川朴、归身、神曲、泽泻生熟谷芽。

(以上医案引自《王旭高临证医案》)

5. 某

味淡短气,脘中微痛。(阳虚)。

人参 淡附子 桂枝 炒远志 煨姜

6. 某

积滞久着,胃腑不宣,不时脘痛,已经数载,阳伤奚疑。

炒半夏 淡干姜 荜茇 草果 广皮 茯苓

7. 余(三四)

胃疼发,前后心冷,呕吐。

淡吴萸 炒半夏 荜茇 淡干姜 草果仁 厚朴 广皮 桂枝木

8. 顾(五十)

清阳失职,脘中痹痛,得暖旷达当辛以通之。

薤白 半夏 桂枝 茯苓 干姜

9. 朱

痛固虚寒,吐痰泄气稍缓,当通阳明,勿杂多歧。阳虚痰滞:

人参　半夏　姜汁　淡附子　茯苓　淡干姜

10. 施(六二)

胃痛,浊痰上逆。(阳虚阴浊凝阻):

代赭石　炒半夏　淡吴萸　淡干姜　茯苓　广皮　荜茇　生益智仁

11. 张(四八)

阳微浊凝,胃下疼。

炒黑川椒(一钱,去目)　炮黑川乌(三钱)　炮黑川附子(三钱)　炮淡干姜(一钱半)

(以上医案引自《临证指南医案》)

# 第二节　痞　满

痞满是以胸脘痞塞,满闷不舒,按之柔软,压之不痛,视之无胀大之形为主要临床特征的一种病证。本证按部位可划分为胸痞、心下痞等,心下即胃脘部,故心下痞又可称为胃痞。现代医学中的慢性胃炎、胃神经官能症、胃下垂、消化不良等疾病,当出现以胃脘部痞塞,满闷不舒为主要表现时,可参考本节辨证论治。

脾胃同居中焦,脾主升清,胃主降浊,共司水谷的纳运和吸收;清升浊降,纳运如常,则胃气调畅。若因表邪内陷入里,饮食不节,痰湿阻滞,情志失调,或脾胃虚弱等各种原因导致脾胃损伤,升降失司,胃气壅塞,即可发生痞满。

本节主要讨论胃痞,病变部位在胃,属胃腑病证。根据病因病机和临床表现,定性脾胃湿热、痰湿阻滞、肝胃不和、脾胃虚弱证。

## 一、脾胃湿热

【临床表现】胃脘痞满,灼热急迫,按之满甚;心中烦热,咽干口燥,渴喜饮冷,身热汗出,大便瘀结,小便短赤,舌红苔黄,脉滑数。

【病因病机】热邪侵袭肌表,脾胃虚弱,内陷入里,结于胃脘,阻塞中焦气机,升降失司,胃气壅塞,遂成痞满。

【治法】泄热消痞,理气开结。

【方药】大黄黄连泻心汤。方中大黄泄热消痞开结,黄连清泻胃火,使邪热得除,痞气自消。

【医案】

1. 某

不纳不饥,稍稍纳食,中焦如阻,泛酸欲吐,痞难成寐。脉细濡,关部带滑。此湿热郁阻中州,致脾清不升,胃浊不降。六腑以通为用,宜辛以开之。

制半夏　干姜　茯苓　焦麦芽　竹茹　上广皮　川连　泽泻　佩兰叶

【二诊】辛开苦降，中脘较舒，泛酸呕吐之势稍缓。然犹杳不思纳，略进稀糜，尚觉胀满，腹中攻撑不和，大便不解，寤难成寐。脉右部弦滑。胃府之气，略得通降，而肝肠暗动，遂令木郁土中。前法再参平肝泄木。

川雅连（淡吴萸同炒）　制半夏　茯苓神　金铃子　延胡索　广陈皮　炒枳壳　炒竹茹

【三诊】胀满较舒，痞阻稍松，吐出稠痰，寤得成寐，饮食得以渐进。但脉象尚带弦滑，舌红苔黄。肝胃不能和洽，从效方再望应手。

川楝子　制香附　茯苓神　制半夏　鲜竹茹　延胡索　小青皮　薤白头　左金丸

【四诊】两和肝胃之气，似觉稍和，而胸脘仍然胀满，心胸之间，时觉烙热，痰中带红。脉左寸关带弦，尺部数细，右寸关弦滑，尺部坚硬，舌苔白腻，而底质带红。前人谓气有余，便是火，所以心胸烙热者，良由肝胃之气不和，气郁生火，气之所在，即火之所在也。再理肝胃之气，而和肝胃之阴。

金石斛　白蒺藜　蜜炒青皮　黑山栀　郁金　半夏曲　金铃子　土炒白芍　炒杏仁　竹茹

【五诊】脉左寸关弦象稍退，右关脉弦滑亦稍柔和。胀满渐舒，略能安谷。再从肝胃调和。

金石斛　制半夏　杭白芍　茯苓　炒香豉　金铃子　广陈皮　白蒺藜　山栀　降香

【六诊】两关弦象稍柔。胃纳亦日见起色，胀满已舒。但舌苔中心浓，微带黑色。仍当从于肝胃议治。

制半夏　金石斛　白芍　白茯苓　黑山栀　薄橘红　沉香曲　丹皮　炒杏仁　炒竹茹

（以上医案引自《张聿青医案》）

2. 某

脉不清，神烦倦，中痞恶心。乃热邪里结，进泻心法。（热邪里结）。

炒半夏　黄芩　黄连　干姜　枳实　杏仁

（以上医案引自《临证指南医案》）

3. 金氏

寒热拘急，脉不紧数，胃痛，饮入辄呕，中焦痞阻，溺涩痛。宜宣通法。

白通草　制半夏　橘白　草豆蔻　枳壳　苏梗　赤苓　甘草梢　煨姜

一啜症减，痞满未除，用泻心法。

半夏　黄连（俱姜汁炒）　黄芩　干姜　陈皮　枳壳　甘草梢　木通　山栀

二服全安。

（以上医案引自《类证治裁》）

4. 杨乘六治朱氏妇

病胸膈痞闷，兼寒热往来，口干作渴，饮食不进，服宽利清解药益甚。

脉之,右关弦数而沉,面色带红,舌干微黄,乃与益阴地黄汤。或曰:胸满不食累月矣,二陈、枳壳,尚不能通,地黄、山药、五味、萸肉,俱酸涩阴滞之物,其可投乎?曰:此症本因肝胆燥火闭伏胃中,其原则由于肾水之不足。盖肾者,胃之关也,水不足,则火旺熏蒸,而胃阴亏。胃与肝胆相并,且为其所胜。又肾既不足,则肝胆阴木无水以养而燥火独炽,于是乘其所胜之虚而入之。且冲于上,则口干咽燥;流于下,则二便秘急;塞于中,则为胸闷。脉浮弦而关更甚,右手沉细而关则带滑,此肝木有余,脾血不足之候也。与疏肝助脾,调气养血,则火降郁开,而痰自内消矣。用调气养荣汤加陈皮、前胡,佐茯苓消痰止嗽,青皮、香附、豆仁、白芍疏肝宽肠。总之,气得川流,则血自津润。数剂后,用润字丸间服,每次五分。十日症降序,改用六君子,改养血调气药。盖邪之所凑,其气必虚,壮者气行则愈,弱者着而成病也。后以纯补,间用调气治嗽之品,五旬而痊。

(以上医案引自《续名医类案》)

## 二、痰湿阻滞

【临床表现】脘腹痞满,闷塞不舒;胸膈满闷,头重如裹,身重肢倦,恶心呕吐,不思饮食,口淡不渴,小便不利,舌体胖大,边有齿痕,苔白厚腻,脉沉滑。

【病因病机】痰湿阻滞,脾胃失健,水湿不化,酿生痰浊,痰气交阻于胃脘,则升降失司,胃气壅塞,而成痞满。

【治法】燥湿化痰,理气宽中。

【方药】二陈汤合平胃散。方中苍术、半夏燥湿化痰,厚朴、陈皮宽中理气,茯苓、甘草健脾和胃,共奏燥湿化痰,理气宽中之功。

【医案】

1.滑伯仁治一人

苦胸中痞满,愦愦若怔忡状,头目昏痛,欲吐不吐,忽忽善忘,时一臂偏痹,脉之,关以上溜而滑,按之沉而有力。曰:积饮滞痰,横于胸膈,盖得之浓味醇酒,肥腻炙爆,蓄热而生湿,湿聚而痰涎宿饮皆上甚也。王冰云:上甚不已,吐而夺之。但冬月降沉之令,未可行此法,乃候至春日晴朗,以药探吐之,大吐异色痰如胶饴者三四升,一二日更吐之,三四次则胸中洞爽矣。

震按:此病认为痰饮,皆人所能,惟冬月降沉之令,未可涌吐,乃先圣成法,守得极是。

(以上医案引自《古今医案按》)

2.江(左)

嗜饮中虚,气失旋运,水谷之气,不化为津,转化为痰。痰阻营卫,寒热交作,必得便解黏腻,痰尽方舒。食入后中脘久痞。脉形濡弱。脾胃愈亏,则浊痰愈甚,前人有见痰休治痰之说,宜以脾胃为本。

别直参(另煎冲一钱) 炒于术(二钱) 陈橘皮(一钱) 炒竹茹(一钱) 制半夏(一钱五分) 白茯苓(三钱) 生薏仁(三钱) 炒枳实(一钱) 缩砂仁(五分后下) 生熟谷芽(各一钱五分)

3. 袁（右）

痞满大退，而少腹滞坠不舒。此气湿不泛于上，而压于下。再为疏通。

制香附　薤白头　云茯苓　陈皮　沉香片　整砂仁　制半夏　建泽泻　煨天麻　猪苓

【二诊】少腹滞坠已舒，而右胁胀满。无非痰气窒塞。

制半夏　制香附　栝蒌仁　淡干姜　川雅连　云茯苓　炒竹茹　薤白头　白金丸

4. 姜（左）

气虚湿痰内阻，营卫不克宣通。往来寒热，误投阴腻之物，寒热虽止，而脘痞少腹满，腿肢作酸。此阳气不克营运。恐成胀病。

上安桂（三分饭丸）　制香附（二钱）　制半夏（二钱）　薤白头（三钱）　连皮苓（三钱）　山楂炭（四钱）　半硫丸（八分，药汤送下）

5. 陆（左）

胃气渐开，而食入后每觉痞满，片刻即舒，平日往往涌吐酸涎。舌苔虽渐化薄，而尚嫌黄浓。良以中阳不足，湿痰不克运化。拟温理中阳。

奎党参（二钱）　蜜炙干姜（三分）　生薏仁（三钱）　橘白（一钱）　泽泻（一钱五分）　炒于术（一钱五分）　云茯苓（三钱）　制半夏（一钱）　玫瑰花（去蒂二朵）

【二诊】补气温中，舌苔化清。的是中虚湿热不克旋运。但时为不寐，良以胃有湿痰，胆寒肝热也。

台参须（八分）　制半夏（一钱五分）　橘皮（一钱）　广藿香（一钱五分）　炒枳实（八分）　姜竹茹（一钱）　白茯苓（三钱）　生熟谷芽（各一钱）　缩砂仁（四分）　玫瑰花（二朵）

（以上医案引自《张聿青医案》）

6. 山头沈

三十一丈，年三十余，身材肥盛，夏秋间因官差丈量田地辛苦，至冬间得痞满证，两胁气攻，胸中饱闷，不能卧，欲成胀满证。历数医者，皆与疏气耗散之药，皆不效。

十一月初旬，召予延医，两手关前皆浮洪而弦涩，两关后脉皆沉伏。予曰：此膈上有稠痰，脾土之气敦阜，肝木郁而不伸，当用吐法，木郁达之之理也。奈何值冬月降沉之令，未可行此法，且先与豁痰疏肝气，泻脾胃敦阜之气。用平胃散加半夏、茯苓、青皮、川芎、草龙胆、香附、砂仁、柴胡、黄连、栝蒌子等药，病退之十有三四。待次年二月初旬，为行倒仓法，平安。

（以上医案引自《医学正传》）

7. 某

胸痞自利，状如结胸。夫食滞在胃，而胸中清气，悉为湿浊阻遏。与食滞两途。此清解三焦却邪汤药。兼进保和丸消导。

淡黄芩　川连　淡干姜　厚朴　醋炒半夏　郁金　白蔻仁　滑石　送保和丸三钱

8. 朱（妪）

目垂气短，脘痞不食。太阴脾阳不运，气滞痰阻。拟用大半夏汤。

人参　炒半夏　茯苓　伽楠香汁

（以上医案引自《临证指南医案》）

### 三、肝胃不和

**【临床表现】**胃脘痞满闷塞,脘腹不舒,胸膈胀满,心烦易怒,喜太息,恶心嗳气,大便不爽,常因情志因素而加重;苔薄白,脉弦。

**【病因病机】**多思则气结,暴怒则气逆,悲忧则气郁,惊恐则气乱等等,造成气机逆乱,升降失职,形成痞满。其中尤以肝郁气滞,横犯脾胃,致胃气阻滞而成痞满为多见。

**【治法】**疏肝解郁,理气消痞。

**【方药】**越鞠丸。方中香附、川芎疏肝理气,活血解郁;苍术、神曲燥湿健脾,消食除痞;栀子泻火解郁。本方为通治气、血、痰、火、湿、食诸郁痞满之剂。

**【医案】**

1.虞恒德治一人

年三十余,身材肥盛,夏秋间,因官差劳役,至冬,得痞满症,两胁气攻胸中,饱闷不能卧,欲成胀满症。历数医,皆与疏通耗散之药,不效。

十一月初旬,虞诊两手关前缘浮洪而弦涩,两关后脉皆沉伏,此膈上有稠痰,脾土之所气敦阜,肝木郁而不伸,当用吐法,木郁达之之理也。奈值冬月降沉之令,未可行此法。且与豁痰疏肝气,泻脾胃敦阜之气。

平胃散 半夏 青皮 茯苓 川芎 草龙胆 香附 砂仁 柴胡 黄连 瓜蒌仁等药

病退十之三四,待次年二月初旬,为行倒仓法,安。

(以上医案引自《名医类案》)

2.李(左)

肝木不和,腹胀脘痞不纳,时发时止,甚则心神恍惚。脉左关独弦。此厥气失疏,风阳扰攘也。

金铃子 白蒺藜 广郁金 广皮 砂仁 白芍 制香附 炒枳壳 朱茯神 炒枣仁 香橼皮

(以上医案引自《张聿青医案》)

3.东垣治一贵妇

八月中,先因劳役,饮食失节,加之忧思,病结痞,心腹胀满,且食则不能暮食,两胁刺痛。(琇按:两胁刺痛,终木气乘土)。

诊其脉,弦而细。至夜,浊阴之气当降而不降,胀尤甚,大抵阳主运化。饮食劳倦,(琇按:先生平生只主此四字)。损伤脾胃,阳气不能运化精微,聚而不散,故为胀满。先灸中脘,乃胃之募穴,引胃中生发之气上行阳道。又以香顺气汤助之,使浊阴之气自此而降矣。

(以上医案引自《名医类案》)

4.人

有中心郁郁不舒,久则两胁饱满,饮食下喉,即便填胀,不能消化,人以为臌胀之渐也,而不知皆气滞之故。倘用逐水之药,必且更甚;用消食之药,亦止可取一时之快,而不能去

永久之胀也。法宜开郁为主。然而气郁既久,未有不气虚者也,使仅解其郁,而不兼补其气,则气难化食,胀何以消? 方用快膈汤:

人参(一钱) 茯神(五钱) 白芍(三钱) 白芥子(二钱) 萝卜子(五分) 槟榔(三分) 神曲(五分) 枳壳(三分) 柴胡(五分) 薏仁(三钱) 浓朴(三分)

水煎服,一、二剂轻,四剂痊愈。此方解郁而无刻削之忧,消胀而无壅塞之苦,攻补兼施,自易收功也。

(以上医案引自《辨证录》)

### 四、脾胃气虚

【临床表现】胃脘痞闷,胀满时减,喜温喜按;食少不饥,身倦乏力,少气懒言,大便溏薄,舌质淡,苔薄白,脉沉弱或虚大无力。

【病因病机】素体脾胃虚弱,中气不足,或饥饱不匀,饮食不节,或久病损及脾胃,纳运失职,升降失调,胃气壅塞,而生痞满。

【治法】健脾益气,升清降浊。

【方药】补中益气汤。方中人参、黄芪、白术、甘草等补中益气,升麻、柴胡升举阳气,当归、陈皮理气化滞,使脾气得复,清阳得升,胃浊得降,气机得顺,虚痞自除。

【医案】

1. 石山治一人

年逾三十,病中满,朝宽暮急,屡医不效。汪诊视,脉浮小而弦,按之无力,曰:此病宜补。

人参二钱 白术 茯苓各一钱 黄芩 木通 归尾 川芎各八分 栀子 陈皮各七分 厚朴五分

煎服。且喻之曰:初服略胀,久则宽矣。彼疑气无补法,汪曰:此俗论也。气虚不补,则失其健顺之常,痞满无从消矣。经曰:塞因塞用,正治此病之法也。服之果愈。

2. 一人长瘦体弱

病左腹痞满,谷气偏行于右,不能左达,饮食减,大便滞。汪诊其脉,浮缓而弱,不任寻按,曰:此土虚木实也。用人参补脾,枳实泄肝,佐以芍药,引金泄木,辅以当归,和血润燥,加厚朴、陈皮以宽胀,兼川芎、山栀以散郁。服十余帖,稍宽,因粪结,思饮人乳。汪曰:恐大便滑耳。果然,遂停乳,仍服前药,每帖加人参四五钱,后思香燥物,曰:脾病气结,香燥无忌也。(琇按:香燥无忌,与前润燥矛盾)。每日因食燥樝(琇按:樝何尝燥?)一二十枚,炙蒸饼十数片,以助药力,年余而安。

3. 江汝洁治程秋山

夏末,因腹内有滞气,医用硝黄之类下之,遂成胀满之症。江诊其脉,右关举按弦缓无力,余脉弦缓,按之大而无力。经曰:诸弦为饮,为劳,为怒。又曰:缓而无力为气虚。又曰:大而无力为血虚。又曰:胀满者,浮大则吉,据脉论证,则知弦为木,缓为土,木来侵土,热胀无疑也。且此时太阴湿土主令,少阳相火加临,湿热太盛,疾斯加剧,急宜戒怒,却

厚味,断妄想,待至五气阳明燥金主令,客气燥金加临,疾渐减,可治。须大补脾土,兼滋肺金,更宜补中行湿。以:

薏苡(三钱) 白术(二钱) 莲肉(二钱) 人参(一钱) 茯苓(一钱) 山药(一钱) 赤豆(一钱半)

水煎热服一服,是夜能转动,次早即视见脐。二服胀消大半。

(以上医案引自《名医类案》)

4. 某

中气虚弱,不饥不纳,二便不利,中脘痞阻,卧难成寐。脉细而滑,口腻苔浊。湿热郁阻,升降失司。拟开上焦。

制半夏 郁金 川雅连 光杏仁 炒枳实 广陈皮 干姜 薤白头 佩兰叶 栝蒌皮 炒竹茹

【二诊】中脘痞阻,饮食不进,口腻痰多。脉象濡滑。浊阻胃中。先为通降。

藿香 制半夏 金石斛 广皮 茯苓 佩兰叶 川朴 大腹皮 栝蒌皮 枳实 鲜佛手 竹茹

【三诊】通降胃府,仍然不纳,略一进谷,辄中脘不舒,味变酸浊。脉象濡滑。痰湿闭阻胃口。再降胃化痰,而宣气郁。

香豆豉 炒杏仁 黑山栀 栝蒌皮 降香屑(四分) 上川朴 制半夏 炒枳壳 生姜汁

【四诊】脉象濡细,重按少力,舌苔白腻不化。不纳不饥。中气不足,不能化浊。再扶持中气,而展胃阳。

人参须 制半夏 橘白 佩兰叶 炒谷芽 益智仁 云茯苓 玫瑰花 鲜竹茹 砂仁(二粒)

【五诊】扶持中气,而展胃阳,稍能知饥安谷。药既应手,宜再扩充。

人参须(八分) 淡姜渣(三分) 茯苓(三钱) 佩兰叶(八分) 玫瑰花(二朵) 益智仁(六分) 制半夏(一钱五分) 橘白(一钱) 焦麦芽(二钱)

【六诊】胃气虽得稍醒,然略一多纳,气辄上冲。脉濡细,右关带滑。中气不足,不能运化,以致湿热结聚,通降无权。拟苦辛开通。

制半夏(一钱五分) 川连(四钱) 藿香(一钱五分) 枳实(一钱) 佩兰叶(一钱) 橘皮(一钱) 干姜(二分) 茯苓(三钱) 竹茹(一钱)

5. 陆(左)

胃气渐开,而食入后每觉痞满,片刻即舒,平日往往涌吐酸涎。舌苔虽渐化薄,而尚嫌黄浓。良以中阳不足,湿痰不克运化。拟温理中阳。

奎党参(二钱) 蜜炙干姜(三分) 生薏仁(三钱) 橘白(一钱) 泽泻(一钱五分) 炒于术(一钱五分) 云茯苓(三钱) 制半夏(一钱) 玫瑰花(二朵,去蒂)

【二诊】补气温中,舌苔化清。的是中虚湿热不克旋运。但时为不寐,良以胃有湿痰,胆寒肝热也。

台参须(八分)　制半夏(一钱五分)　橘皮(一钱)　广藿香(一钱五分)　炒枳实(八分)　姜竹茹(一钱)　白茯苓(三钱)　生熟谷芽(各一钱)　缩砂仁(四分)　玫瑰花(二朵)

(以上医案引自《张聿青医案》)

6. 人

有饮食之后,胸中倒饱,人以为多食而不能消,用香砂枳实等丸消导之,似觉少快,已而又饱,又用前药,久久不已,遂成中满之症。腹渐高硕,脐渐突出,肢体渐浮胀,又以为臌胀,用牵牛、甘遂之药,以逐其水。内原无水湿之邪,水未见出,而正气益虚,胀满更急,又疑前药不胜,复加大黄、巴豆之类下之。仍然未愈,又疑为风邪固结于经络,用龙胆、茵陈、防风、荆芥之类,纷然杂投,不至于死不已。犹然开鬼门、泄净府,持论纷纭,各执己见,皆操刀下石之徒也。

谁知中满之症,实由于脾土之衰,而脾气之衰,又由于肾火之寒也。倘用温补之药,早健其脾气,何至如此之极哉。方用温土汤:

人参(一钱)　白术(三钱)　茯苓(三钱)　萝卜子(一钱)　薏仁(三钱)　芡实(五钱)　山药(五钱)　肉桂(三分)　谷芽(三钱)

水煎服,一剂而觉少饱,二剂而觉少宽矣,数剂之后,中满自除。

(以上医案引自《辨证录》)

7. 汪石山治一人

年逾三十,形瘦苍白,病食则胸膈痞闷汗多,手肘汗出尤甚多,四肢倦怠或麻,晚食若迟,来早必泄。初取其脉浮软近驶,两关脉乃略大,曰:此脾虚不足也。彼曰:尝服参术膏,胸膈亦觉痞闷,恐病不宜于参。曰:膏则稠黏,难以行散也,改用汤剂,痞或愈乎。用人参、黄芪各二钱,白术钱半,归身八分,枳实、甘草各五分,麦冬二钱,煎服一帖,上觉胸痞而下觉失气。彼疑参、使然。曰:非也。使参、使然,但当胸痞,不当失气,恐由脾胃过虚,莫当枳、朴之耗也。宜除枳、朴,加陈皮六分,再服一帖,顿觉胸痞宽,失气除,精神爽垲,脉皆软缓不大,亦不驶矣。可见脾胃虚者,枳、朴须慎。用为佐使,况有参、归、术为之君,尚不能制,然则医之用药,可不戒乎!

(以上医案引自《续名医类案》)

# 第三节　呕　吐

呕吐是由于胃失和降,胃气上逆所致的以饮食、痰涎等胃内之物从胃中上涌,自口而出为临床特征的一种病证。现代医学由于急性胃炎、胃黏膜脱垂症、幽门痉挛、幽门梗阻、贲门痉挛、十二指肠壅积症、肠梗阻、急性肝炎、急性胆囊炎、急性胰腺炎、胆石症、胆道蛔虫症、急性阑尾炎、内耳性眩晕等疾病引起的呕吐可参照辨证论治。

呕吐的病因是多方面的,且常相互影响,兼杂致病,如外邪可以伤脾,气滞可致食停,脾虚可以成饮等。呕吐的病机虚实,实者由外邪、饮食、痰饮、气郁等邪气犯胃,致胃失和降,胃气上逆而发;虚者由气虚、阳虚、阴虚等正气不足,使胃失温养、濡润,胃失和降,胃气上逆所致。一般来说,初病多实,日久损伤脾胃,中气不足,可由实转虚;脾胃素虚,复为饮食所伤,或成痰生饮,则因虚致实,出现虚实并见的复杂病机。但无论邪气犯胃,或脾胃虚弱,发生呕吐的基本病机都在于胃失和降,胃气上逆。

呕吐病位在胃,属胃腑病证。根据病因病机和临床表现,定性外邪犯胃、饮食伤胃、痰饮内停、肝气犯胃、脾胃虚弱、胃阴不足证。

## 一、外邪犯胃

【临床表现】呕吐食物,吐出有力,突然发生,起病较急,常伴有恶寒发热;胸脘满闷,不思饮食,舌苔白,脉濡缓。

【病因病机】风、寒、暑、湿、燥、火秽浊之气,侵犯胃腑,胃失和降,水谷上逆,呕吐。

【治法】疏邪解表,和胃降逆。

【方药】藿香正气散。方中藿香、紫苏、白芷芳香化浊,疏邪解表;厚朴、大腹皮理气除满;白术、茯苓、甘草健脾化湿;陈皮、半夏和胃降逆,共奏疏邪解表,和胃降逆止呕之功。

【医案】

1. 某

冷湿伤胃,肝木上侮,冲气欲呕,腹痛。

淡吴萸　厚朴　草蔻　藿香梗　木瓜　茯苓

2. 吴

寒热邪气扰中,胃阳大伤,酸浊上涌吐出,脘痛如刺,无非阳衰,阴浊上僭,致胃气不得下行,高年下元衰惫,必得釜底暖蒸,中宫得以流通,拟用仲景附子泻心汤,通阳之中,原可泄热开导,煎药按法用之。

人参(一钱半)　熟附子(一钱半)　淡干姜(一钱)(三味另煎汁)　川连(六分)　炒半夏(一钱半)　枳实(一钱)　茯苓(三钱)

后四味,用水一盏,滚水一杯,煎三十沸,和入前三味药汁,服。

3. 孙

寒郁化热,营卫气窒,遂发疮痍,食入即吐,胃中热灼,当忌进腥油,先用加味温胆汤。(呕伤胃中邪热劫津)。

鲜竹茹(一钱半)　半夏(一钱半)　金石斛(三钱)　茯苓(一钱半)　广皮白(一钱半)　枳实(一钱)　姜汁(一匙,调)

4. 毛(氏)

旧有胃痛脘痹呕吐之病,秋前举发,已得小安,近痛呕复来,身体熇热,宿病未罢,而暑热秽气上窍侵入,三焦混淆,恐内闭变现痉厥。(暑秽内结)。

川连　淡黄芩　半夏　姜汁　黑山栀　枳实汁

5. 某

舌黄不渴饮,久嗽欲呕吐,前用金匮麦门冬汤养胃小效,自述背寒口吐清痰,暑湿客邪未尽,虚体,当辅正醒脾却暑。

人参 茯苓 广皮 半夏 姜汁

6. 金(四三)

脉细小而弦,风木乘土,当春势张,食入不变,呕吐,得小便通少缓,治以通阳。

炮附子 人参 半夏 吴萸 淡姜 茯苓

(以上医案引自《临证指南医案》)

7. 万密斋治一儿

初生即吐。或欲用钱氏木瓜丸,曰:不可,小儿初生,胃气甚微,或有乳多过饱而吐者,当缓缓与之。或因浴时客寒犯胃而吐者,当用乳汁一杯,用姜葱同煎,少与服之。或因恶露泄水,停在腹中而吐者,宜以炙草煎汤而吐去之。奈何用木瓜丸,以铁粉、槟榔之重剂,犯其胃中初生中和之气耶? 故常语人曰:钱氏小儿方,非先生亲笔,乃门人附会之说也。

(以上医案引自《续名医类案》)

## 二、饮食伤胃

【临床表现】呕吐物酸腐,脘腹胀满拒按,嗳气厌食,得食更甚,吐后反快;大便或溏或结,气味臭秽;苔厚腻,脉滑实。

【病因病机】多食生冷、醇酒辛辣、甘肥不洁食物,伤胃滞脾,食滞不化,胃气不降,上逆。

【治法】消食化滞,和胃降逆。

【方药】保和丸。方中神曲、山楂、莱菔子消食化滞,陈皮、半夏、茯苓和胃降逆,连翘清散积热。

【医案】

1. 又治屯院孙潇湘

夏月食瓜果过多,得食辄呕,二十日弗止,困顿床褥,手足如冰,举家惊惶。李曰:两尺按之有神,胃气缕缕不绝,只因中气本弱,复为寒凉所伤耳,遂用红豆丸,连进三服,至明日,便能食粥,兼与理中汤加丁香、沉香,旬日之间,饮食如常矣。

2. 景岳治胡宅小儿

年甫三岁,偶因饮食不调,延幼科延医,所用之药,无非清火化滞等剂,因而更损胃气,反致呕吐溏泄,复加清利,遂致吐蛔,初止数条,渐至数十条,细如灯草,甚至成团搅结而出,早晚不绝,所下者亦如之,羸困至极,求治于张,先与温胃饮二三剂,其虫朝夕不止,其多如故,初不识其何所从来,而神化之速,一至如此,乃翁切恳先逐此虫,张弗听,且曰:公之所畏者,虫也,予之所畏者,胃气也,凡逐虫之药,无有不伤胃气者,若胃气再伤,非唯不能逐虫,而命必随之矣。仍用前药,倍加人参佐附子,二三剂而呕吐渐稀,泻亦随止,泻止后,乃以理阴煎、温胃饮,出入间用,十余日而虫渐少,一月余而饮食进,肌肉生,复元如故矣,盖此儿因凉药伤脾,脾胃虚寒,阴湿内淫,以致生虫,但使脾胃日强,则拔去化虫之源,病方痊愈也。

附：吴参军煮鲜蘑菇,多食之,大吐大泻,医谓速宜解毒,用黄连、桔梗、黑豆、甘草、枳实之属,连进而病益甚,胸腹大胀,口干气喘,水饮皆不能受,危窘已甚。景岳视之曰：毒有不同,岂必黄连、甘、桔乃可解耶,蘑菇一物,必产于沉坑枯井,或沉寒极阴之处,其得阴气最盛,故肥白最嫩也。公中此阴寒之毒,而复解以黄连之寒,病不更增耶,遂用人参、白术、炙草、干姜、附子、茯苓等,一剂而呕少止,再剂而胀少杀,随大加熟地,以兼救其泻亡之阴,前后凡二十余剂,复元如故。

又窦氏全书,载一人春月将熟猪羊肉露放月台之上,明日治以燕客,凡二十余人,皆吐呕不安,惟二三人不吐呕,盖食肉少而饮酒多也,一老医云：此夜露之毒也,露惟秋夜之气清,故不毒,若春夏俱有毒,以甘草煎汤饮之,即愈。

**震按**：此说亦不可不知,然露后不再蒸煮所致,若加烹饪,露之毒岂能存乎。

（以上医案引自《古今医案按》）

3. 郑氏女患呕吐

万视其症,乃伤食吐乳也。家人云无,乃用理中汤去甘草加丁香、藿香,不效。又作胆汁童便法,亦不效。

四日后,吐出饭半碗。询其家人曰：此儿数日不食,何得有此？ 始吾言伤食,语固云无,故治不见效。遂取脾积丸投之,取下恶粪如靛,乃五日前所食鸡子黄也。所吐之饭,即其时所食也。壅塞肠胃,格拒饮食,所以作吐,下之即愈。

4. 薛立斋治一小儿

每饮食失节,或外经所忤,即吐泻发搐,服镇惊化痰等药而愈。后发搐益甚,饮食不进,虽参、术之剂,到口即呕,乃用白术和土炒黄,用米泔煎数沸,不时灌半匙,仍呕。次日灌之,微呕。再日灌之,欲呕。此后每服二三匙,渐加至半杯,不呕,乃浓煎服而愈。（叶天士：观立斋治吐泻者,以脾胃为主,并不参入归、地,此乃认清门路之治,非张景岳所能及也）。

5. 陆养愚治李粮厅

因饭后劳攘,下午饮酒数杯,遂觉脐下小腹作痛,升至胃脘即呕,呕讫痛止。少顷,又从下痛上,复呕,呕讫痛缓。自后痛呕益频,自疑中毒,以淡盐汤汁探吐之,一无所出。医投以藿香正气散不效。其脉浮按细数,稍重即伏,沉按甚坚,曰：此饮食过饱,急遽所至。与润字丸百十颗,令以淡姜汤服之。少顷,连泻数行而愈。

（以上医案引自《续名医类案》）

## 三、痰饮内停

【临床表现】呕吐物多为清水痰涎,胸脘满闷,不思饮食,头眩心悸,或呕而肠鸣,苔白腻,脉滑。

【病因病机】湿邪伤脾,水谷失于温化,痰饮内停,上犯于胃,胃失和降,呕吐。

【治法】温化痰饮,和胃降逆。

【方药】小半夏汤合苓桂术甘汤。方中生姜、半夏和胃降逆,茯苓、桂枝、白术、甘草温脾化饮。尚可加吴茱萸、陈皮温脾燥湿以化饮。

【医案】

1. 某

脉弦虚,食已漾漾欲吐,咽阻,中痞有痰。

人参 吴萸 茯苓 半夏 广皮 姜汁

2. 唐(氏)

动气肝逆,痰性凝寒滞胃,卒然大痛呕涎,乃逆滞上攻也,治肝厥以通例。

炒黑川椒 乌梅肉 生干姜 川桂枝木 人参 白芍

3. 江

脉弦迟,汤水不下膈,呕吐涎沫,此阳结,饮邪阻气,议以辛热通阳,反佐苦寒利膈,用泻心法。人参、附子、干姜,先煎一杯,入姜汁四分。川连、黄芩、半夏、枳实,滚水煎,和入前药服。

4. 褚(二二)

清涎上涌,食物吐出,乃饥饱伤及胃中之阳,禁鲜荤冷滑,经年可安。(胃阳虚浊阴上逆)。

半夏 厚朴 生益智 姜汁 生白术 茯苓

(以上医案引自《临证指南医案》)

5. 江篁南治一妇人

患呕吐,粒米不入者六日矣。兼头眩,胸膈如束而不纾,诊其脉,沉弦而快且无力,(王中阳治吐痰呕症,用滚痰丸,因脉长。此脉无力作虚而挟痰,症不同,脉亦不同。)此属中气虚挟痰郁耳。以:

人参(三钱) 陈皮、川归(各一钱,加乌药炒) 人乳 竹沥 姜汁

一服膈纾,如解其束,二服吐止能食,十剂而安。

(以上医案引自《名医类案》)

6. 薛立斋见一人呕吐痰涎

发热作渴,胸膈痞满,或用清气化痰降火,前证益甚,痰涎自出。薛曰:呕吐痰涎,胃气虚寒也,发热作渴,胃不生津也,胸膈痞满,脾气虚弱也,须用参、归、术之类,温补脾胃,生发阳气,诸病自退,不信,仍服前药,虚证悉至,复请治。

薛曰:饮食不入,呃逆不绝,泄泻腹痛,手足逆冷,是谓五虚,烦热作渴,虚阳发于外也,脉洪大,脉欲绝也,死期迫矣,或曰:若然,殒于日乎,殒于夜乎,薛曰:脉洪大,当殒于昼,果然。

7. 王中阳治一宦家妇人

忽患心腹冷痛,遂呕吐,去尽宿汁不已,而又吐清涎,如鸡子清之状,一呕一二升许,少顷再呕,百药不纳,咽唾亦不能顺下,已经三日,但聪明不昧,吩咐家事以待就木。

王诊其脉,六部弦细而长,令服滚痰丸三十丸,并不转逆,须臾坐寐,移时索粥食之,次

日再进三十丸,兼服局方茯苓半夏汤,再服钱氏白术散,饮食如旧。

(以上医案引自《古今医案按》)

8. 蒋(三四)

腑气热不解,清气渐退,蒸为痰,脘隔痰与气阻,为痞闷,不饥,食即吐,是胃不下降,亦由热邪深入于胃,拟温胆汤佐以苦味,制其冲逆。

鲜竹茹　橘红　郁金　枳实　制半夏　杏仁　南花粉　川连

(以上医案引自《也是山人医案》)

9. 陶(左)

胃有停饮,不时呕吐。水为阴类,非阳气旋运,不能消化。拟半夏茯苓汤、苓桂术甘汤两方出入。

制半夏(三钱)　上广皮(一钱)　川桂枝(四分)　公丁香(三分)　广藿香(三钱)　淡干姜(四分)　白蔻仁(七分后入)　白茯苓(五钱)

10. 左

中脘作痛,甚则呕吐,脉象沉弦。此水饮停聚胃府,当缓以攻之。二陈去甘草加制香附、延胡索、白蒺藜、高良姜、瓦楞子(醋炒)、红芽大戟(八分)、白蔻仁(一钱三分)、公丁香(一钱)、黑白丑(各一钱,五味研末为丸)。

11. 右

体丰多湿,湿盛生痰,痰阻胃府,中州窒痹。呕吐痰涎。宜苦辛通降。

川雅连(姜汁炒三分)　制半夏(三钱)　淡干姜(六分)　云茯苓(五钱)　广陈皮(一钱)　薤白头(三钱)　炒枳实(一钱)　竹二青(一钱生姜汁炒)　上湘军(四分)　公丁香(三分)　黑白丑(各二分)　白蔻仁(四分五味研末分二次服)

【二诊】呕吐不止,中脘板滞。脉象沉弦。还是痰阻胃府,不能通降。再拟苦辛开降,参以芳香化浊。

川朴(一钱)　川雅连(四分)　炒竹茹(一钱)　白蔻仁(七分)　茯苓(五钱)　橘皮(一钱)　制半夏(三钱)　淡干姜(五分)　生姜汁(一匙)　太乙丹(三分磨冲)

12. 左

胃有停痰,胃阳不展,至暮辄作呕吐,脉象沉弦。恐延反胃之证。

制半夏　淡吴萸　白蔻仁　云茯苓　猪苓　广陈皮　鲜生姜(二钱打)　太乙丹(三分磨冲)　伏龙肝(煎代水)

13. 姚(右)

头痛眩晕,甚则呕吐涎水,腰胁酸楚,脉濡左滑。此肝阳挟痰上冲胃土也。

制半夏　天麻　甘菊　白蒺藜　丹皮　钩钩　广皮　炒枣仁　茯苓神　石决明　水炒竹茹

(以上医案引自《张聿青医案》)

## 四、肝气犯胃

【临床表现】呕吐吞酸,嗳气频作,胸胁胀满,烦闷不舒,每因情志不遂而呕吐吞酸更甚,舌边红,苔薄白,脉弦。

**【病因病机】** 恼怒伤肝,肝失条达,横逆犯胃,胃气上逆;忧思伤脾,健运失职,饮食停滞,胃失和降,呕吐;脾胃素弱,偶因气恼,食随气逆。

**【治法】** 疏肝理气,和胃止呕。

**【方药】** 四逆散合半夏厚朴汤。方中柴胡、枳壳、白芍疏肝理气,厚朴、紫苏行气开郁,半夏、茯苓、生姜、甘草和胃降逆止呕。

**【医案】**

1. 高(四四)

咽阻,吞酸痞胀,食入呕吐,此肝阳犯胃,用苦辛泄降。(肝犯胃)。

吴萸　川连　川楝子　杏仁　茯苓　半夏　厚朴

2. 钱(三七)

脉细,右坚大,向有气冲,长夏土旺,呕吐不纳食,头胀脘痞,无非厥阳上冒,议用苦辛降逆,酸苦泄热,不加嗔怒,胃和可愈。

川连　半夏　姜汁　川楝子皮　乌梅　广皮白

3. 顾

脉濡弱,左胁下久有聚气,纳食酿积于胃脘之中,两三日呕噫吞酸,积物上涌吐出,此皆怫怒动肝,肝木犯胃,胃中阳伤,不能传及小肠,遂变化失司,每七八日,始一更衣,为胃气不主下行故也,法当温胃阳,制肝逆,宿病纠缠,恐多反复。

淡附子　淡干姜　姜汁　生白芍　淡吴萸　白粳米

4. 朱

胃中不和,食入呕吐,怒动而病,必先制肝。温胆合左金为宜,去甘草、茯苓,加姜汁。

5. 某

气自左升,腹中膨满,呕吐涎沫黄水,暴咳不已,是肝气逆乘,过胃犯肺,当制肝和胃。安蛔丸。

6. 王(四五)

肝病犯胃呕逆,口吐清涎,头晕,乳房痛,肢麻痹。

人参(二两)　茯苓(二两)　桂枝木(七钱生)　川楝子(一两蒸)　川连(盐水炒七钱)　乌梅(一两半)　当归(一两半)　生白芍(一两半)

7. 毛(妪)

因惊,肝气上犯,冲逆,呕吐涎,阳升至巅为头痛,脉右弱左弦,当从厥阴阳明治。

人参　川连　茯苓　川楝　川椒　乌梅　干姜　生白芍

8. 陆

鼻明,汤水下咽呕吐,右脉小欲歇,明是劳伤,肝乘胃反。小半夏汤加檀香泥、炒白粳米。

9. 颜(氏)

干呕胁痛,因恼怒而病,是厥阴侵侮阳明,脉虚不食,当与通补。大半夏汤加姜汁桂枝南枣。

10. 某

肥腻滞胃,肝木始得再乘土位,致气逆上壅呕出,久病至节反剧,最属不宜,总是调摄未尽善奈何,暂与降逆平肝安胃一法。

降香 苏子 旋覆花 茯苓 半夏 广皮 韭汁

11. 范

胁痛入脘,呕吐黄浊水液,因惊动肝,肝风振起犯胃,平昔液衰,难用刚燥,议养胃汁,以熄风方。

人参 炒半夏 炒麦冬 茯神 广皮白 炒香白粳米

**又** 六味去萸换芍,加麦冬、阿胶、秋石。

12. 某

肝风犯胃,呕逆眩晕,苦降酸泄和阳,佐微辛以通胃。

川连 黄芩 乌梅 白芍 半夏 姜汁

13. 某(五二)

诊脉左弦右弱,食粥脘中有声,气冲涌吐,此肝木乘胃,生阳已薄,皆情怀不适所致,大半夏汤。

(以上医案引自《临证指南医案》)

14. 张(三二)

春深气泄,阳气方张,呕恶吞酸,食入即吐,此属肝木乘犯阳明,胃脘清阳少旋,拟苦辛泄降。

(以上医案引自《也是山人医案》)

15. 沈(右)

脾虚木旺,木侮胃土。中脘作痛,甚则呕吐,大便时泻时止。脉左关弦。木郁土中,久恐延膈。

上徭桂(四分饭丸先服) 缩砂仁 茯苓 白蒺藜 枳壳 上广皮 制半夏 煨天麻 香橼皮

16. 陈(左)

食入辄作呕吐,脉两关俱弦。肝阳冲侮胃土,久恐成膈。拟苦辛通降法。

制半夏(一钱五分) 淡干姜(三分) 茯苓(三钱) 土炒白芍(一钱五分) 川雅连(五分) 代赭石(三钱) 橘红(一钱) 旋复花(一钱五分绢包) 枳实(一钱) 炒竹茹(一钱五分)

【二诊】脉弦稍平,呕吐略减。的属肝阳逆犯胃土。再和中镇逆,苦降辛开。

制半夏(一钱五分) 白蒺藜(去刺炒三钱) 代赭石(四钱) 土炒白芍(一钱五分) 沉香曲(一钱五分炒) 旋复花(二钱包) 淡吴萸(一分五厘) 川雅连(五分同吴萸炒) 炒竹茹(一钱五分)

【三诊】呕吐虽减,仍未能止。木克胃土,以致清浊混淆。不入虎穴,焉得虎子。

制香附(一钱五分) 枳实(一钱) 炒香甜杏仁(三钱) 沉香曲(一钱五分,炒) 炒

竹茹(二钱)　橘皮(一钱)　白蒺藜(三钱)　来复丹(八分,开水另下)

【四诊】大便通调,三日未经呕吐。胃中之清浊,渐得分化。药既应手,再守前意。

川雅连(五分)　炙黑草(二分)　广皮(一钱)　淡干姜(四分)　制半夏(一钱五分)
川桂枝(四分)　白茯苓(三钱)　枳实(一钱)　炒竹茹(一钱)　来复丹(六分,先服)

【五诊】苦降辛开,分化清浊,胃中之阴阳渐和,呕吐渐定。药既应手,未便更章,但猛
剂不宜久投耳。

制半夏(一钱五分)　炙黑草(四分)　川雅连(四分)　枳实(七分)　川桂枝(四分)
白茯苓(三钱)　淡干姜(三分)　竹茹(一钱,水炒)　白芍(一钱五分,土炒)　来复丹(六
分,先服)

另拟一方备服。

制半夏(一钱五分)　川雅连(四分)　炙甘草(三分)　茯苓(三钱)　橘皮(一钱)　杭
白芍(一钱五分)　淡干姜(四分)　吉林参(另煎冲七分)　焦麦芽(二钱)

(以上医案引自《吴鞠通医案》)

## 五、脾胃虚弱

【临床表现】饮食稍有不慎,或稍有劳倦,即易呕吐,时作时止;胃纳不佳,脘腹痞闷,
口淡不渴,面白少华,倦怠乏力,舌质淡,苔薄白,脉濡弱。

【病因病机】胃虚不能受盛水谷,无力和降,水谷上逆,呕吐;劳倦过度,脾虚不能运化
水谷,脾胃阳虚,失于温化,痰饮内停,上犯于胃,胃失和降,呕吐。

【治法】益气健脾,和胃降逆。

【方药】香砂六君子汤。方中人参、茯苓、白术、甘草健脾益气,砂仁、木香理气和中,
陈皮、半夏和胃降逆。

【医案】

1. 王(二四)

早上水饮米粥,至晚吐出不化,知浊阴酉戌升逆,瘕形痛而渐大,丸药吐出不化,胃阳
乏极矣,两进平肝理气不效,法当辛热开浊。

吴萸　熟附子　良姜　川楝子　茯苓　草果

2. 宋(三四)

阳微不运,水谷悍气聚湿,致食入即呕,周身牵掣不和,乃阳明之脉,不用事也,久延恐
致肿胀,苓姜术桂汤加厚朴椒目。

3. 王

诊脉右濡左弦,舌白不饥,瘀血上吐下泻,胃阳大伤,药饵下咽则涌,前医用大半夏汤
不应,询知所吐皆系酸水痰沫,议以理阳方法。

人参　茯苓　川椒　干姜

4. 潘(十八)

食后吐出水液,及不化米粒,二便自通,并不渴饮,五年不愈,宜理胃阳,用仲景法。

熟附子　半夏　姜汁　白粳米

5. 范

脉虚无神,闻谷干呕,汗出振寒,此胃阳大虚,不必因寒热而攻邪。

人参　茯苓　炒半夏　姜汁　乌梅　陈皮

6. 黄(氏)

灵枢经云,中气不足,溲便为变,是崩淋泄泻,皆脾胃欲败之现症,今汤水下咽,少顷倾囊涌出,岂非胃阳无有,失司纳物乎,奈何业医者,中怀疑惑,但图疲药,待其自安,怕遭毁谤耳,此症一投柔药,浊升填塞,必致胀满,仲景于阳明满实,致慎攻下者,恐以太阴之胀误治耳,今舌微红微渴,皆是津液不肯升扬,脾弱不主散精四布,世岂有面色如白纸,尚不以阳气为首重也耶。

人参　熟于术　炙甘草　炮姜　茯神　南枣

7. 张

呕吐胀闷,虚中气滞。

人参　茯苓　砂仁

8. 某(氏)

脉微肢冷,呕吐清水,食不下化,带下,脊髀酸软,阳气素虚,产后奇脉不固,急扶其阳,用附子理中汤。

附子　人参　生白术　炮姜　炙草

**又**　暖胃阳以劫水湿,带下自缓,照前方加胡芦巴。

**又**　脉象稍和,已得理中之效,议用养营法。养营去远志黄芪、五味,即作丸方。

9. 蔡(姬)

凡论病,先论体质形色脉象,以病乃外加于身也,夫肌肉柔白属气虚,外似丰溢,里真大怯,盖阳虚之体,为多湿多痰,肌疏汗淋,唇舌俱白,干呕胸痞,烦渴引饮。由乎脾胃之阳伤触,邪得僭踞于中,留蓄不解,正衰邪炽,试以脉之短涩无神主义之,阳衰邪伏显然,况寒凉不能攻热,清邪便是伤及胃阳之药。今杳不纳谷,大便渐稀,若不急和胃气,无成法可遵,所谓肥人之病,虑虚其阳,参拟一方,仍候明眼采择。(胃阳虚邪伏不食)。

人参　半夏　生于术　枳实　茯苓　生姜

10. 吴(三六)

壮年形伟,脉小濡,恶闻秽气,食入呕哕,缘阳气微弱,浊阴类聚,口鼻受污浊异气,先入募原,募原是胃络分布,上逆而为呕吐,此病理标者,用芳香辟秽,扶正气治本,以温上通阳。(阳虚吸受秽浊气)。

藿香　草果　公丁香　茯苓　厚朴　砂仁壳　广皮　荜茇

(以上医案引自《临证指南医案》)

11. 虞恒德治一妇

年将三十,产后因食伤,致胃虚不纳谷,四十余日矣,闻谷气则恶心而呕,闻药气亦呕,求治。虞曰:药不能入口,又将何法以治之乎? 恳求不已,遂用:

人参(一钱)　白术(一钱)　茯苓(一钱)　甘草(二分)　陈皮(五分)　檀香(五分)　砂仁(五分)　炒神曲(一钱)　十年以上陈仓米(一合)

顺流水二大盏,煎沸,泡伏龙肝,研细,搅浑,放澄清,取一盏,加姜、枣同煎,煎药至七分,稍冷服。(看他用药轻重之法)。此药遂纳而不吐,别以陈仓米煎汤,时时咽之,日进前药,二三服,渐能吃粥而安。后以此法,治十数人悉验。

12. 汪石山治一人

年三十,形瘦淡紫,才觉气壅,腹痛背胀,则吐,腹中气块翻动,嘈杂数日,乃吐黑水一盥盆,而作酸气,吐后嗳气,饮食不进,过一二日方食,大便二三日不通,小便一日一次,常时难向右卧,(此症不同于弱症)。午后怕食,食则反饱,胀痛,行立坐卧不安,日轻夜重。

二年后,汪诊之,脉皆浮弦细弱,曰:此脾虚也,脾失健运,故气郁而胀痛,吐黑水者,盖因土虚不能制水,故膀胱之邪,乘虚而侮其脾土。经曰:以不胜侮其所胜是也。酸者,木之所司,脾土既虚,水挟木势而凌之焉。医作痰治,而用二陈刚剂,则脾血愈虚。又作血治,而用四物柔剂,则是以滞益滞。又作热治,而用黄连解毒,则过于苦寒。又作气治,而用丁、沉、藿香,则过于香燥。俱不中病。(辩驳精切详明)遂以:

人参(三钱)　黄芪(一钱半)　归身(一钱)　香附(七分)　陈皮(七分)　神曲(七分)　黄芩(五分)　甘草(五分)　吴萸(三分)

煎服,旬余,又犯油腻,病作如前而尤重,仍以前方加减,或汤,或丸散,服至半年而愈。

13. 一妇人

吞酸嗳腐,呕吐痰涎,面色纯白,或用二陈、黄连、枳实之类,加发热作渴,肚腹胀满。薛曰:此脾胃虚损,末传寒中。不信,乃作火治,肢体肿胀如蛊。以六君加附子、木香治之,胃气渐醒,饮食渐进,虚火归经,又以补中益气,加炮姜、木香、茯苓、半夏兼服,痊愈。

(以上医案引自《名医类案》)

14. 左

中阳不足,阳气不旋,呕吐复作,再辛温以助阳气,而运浊邪。

制半夏(三钱)　橘皮(一钱)　鲜生姜(二钱打)　川桂枝(四分)　淡吴萸(四分)　茯苓(四钱)　炒于术(一钱五分)　炒枳实(一钱)　竹茹(一钱五分)　伏龙肝(八钱,煎汤代水)

【二诊】攻下之后,中阳不复,痰水渐次复聚。间数日仍作呕吐。只宜缓以图之。

于术炭(二钱)　茯苓(五钱)　竹茹(一钱)　制半夏(一钱五分)　橘皮(一钱)　淡吴萸(四分)　猪苓(二钱)　盐煨姜(二钱)　来复丹(一钱,药汤送下)

15. 李(左)

经云:心为汗,肺为涕,脾为涎,肝为泪,肾为唾,是为五液。今起居如常,而时吐涎沫,胃纳不旺。显属脾胃两虚,不能约束津液,以丸药缓调。

炙绵(三两)　炙黑草(五钱)　缩砂仁(四钱)　煨益智(七钱)　广陈皮(七钱)　奎党参(四两)　浓杜仲(三两)　炒于术(二两)　炒山药(三两)　炒杞子(三两)　制半夏(一两五钱)　炒淡姜渣(四钱)　炒范志曲(一两)　广藿梗(一两五钱)　泽泻(一两五钱)

白茯苓(三两)　焦麦芽(二两)　炒扁豆(二两)　炒莨肉(一两五钱)

上药研为细末水泛为丸每服三钱。

(以上医案引自《张聿青医案》)

## 六、胃阴不足

【临床表现】呕吐反复发作,但呕吐量不多,或仅吐唾涎沫,时作干呕,口燥咽干,胃中嘈杂,似饥而不欲食,舌红少津,脉细数。

【病因病机】久呕不愈或热病伤阴,胃阴不足,胃失濡养,不得润降,气逆于上,呕吐。

【治法】滋养胃阴,和胃降逆。

【方药】麦门冬汤。方中人参、麦冬、粳米、甘草滋养胃阴,半夏降逆止呕,大枣补脾和胃生津。

【医案】

1. 吴

两番探吐,脘痛立止,气固宣畅,胃津未能无损,风木来乘,外冷里热,诊脉右大,并不搏指,当少少进谷以养胃,多噫多下泄气,调和中焦为宜。

炒竹茹　半夏　川斛　橘红　黑山栀　香豉

(以上医案引自《临证指南医案》)

2. 万密斋治教谕熊文村子

二岁病呕吐,更数医不效,食故入口即吐出。万视之曰:病可治也。问用何方? 曰:理中汤。曰:服多剂矣,不效奈何? 曰:如在《内经》乃阴盛格阳之病,寒因热用,伏其所主,先其所因则效矣。乃作一剂,取猪胆汁、童便各半,和药炒干,煎而服之,(即仲景白通汤入人尿、猪胆汁之法)。吐立止。后称渴,以汤饮之,复作吐。万曰:凡呕家多渴者,胃脘之津液干也,当得一二时吐止,胃气回,津液生,渴自止矣。令将前药渣再煎服之,仍禁其饮食,半日而安。

熊问同是理中汤,前用之不效,今用之而效,何也? 曰:公子胃寒而吐,当以热药治之。乃寒盛于中,投之热剂,两情不得,故不效也。今以理中为治寒之主,用猪胆汁之苦寒,小便之咸寒为佐,以从其格拒之寒,药下于咽,而寒相得入于胃,阴体渐弱,阳性乃发。其始则同,其终则异,故曰:伏其所主,先其所因也。此轩岐之秘旨,启元子之奥义,张长沙之良法也。后王民肃子,半载呕吐不纳乳,昏睡仰卧而努其身,有作慢风之候,亦以理中末三分,用水一杯,煎至半杯,入胆汁、童便各一匙搅匀,徐徐灌之而瘥。

(以上医案引自《续名医类案》)

3. 缪(左)

呕吐时作时止。舌苔薄白,并不浓腻。大便数日方行。脾得阳始运,胃得阴乃和,高年液亏胃阴不足,所以宜通宜降者,转滞而转逆矣。

人参须(一钱五分)　白茯苓(三钱)　炒香甜杏仁(三钱)　白檀香(一钱)　制半夏(一钱五分)　白蒺藜(三钱)　竹二青(盐水炒五分)　白蜜(二钱)

4. 某

口吐涎沫,胃气虚不能约束津液也。吐沫而仍口渴,胃阴虚而求救于水也。舌萎苔黄,胃气不治而虚浊反行攒聚也。气阴益亏,又复夹浊,用药顾此失彼,且恐动辄得咎,惟仲景大半夏汤取人参以补胃气,白蜜以和胃阴,半夏以通胃阳,试进之以觇动静。

人参(一钱)　白蜜(五钱)　半夏(三钱)

5. 廉(左)

呕吐数日,至昨忽然偏右胀满,上则中脘,下则少腹,尽行板硬,一时之间,气从上逆。幸未几即平。然食入仍呕,并吐出蛔虫,口渴频饮。舌苔糙白,脉象虚弦。肝木横逆之余,胃土有升无降,阳明之液暗亏。恐呃忒致厥。

川连(五分)　炒乌梅(五分)　炒川椒(二分)　金石斛(五钱)　金铃子(一钱五分)吴萸(二分)　杭白芍(二钱酒炒)　制半夏(三钱)　白蒺藜(三钱)　红石榴子(百粒)　枇杷叶(二片去毛)　鲜竹茹(盐水炒一钱)

(以上医案引自《张聿青医案》)

# 第四节　噎　膈

噎膈是以咽下食物梗塞不顺,甚则食物不能下咽到胃,食入即吐为主要临床表现的一类病证。噎即梗塞,指吞咽食物时梗塞不顺;膈即格拒,指食管阻塞,食物不能下咽到胃,食入即吐。噎属噎膈之轻证,可以单独为病,亦可为膈的前驱表现,故临床统称为噎膈。现代医学中的食管癌、贲门癌,以及食管炎、贲门痉挛、食管憩室、弥漫性食管痉挛等疾病,出现吞咽困难等噎膈表现时,可参考本节辨证论治。

噎膈的病因以内伤饮食、情志,年老肾虚,脏腑失调为主,且三者之间常相互影响,互为因果,共同致病,形成本虚标实的病理变化。初起以气结、痰阻、血瘀邪实为主;随着病情发展,又因胃津亏耗,进而损及肾阴,以致精血虚衰,虚者愈虚,两种因素相合,而成噎膈重证。部分患者病情继续发展,由阴损以致阳衰,则肾之精气并耗,脾之化源告竭,终成不救。基本病机是脾胃肝肾功能失调,导致津枯血燥,气郁、痰阻、血瘀互结。

噎膈的病位在食管,为胃气所主,与肝脾肾有关,属胃与其他脏腑病证。根据病因病机定性痰气交阻、津亏热结、瘀血内结、脾肾阳虚证。

## 一、痰气交阻

【临床表现】进食梗阻,脘膈痞满,甚则疼痛,情志舒畅则减轻,精神抑郁则加重;嗳气呃逆,呕吐痰涎,口干咽燥,大便艰涩,舌质红,苔薄腻,脉弦滑。

【病因病机】忧思伤脾则气结,脾伤则水湿失运,滋生痰浊,痰气相搏;恼怒伤肝则气郁,气结气郁则津行不畅,瘀血内停,已结之气,与后生之痰、瘀交阻于食管、贲门,使食管不畅,久则使食管、贲门狭窄,而成噎膈。

**【治法】**开郁化痰,润燥降气。

**【方药】**启膈散。方中丹参、郁金、砂仁理气化痰解郁,沙参、浙贝母、茯苓润燥化痰,杵头糠和胃降逆。

**【医案】**

1. 吴茭山治一妇人

患宿痰呕吐,作噎膈治。以:

陈皮　海粉　枳实　白术　香附　半夏曲

愈。后以清气化痰丸常服,其患不复举矣。

(以上医案引自《名医类案》)

2. 李士材治邑宰张孟端夫人

忧怒之余,得食辄噎,膈中隐隐痛,李曰:脉紧且滑,痰在上脘,用二陈加姜汁、竹沥,曰半夏燥乎。李曰:湿痰满中,非此不治,遂用四剂,病尚不减,改大半夏汤,服四帖,胸痛乃止,又四帖而噎亦减,服二十剂而安。

(以上医案引自《古今医案按》)

3. 某

脉弦而小涩,食入脘痛格拒,必吐清涎,然后再纳,视色苍,眼筋红黄,昔肥今瘦。云是郁怒之伤,少火皆变壮火,气滞痰聚日拥,清阳莫展,脘管窄隘,不能食物,噎膈渐至矣。法当苦以降之,辛以通之,佐以利痰清膈,莫以豆蔻沉香劫津可也。

川黄连　杏仁　桔梗　土栝蒌皮　半夏　橘红　竹沥　姜汁

(以上医案引自《叶天士医案精华》)

4. 左

脘痞者久,食入哽阻。涌涎气瘀交阻。噎膈重证也。

延胡索(一钱五分,酒炒)　瓦楞子(一两)　制香附(二两研)　薤白头(三钱)　旋复花(二钱包)　制半夏(三钱)　五灵脂(三钱,酒炒)　益智仁(一钱)　乌药(一钱五分)　生姜汁(一匙,冲)

5. 蒋

嗜饮损伤中阳,气不施化。食入哽阻,痰涎上涌。脉滞,苔白质腻。噎膈重证,图治维艰。

代赭石(四钱)　白茯苓(三钱)　广郁金(一钱五分)　竹茹(一钱,盐水炒)　旋复花(一钱)　炒苏子(三钱)　白桔梗(八分)　枳实(八分)　左金丸(七分,入煎)　竹沥(八钱,姜汁三滴冲)

又　湿痰瘀滞,聚于胃口,以致饮食不能入胃。前进化血行瘀,胸肋胀满。良以瘀阻不宣,行之不能,则两相阻拒,所以转觉胀满也。血膈大证,极难图治,拟以丸药入下。

五灵脂(二钱酒炒)　川郁金(一钱五分)　西血珀(七分另研)　大黄(二钱酒炒)　土鳖虫(十六枚,去头足炙)　单桃仁(一钱五分)　生蒲黄(一钱)　延胡索(二钱)　山甲片(一钱)

上药共研细末,以韭汁糊丸如绿豆大,每服三钱。

(以上医案引自《张聿青医案》)

6. 沈

格拒食物,涎沫逆气,自左上升,此老年悒郁所致,必使腑通浊泄,仅可延年,议两通阳明厥阴之法。(肝郁气逆)。

半夏　苦杏仁　茯苓　橘红　竹沥　姜汁

7. 某

忧思郁结,凝痰阻碍,已属噎塞之象,当怡情善调。(忧郁痰阻)。

炒半夏(一钱半)　茯苓(五钱)　秫米(三钱)　枳实(一钱,炒)　姜汁(三小匙,冲)

8. 杨(四七)

脉弦而小涩,食入脘痛格拒,必吐清涎,然后再纳,视色苍,眼筋红黄,昔肥今瘦,云是郁怒之伤,少火皆变壮火,气滞痰聚日拥,清阳莫展,脘管窄隘,不能食物,噎膈渐至矣,法当苦以降之,辛以通之,佐以利痰清膈,莫以豆蔻沉香劫津可也。

川黄连　杏仁　桔梗　土瓜蒌皮　半夏　橘红　竹沥　姜汁

9. 冯(六七)

有年阳微,酒湿厚味,酿痰阻气,遂令胃失下行为顺之旨,脘窄不能纳物,二便如昔,病在上中,议以苦降辛通,佐以养胃,用大半夏汤。

半夏　人参　茯苓　姜汁　川连　枳实

10. 刘(五四)

脉左小弦,右濡涩,五旬又四,阴阳日衰,劳烦奔走,阳愈伤,致清气欲结,食入脘痛,痰涎涌逆,皆噎膈反胃见症,其饮酒愈甚,由正气先馁,非酒能致病。

川连　枳实汁　茯苓　半夏　广皮白　黑山栀　姜汁　竹沥

(以上医案引自《临证指南医案》)

11. 张

六十三岁,老年阳结,又因久饮怒郁,肝旺克土,气上阻咽,致成噎食。按:阳气不虚不结,断非破气可疗,议一面通补胃阳,一面镇守肝阴法。

洋参(二钱)　茯苓块(四钱)　桂枝(六钱)　代赭石(一两二钱)　半夏(一两)　旋复花(五钱,包)　生姜(六钱)

七帖。二十日阳脉已起,恐过涸其液,议进阴药,退阳药。

洋参(四钱)　桂枝(三钱)　白芍(六钱,炒)　旋复花(六钱)　茯苓(三钱)　炙甘草(三钱)　代赭石(一两)　半夏(六钱)　姜汁(每杯冲三小匙)

二十五日前日脉数,因退阳进阴,今日脉缓而痰多,仍须进阳,俾中焦得运,以复其健顺之体。

洋参(二钱)　桂枝(六钱)　焦白芍(三钱)　半夏(一两二钱)　茯苓(八钱)　代赭石(一两六钱)　旋复花(六钱,包)　生姜(五大片)

二帖。

12. 杨四十六岁

先因微有痰饮咳嗽,误补于前,误下于后,津液受伤,又因肝郁性急,致成噎食,不食而大便燥,六脉弦数,治在阴衰。

炙甘草(三钱)　大生地(六钱)　生阿胶(三钱化)　丹皮(三钱)　麦冬(三钱)　麻仁(三钱)　郁金(八分)

服七帖而效,又于前方加:鳖甲(四钱)、杞子(三钱),服十七八帖而大效,进食如常。惟余痰饮,后以外台茯苓饮散,减广皮、枳实,收全功。

(以上医案引自《吴鞠通医案》)

## 二、津亏热结

【临床表现】进食时梗涩而痛,水饮可下,食物难进,食后复出;胸背灼痛,形体消瘦,肌肤枯燥,五心烦热,口燥咽干,渴欲饮冷,大便干结,舌红而干或有裂纹,脉弦细数。

【病因病机】嗜酒无度,过食肥甘,恣食辛辣,助湿生热,酿成痰浊,阻于食管、贲门,或津伤血燥,失于濡润,使食管干涩,均可引起进食噎塞,而成噎膈。此外,饮食过热,食物粗糙发霉,既可损伤食管脉络,又可损伤胃气,气滞血瘀阻于食管、贲门,也可成噎膈。

【治法】养阴生津,泄热散结。

【方药】沙参麦冬汤。方中沙参、麦冬、玉竹滋养津液,桑叶、天花粉养阴泄热,扁豆、甘草安中和胃。

【医案】

1. 古朴治一人患噎

人咸意其不起。古朴视,以此正合丹溪胃口干槁之论例,五膈宽中平胃酸,病在不治。若能滋阴养血,补脾开胃,加之竹沥以清痰,人乳以润燥,庶或可生。其家依法治之而愈。

2. 江应宿治一老妇近七旬

患噎膈,胃脘干燥,属血虚有热。投五汁汤,二十余日而愈。其方:

芦根汁　藕汁　甘蔗汁　牛羊乳　生姜汁少许

余各半盏,重汤煮温,不拘时,徐徐服。

3. 虞恒德治一人

年五十余,夏秋间得噎症,胃脘痛,食不久或食良久复出,大便燥结,人黑瘦甚,右关前脉,弦滑而洪,关后略沉小,左三部俱沉弦,尺滞扎。

此中气不足,木来侮土,上焦湿热,郁结成痰,下焦血少,故大便燥结,阴火上冲吸门,故食不下。用四物以生血,四君以补气,二陈以祛痰,三合成剂,加姜炒黄连、枳实、栝蒌仁,(六君、四物合小陷胸汤,可法)。少加砂仁,又间服润肠丸,或服丹溪坠痰丸半年,服前药百帖而痊愈。

(以上医案引自《名医类案》)

4. 某

向来翻胃,原可撑持,秋季骤加惊扰,厥阳陡升莫制,遂废食不便,消渴不已,如心热呕吐涎沫,五味中喜食酸甘,肝阴胃汁,枯槁殆尽,难任燥药通关。胃属阳土,宜凉宜润。肝为刚脏,宜柔宜和。酸甘两济其阴。

乌梅肉　人参　鲜生地　阿胶　麦冬汁　生白芍

5. 老年血气渐衰

必得数日大便通爽,然后脘中纳食无阻。此胃汁渐枯,已少胃气下行之旨,噎症萌矣,病乃操持太过,身中三阳,燔燥烁津所致,故饵药未能全功。议用丹溪法。

麦冬汁　鲜生地汁　柏子仁汁　甜杏仁汁　黑芝麻汁　杜苏子汁　松子仁浆

6. 某

劳心劳力经营,向老自衰。平日服饵桂附生姜三十年,病噎不食,下膈吐出。此在上焦之气不化,津液不注于下,初病大便艰涩,按经云:味过辛热,肝阳有余,肺津胃液皆夺,为上燥。仿嘉言清燥法。

麦冬　麻仁　鲜生地　甜水梨　桑叶　石膏　生甘草

(以上医案引自《叶天士医案精华》)

7. 毕(五四)

夏间诊视,曾说难愈之疴,然此病乃积劳伤阳,年岁未老,精神已竭,古称噎膈反胃,都因阴枯而阳结也,秋分后复诊,两脉生气日索,交早咽燥,昼日溺少,五液告涸,难任刚燥阳药,是病谅非医药能愈,大半夏汤加黄连姜汁。

8. 某

脉寸口搏大,按之则涩,形瘦气逆,上不纳食,下不通便,老年积劳内伤,阳结不行,致脘闭阴枯,腑乏津营,必二便交阻,病名关格,为难治。

人参　枳实　川连　生干姜　半夏　茯苓

9. 苏(五四)

向来翻胃,原可撑持,秋季骤加惊忧,厥阳陡升莫制,遂废食不便,消渴不已,如心热,呕吐涎沫,五味中喜食酸甘,肝阴胃汁,枯槁殆尽,难任燥药通关,胃属阳土,宜凉宜润,肝为刚脏,宜柔宜和,酸甘两济其阴。(肝阴胃汁枯)。

乌梅肉　人参　鲜生地　阿胶　麦冬汁　生白芍

10. 某

阳明汁干成膈。

梨汁　柿霜　玉竹　天冬　麦冬　甜杏仁　川贝　生白芍　三角胡麻

11. 王(五三)

老年血气渐衰,必得数日大便通爽,然后脘中纳食无阻,此胃汁渐枯,已少胃气下行之旨,噎症萌矣,病乃操持太过,身中三阳,燔燥烁津所致,故药饵未能全功,议用丹溪法。(烦劳阳亢肺胃津液枯)。

麦冬汁　鲜生地汁　柏子仁汁　甜杏仁什　黑芝麻汁　杜苏子汁　松子仁浆

水浸布纸,绞汁滤清,炖自然膏。

12. 马(六十)

劳心劳力经营,向老自衰,平日服饵桂附生姜三十年,病食噎不下膈吐出,此在上焦之气不化,津液不注于下,初病大便艰涩,按经云,味过辛热,肝阳有余,肺津胃液皆夺,为上燥,仿嘉言清燥法。

麦冬　麻仁　鲜生地　甜水梨　桑叶　石膏　生甘草

13. 某

脉涩左大,食入为噎,是属液亏,先宜理气,后用润剂。(液亏气滞)。

半夏　云茯苓　枇杷叶　枳实　竹沥

(以上医案引自《临证指南医案》)


## 三、瘀血内结

【临床表现】进食梗阻,胸膈疼痛,食不得下,甚则滴水难进,食入即吐;面色暗黑,肌肤枯燥,形体消瘦,大便坚如羊屎,或吐下物如赤豆汁,或便血,舌质紫暗,或舌红少津,脉细涩。

【病因病机】气结气郁则津行不畅,瘀血内停,已结之气,与后生之痰、瘀交阻于食管、贲门,使食管不畅,久则使食管、贲门狭窄,而成噎膈。

【治法】破结行瘀,滋阴养血。

【方药】通幽汤。方中桃仁、红花活血化瘀,破结行血用以为君药;当归、生地黄、熟地黄滋阴养血润燥;槟榔下行而破气滞,升麻升清而降浊阴,一升一降,其气乃通,噎膈得开。

【医案】

1. 一人

不能顿食,喜频食。一日忽咽膈壅塞,大便燥结,脉涩,似真藏脉,喜其形瘦而色紫黑,病见乎冬,却有生意。以四物汤加白术、陈皮,浓煎,入桃仁十二粒研,再沸饮之,更多食诸般血,以助药力,二十帖而知,至五十帖而便润,七十帖而食进,百帖而愈。

2. 一妇年近五十

身材略小,勤于女工,得膈噎症半年矣,饮食绝不进,而大便结燥不行者十数日,小腹隐隐然疼痛,六脉皆沉伏,以生桃仁七个,令细嚼,杵生韭汁一盏送下。(作血瘀治)。片时许,病者云:胸中略见宽舒,以:

四物六钱　栝蒌仁一钱　桃仁泥半钱　酒蒸大黄一钱　酒红花一分

煎成正药一盏,取新温羊乳汁一盏。合而服之,半日后,下宿粪若干。明日腹中痛止,渐可进稀粥而少安,后以四物,出入加减,合羊乳汁,服五六十帖而安。

3. 一人食必屈曲下膈

梗涩微痛,脉右甚涩而关沉,右却和,此污血在胃脘之口,气因郁而为痰,必食物所致。询其去腊日,剉酒三盏。遂以生韭汁半盏,冷饮细呷之,尽二斤而愈。以上三人,皆滞血致病,而脉涩应之,乃噎膈之渐也。

（以上医案引自《名医类案》）

4. 张路玉治朱彦真酒膈

不食,惟日饮热酒一二觥,少顷即作酸呕出,膈间大痛,治久不效,良由平昔好饮热酒,死血留胃口之候,授以人参散,参一两煎成,加麝香五厘,冰片三厘,三剂便能进食,盖麝片善散胃口之痰与瘀血耳,十剂后,改服柏子仁汤而愈。

（以上医案引自《古今医案按》）

5. 宋（左）

呕血之后,食入哽阻,瘀滞胃口,恐成噎膈。

延胡索（一钱五分,酒炒） 五灵脂（三钱） 制香附（二钱研） 单桃仁（三钱） 炒枳壳（八分） 瓦楞子（五钱） 炒苏子（三钱研） 炒竹茹（一钱五分） 降香（一钱五分,劈） 上湘军（一钱五分,好酒浸透炙枯后入）

6. 沈（左）

中脘作痛,食入哽阻,去冬曾解坚黑大便。良由瘀滞胃口。势成噎膈。

延胡索（一钱五分酒炒） 薤白头（三钱） 乌药（一钱五分） 荆三棱（一钱） 瓦楞子（五钱打） 单桃仁（三钱打） 蓬术（一钱） 黑白丑（各七分） 旋复花（二钱包） 五灵脂（三钱）

7. 殷（左）

食入之后,气辄上冲,遂即呕吐痰水。询知前曾呕吐紫黑,便有血水,痰或青色,乃自下焦肝肾而来,胃之下口,痰瘀阻之,防膈。

制半夏 川连 单桃仁 台乌药 当归须 土炒赤芍 干姜 川桂枝 酒炒延胡索

【二诊】薤白头 橘皮 制半夏 旋复花 茯苓 延胡索 枳实 代赭石 台乌药 扁鹊玉壶丸（一钱二分,先服）

【三诊】膈食不下,中脘有形,数日以来,呕吐紫黑瘀血,大便亦解黑物,前云瘀血阻塞胃口,于斯可信。无如瘀虽呕出,而中脘偏左,按之仍硬,足见结滞之瘀,犹然内踞,是血膈大证也。治之之法,若瘀一日不去,则膈一日不愈,兹以化瘀为主,以觇动静。

山甲片（一钱,干漆涂炙令烟尽） 五灵脂（三钱,酒炒） 瓦楞子（四钱） 延胡索（二钱） 山楂炭（三钱） 台乌药（一钱五分） 当归尾（二钱） 桃仁（二钱） 土鳖虫（五枚,去头足炙）

（以上医案引自《张聿青医案》）

8. 某

积劳有年,阳气渐衰,浊凝瘀阻,脘中常痛,怕成噎膈便塞之症。（阳衰脘痹血瘀）。

桃仁 红花 延胡 川楝子 半夏 橘红 郁金汁 瓜蒌皮

9. 某

胃痛,得瘀血去而减,两三年宿病复起,食进痞闷,怕其清阳结而成膈,大意益气佐通,仍兼血络为治。

人参 半夏 茯苓 新会皮 木香 生益智 当归 桃仁

水法丸,服三钱。

(以上医案引自《临证指南医案》)

## 四、脾胃阳虚

**【临床表现】** 进食梗阻不断加重,饮食不下,面色苍白,精神衰惫,形寒气短,面浮足肿,泛吐清涎,腹胀便溏,舌淡苔白,脉细弱。

**【病因病机】** 脾胃失于温煦,脾胃阳虚,运化无力,痰瘀互结,阻于食管,形成噎膈。

**【治法】** 温补脾胃,益气回阳。

**【方药】** 补气运脾汤,方中以人参、黄芪、白术、茯苓、甘草补脾益气,砂仁、陈皮、半夏和胃降逆。

噎膈至脾肾俱败阶段,一般宜先进温脾益气之剂,以救后天生化之源,待能稍进饮食与药物,再以暖脾温肾之方,汤丸并进,或两方交替服用。在此阶段,如因阳竭于上而水谷不入,阴竭于下而二便不通,称为关格,系开合之机已废,为阴阳离决的一种表现,当积极救治。

**【医案】**

1. 又治江右太学方春和

年近五旬,多欲善怒,患噎三月,日进粉饮一钟,腐浆半钟,且吐其半,六脉细软。此虚寒之候也,用理中汤加人乳、姜汁、白蜜、半夏,一剂便减,十剂而日进糜粥,更以十全大补加竹沥、姜汁四十帖诸证皆愈。

(以上医案引自《古今医案按》)

2. 左

食入哽阻,痰涎上涌,胃阳不运,噎膈重证,势难治也。

薤白头(三钱)　川雅连(四分)　制半夏(一钱五分)　橘皮(一钱)　白檀香(三钱)淡干姜(六分)　广郁金(一钱五分)　竹茹(一钱)　上沉香(三分)　公丁香(三分,二味研末先调服)

(以上医案引自《张聿青医案》)

3. 杜(六四)

老人积劳久虚,因渴饮冷,再伤胃阳,洞泄复加呕吐,不受汤饮食物,上不得入,下不得出,此为关格难治。

人参　半夏　川连　淡干姜

4. 朱(五二)

未老形衰,纳谷最少,久有心下忽痛,略进汤饮不安,近来常吐清水,是胃阳日薄,噎膈须防,议用大半夏汤,补腑为宜(胃阳虚)。

人参　半夏　茯苓　白香粳米　姜汁　河水煎

5. 白(五六)

少食颇安,过饱食不肯下,间有冷腻涎沫涌吐而出,此有年胃阳久馁,最多噎膈反胃之虑,饮以热酒,脘中似乎快爽,显然阳微欲结,所幸二便仍通,浊尚下泄,犹可望安。

熟半夏(姜水炒二两) 茯苓(二两) 生益智仁(一两) 丁香皮(五钱) 新会皮(一两) 淡干姜(一两)

上药净末分量,用香淡豆豉一两洗净煎汁法丸,淡姜汤服三钱。

6. 吕(六十)

劳倦饥饱,皆伤胃阳,年及花甲,最虑噎膈翻胃,此面饭酒肉重浊之物,与病不合。

半夏 姜汁 香豉 土瓜蒌皮 杏仁 橘红

7. 尤

脉缓,右关弦,知饥恶食,食入即吐,肢浮,便溏溺少,不渴饮,此胃阳衰微,开合之机已废,老年噎膈反胃,乃大症也。

人参 茯苓 淡附子 淡干姜 炒粳米 姜汁

8. 李

两关脉缓涩,食入气阻,吐涎稍通,前已吐过瘀浊胶黏,此皆久积劳倦,阳气不主旋运,为噎膈反胃之症,此病最多反复,必须身心安逸,方可却病,徒药无益耳。

半夏 姜汁 桃仁 韭白汁 香豉 瓜蒌皮 郁金

(以上医案引自《临证指南医案》)

9. 一人年逾六十

形色紫,平素过劳好饮,病膈,食至膈不下,则就化为浓痰吐出,食肉过宿吐出,尚不化也。初卧则气壅不安,稍久则定。医用五膈宽中散、下沉透膈汤,或用四物加寒凉之剂,或用二陈加耗散之剂,罔效。

汪诊之,脉皆浮洪弦虚,曰:此大虚证也。医见此脉,以为热症而用凉药,则愈助其阴而伤其阳,若以为痰为气,而用二陈香燥之剂,则益耗其气而伤其胃,是以病益甚也。况此病得之酒与劳,酒性酷烈,耗血耗气,莫此为甚,又加以劳伤其胃,且年逾六十,血气已衰,脉见浮洪弦虚,非吉兆也。宜以:

人参(三钱) 白术(一钱) 归身(一钱) 麦冬(一钱) 白芍(八分) 黄连(三分) 干姜(四分) 黄芩(五分) 陈皮(七分) 香附(六分)

煎服五帖,脉敛而膈颇宽,饮食亦进矣。

(以上医案引自《名医类案》)

# 第五节 呃 逆

呃逆是指胃气上逆动膈,以气逆上冲,喉间呃呃连声,声短而频,令人不能自止为主要临床表现的病证。呃逆古称"哕",又称"哕逆"。现代学中的单纯性膈肌痉挛即属呃逆。而胃肠神经官能症、胃炎、胃扩张、胃癌、肝硬化晚期、脑血管病、尿毒症,以及胃、食管手术后等所引起的膈肌痉挛,均可参考本节辨证论治。

呃逆的病因有饮食不当,情志不遂,脾胃虚弱等。饮食不当(进食太快、太饱),过食生冷,过服寒凉药物,致寒气蕴蓄于胃,胃失和降,胃气上逆,并可循手太阴之脉上动于膈,使膈间气机不利,气逆上冲于喉,发生呃逆。情志不遂恼怒伤肝,气机不利,横逆犯胃,胃失和降,胃气上逆动膈;或肝郁克脾,或忧思伤脾,脾失健运,滋生痰浊,或素有痰饮内停,复因恼怒气逆,胃气上逆挟痰动膈,皆可发为呃逆。正气亏虚或素体不足,年高体弱,或大病久病,正气未复,或吐下太过,虚损误攻等,均可损伤中气,使脾胃虚弱;胃失和降,上逆动而发生呃逆。若病深及肾,肾失摄纳,冲气上乘,挟胃气上逆动膈,也可导致呃逆。主要病机为胃气上逆动膈。

呃逆的病位在膈,病变关键脏腑为胃,并与肺、肝、肾有关,属胃与其他脏腑病证。根据病因病机和临床表现,定性胃中寒冷、胃火上逆、气机郁滞、脾胃阳虚证。

## 一、胃中寒冷

【临床表现】呃声沉缓有力,胸膈及胃脘不舒,得热则减,遇寒则甚;进食减少,口淡不渴,舌苔白,脉迟缓。

【病因病机】过食生冷,过服寒凉药物,致寒气蕴蓄于胃,胃失和降,胃气上逆,并可循手太阴之脉上动于膈,使膈间气机不利,气逆上冲于喉,发生呃逆。

【治法】温中散寒,降逆止呃。

【方药】丁香散。方中丁香、柿蒂降逆止呃,高良姜、甘草温中散寒。

【医案】

1. 某

舌白苔浓,胃阳未醒,厥逆,浊阴上干为呃,仍用通法。

人参 淡附子 丁香皮 淡干姜 茯苓

又 照方加姜汁、柿蒂。

又 人参 炒川椒 附子 茯苓 淡干姜 炒粳米

呃逆一症,古无是名,其在内经本谓之哕。因其呃呃连声,故今人以呃逆名之。观内经治哕之法,以草刺鼻嚏,嚏而已,无息而疾迎,引之立已,大惊之亦可已。然历考呃逆之症,其因不一,有胃中虚冷,阴凝阳滞而为呃者,当用仲景橘皮汤,生姜半夏汤。

(以上医案引自《临证指南医案》)

2. 一妇患时疫

饮水过多,心下坚痞,咳逆倚息,短气不卧,诸药无效。作停饮治之,进以五苓散一剂而安。(以上皆《大还》)。

(以上医案引自《续名医类案》)

3. 人有忽然呃逆不止

为是寒气相感,谁知是气逆而寒入之也。然气之所以不顺,乃气之不足也。盖丹田之气足,则气守于下焦而气顺,丹田之气不足,则气奔于上焦而气逆矣。呃逆虽是小症,然治之不得法,往往有变成危症,而不可救,正徒散其寒而不补其气也。治法宜大补其丹田之

气,而少佐之以祛寒之药。则气旺而可以接续,寒祛而足以升提,故不必止呃逆而呃逆遂自止也。方用定呃汤:

人参(三钱) 白术(五钱) 丁香(五分) 陈皮(五分) 茯苓(五钱) 沉香末(一钱) 牛膝(一钱)

水煎服。一剂而呃逆止矣。

(以上医案引自《辨证录》)

4. 右

脘痛投温而止,恶心不纳,投以苦辛,致酸涩呃忒,胃阴不能转旋也。

代赭石 公丁香 橘皮 制半夏 云茯苓 香附 旋复花 上川朴 炙柿蒂 炒竹茹 蜜炙干姜

(以上医案引自《张聿青医案》)

5. 包

呃逆呕沫,食后为剧,是肝胃病。据述阴疟愈后,夏秋浴池,兼啖生冷,遂致呕呃,不时寒憟。

夫肺主皮毛,水寒外袭,感病在经,胃主通纳,生冷伤阳,气随浊逆,怯寒乃肺卫虚,非在经客邪。仲景以呕涎沫为肝病,肝病必犯阳明胃腑。先用温通泄浊,吴茱萸汤加半夏、椒目,呕逆止。再用旋复代赭汤而呃平。

(以上医案引自《类证制裁》)

## 二、胃火上逆

【临床表现】呃声洪亮有力,冲逆而出;口臭烦渴,多喜饮冷,脘腹满闷,大便秘结,小便短赤,苔黄燥,脉滑数。

【病因病机】过食辛热煎炒,醇酒厚味,或过用温补之剂,致燥热内生,腑气不行,胃失和降,胃气上逆动膈,发为呃逆。

【治法】清热和胃,降逆止呃。

【方药】竹叶石膏汤。方中竹叶、生石膏清泻胃火,人参(易沙参)、麦冬养胃生津,半夏和胃降逆,粳米、甘草调养胃气。

【医案】

1. 费(右)

寒热日作,热势甚重,苔腻质红,渴不多饮,咽痛颧红,鼻窍两目火出。此恼怒动肝,肝火挟湿热熏蒸少阳阳明,则寒热往来。肝胆之火,与吸气相触,呃忒声彻户外,其为气火无疑。

香豆豉(三钱) 炒杏仁(三钱) 白桔梗(一钱) 橘皮(一钱) 竹茹(一钱) 黑山栀(三钱) 广郁金(二钱) 金铃子(一钱五分) 柿蒂(三枚)

2. 顾(左)

病后湿留阳明,郁蒸凛热,耳鸣目黄神倦,逆气上冲,呃忒旬日不止,凌晨盗汗。此皆湿热见证,医用镇摄温化,其呃愈甚,殊不知清化湿热,热平呃自止耳。

橘皮(一钱)　茯苓(三钱)　白蔻仁(五分)　枳实(一钱)　佛手(一钱)　竹茹(一钱)
杏仁(三钱)　制半夏(一钱五分)　通草(一钱)　柿蒂(三枚)

(以上医案引自《张聿青医案》)

3. 陈三农治一人

患温热病十余日,身热面红,舌燥黑,呃逆日夜不止者三日。众医以脉迟无力,欲用丁附回阳热剂。

陈以手按其胸腹,痛不可近,曰:脉微迟非元气虚,由邪热内实,壅滞其脉而然也。用解毒承气汤,入甘遂末三分,下咽而燥热,片时去黑粪三四升,热退呃止而安。

4. 一人患温热病

大便不通,用下药粪去而呃大作。众尤下药之过。曰:此燥粪在肠胃,遏气于下,粪去而郁气暴升,故奔迫而作呃耳。以枳壳饮之而安。

5. 张意田治董友之母

年将七旬,病已八日。脉之,软缓而迟滞,发热日晡益甚,舌苔黄浓,大便不行(便知非丁香、柿蒂症),畏寒,呃逆。阅诸方咸以老年正气虚,用丁香柿蒂与补阴之剂。

夫脉来迟滞,畏寒,阳邪入里也;舌苔黄浓,日晡热盛,阳明实也。此乃表证未解,而陷里之热急,致气机逆窒而发呃,法当下之,毋以年高为虚也。与小承气,服后大便转矢气,兼有心烦不宁之状。与一剂,临晚下黑屎数枚,二更战栗壮热,四更大汗,天明又便黑矢,然后呃止神清而睡。此实呃之症也,宜审之。

(以上医案引自《续名医类案》)

6. 人有口渴饮水忽然呃逆者

非水气之故,乃火气之逆也。人若胃火太盛,必大渴呼水矣,今但渴而不大饮水者,乃胃火微旺,而胃气犹虚也。故饮水虽快,而多则不能易消,火上冲而作呃逆耳。治法宜补其胃中之土,而降其胃中之火,则胃气之安,而胃火自息,呃逆亦自止矣。方用平呃散:

玄参(五钱)　白术(五钱)　人参(二钱)　茯苓(三钱)　甘菊花(三钱)　麦冬(三钱)
甘草(五分)

水煎服。一剂即平。此方降胃火而又不耗胃气,所以奏功实神。倘以为胃火之盛,而轻用石膏,虽亦能取胜,而终于胃土有伤,呃逆除而他病又生矣,不若此方之和平而又神也。

(以上医案引自《辨证录》)

7. 吕元膺治余姚州守郭文煜呃

十余日,医以丁、附等疗之,益甚。吕切其脉,阳明大而长右口之阳数而躁,乃曰:此由胃热致呃,又以热药助其热,误矣。用竹茹汤,旋愈。

(以上医案引自《古今医案按》)


## 三、肝胃不和

**【临床表现】**呃逆连声,常因情志不畅而诱发或加重;胸胁满闷,脘腹胀满,纳减嗳气,肠鸣矢气,苔薄白,脉弦。

**【病因病机】**恼怒伤肝,气机不利,横逆犯胃,胃失和降,胃气上逆动膈;或肝郁克脾,或忧思伤脾,脾失健运,滋生痰浊,或素有痰饮内停,复因恼怒气逆,胃气上逆挟痰动膈,皆可发为呃逆。

**【治法】**顺气解郁,降逆止呃。

**【方药】**五磨饮子。方中木香、乌药解郁顺气,枳壳、沉香、槟榔宽中行气。

**【医案】**

1. 卢不远治陈孟抒室人

因怒发呃三日夜,召诊,以来迟意甚不怿,脉之曰:固来迟,然效极速,果一剂而愈。此盖肝郁甚怒弗畅,气将入胃而不能,故发呃。今不治呃,用柴胡等条达木郁,郁解即止,暴病气全,故易愈也。

2. 吴孚先治袁氏女

陡发呃症。有用丁香、柿蒂者,有补之泻之,有灸之者,俱不效。乃与柴胡、桔梗等味开提之,不三剂而愈。良由郁怒,肝木不舒,上乘于胃,故作呃,经曰木郁则达之谓也。

3. 一妇人因怒呕哕

时或昏愦口噤,时或举体内动,其面色或青或赤。此肝火炽甚,脾土受侮,用小柴胡汤加山栀、钩藤治之渐愈。又用加味归脾、逍遥二药,调理而痊。

(以上医案引自《续名医类案》)

4. 人有气恼之后

肝又血燥,肺又气热,一时呃逆而不止,人以为火动之故也,谁知亦是气逆而不舒乎。盖肝性最急,一拂其意,则气必下克脾土,而脾土气闭,则腰脐之间不通,气乃上奔于咽喉,而作呃逆矣。倘亦用降火降气之药,则呃逆更甚,必须用散郁之剂,而佐以消痰润肺之药,始为得之。方用解呃丹:

茯神(三钱) 白芍(三钱) 当归(二钱) 白术(五钱) 苏叶(五分) 麦冬(五钱) 白芥子(三钱) 柴胡(一钱)

水煎服,一剂而呃逆即止。此方为散郁之神方,不特治呃逆已也。用白术以利腰脐之气,用柴、芍、当归以舒肝胆之气,用苏叶、麦冬以润肺金之气,用茯神以通心与膀胱之气,用白芥子以宣膜膈之气,是一身上下之气尽行流通,又何虞下焦之气不上升于咽喉乎! 故一剂而收功也。

(以上医案引自《辨证录》)

5. 脉象左弦涩

右濡滑,舌边红,中薄腻,见证胸闷气升,嗳气泛恶,食入作哽,痰多咳嗽,十余日未更衣,月事八旬未止,良由营血亏虚,肝气上逆,犯胃克脾,湿痰逗留中焦,肺胃肃降失司,恙缠匝月,岂能再使蔓延。急拟平肝通胃,顺气化痰,以观动静。

代赭石(包,三钱) 左金丸(包,七分) 栝蒌皮(二钱) 薤白头(酒炒,一钱) 云茯苓(三钱) 水炙远志(一钱) 川象贝(各二钱) 旋复花(包,一钱五分) 银柴胡(八分)

炒黑荆芥(八分)　姜竹茹(一钱五分)　仙半夏(二钱)　佛手露(一钱,冲服)　炒谷麦芽(各三钱)

6. 余左

高年营液本亏,肝气易于上逆,胃失降和,昨日食后,呃逆频频,超时而止,脉弦小而滑,舌光无苔。治肝宜柔,治胃宜通。姑以养阴柔肝为主,和胃顺气佐之。

吉林参须(一钱)　云茯苓(三钱)　刀豆壳(三钱)　生白芍(一钱五分)　代赭石(二钱,包)　合欢花(一钱五分)　仙半夏(一钱五分)　陈广皮(一钱)　旋复花(一钱五分,包)　柿蒂(五枚)　潼白蒺藜(各一钱五分)　清炙枇杷叶(二钱,去毛、包)

(以上医案引自《丁甘仁医案》)

7. 潘

呃逆连声,日夜不止。医用丁香柿蒂散加白蔻、木香、刀豆荚之属,随止随发,闷绝而苏,坐不能卧。

诊其脉虚浮而疾,逆气自丹田上升,直犯清道,此肝邪犯胃也。丁、蒂、蔻、香,辛温助火,何济于事,用重以镇逆法,旋复代赭汤去人参,加石决明(醋)、刺蒺藜(醋炒)以泻肝,半夏(青盐制)以降痰,沉香(磨汁)以下气。一啜逆气镇定,神安熟寐。梦一老妪,引小儿以手捋其左胁曰:愈矣。醒而呃逆大减,再剂若失。问所梦何人,予曰此镇肝而心脾之神得安也。盖脾之神黄婆,心之神婴儿云。

(以上医案引自《类证治裁》)

## 四、脾胃阳虚

【临床表现】呃声低长无力,气不得续,泛吐清水,脘腹不舒,喜温喜按;面色㿠白,手足不温,食少乏力,大便溏薄,舌质淡,苔薄白,脉细弱。

【病因病机】素体不足,年高体弱,或大病久病,正气未复,或吐下太过,虚损误攻等,均可损伤中气,使脾胃虚弱,胃失和降致胃气上逆动膈,而发生呃逆。

【治法】温补脾胃,和中降逆。

【方药】理中汤。方中人参、白术、甘草甘温益气,干姜温中散寒。

【医案】

1. 王

脉微弱,面亮戴阳,呃逆胁痛,自利,先曾寒热下利,加以劳烦伤阳,高年岂宜反复,乃欲脱之象,三焦俱有见症,议从中治(阳虚浊阴上逆)。

人参　附子　丁香皮　柿蒂　茯苓　生干姜

2. 黄

脉小舌白,气逆呃忒,畏寒微战,胃阳虚,肝木上犯,议用镇肝安胃理阳。

人参　代赭石　丁香皮　茯苓　炒半夏　淡干姜

3. 某

脉歇止,汗出呃逆,大便溏,此劳倦积伤,胃中虚冷,阴浊上干。

人参　茯苓　生淡干姜　炒川椒　炒乌梅肉　钉头代赭石

（以上医案引自《临证指南医案》）

4. 郭（左）

呃忒时发，胃虚而冲气逆行。七年之病，三年之艾，不易得也。

旋复花　橘皮　制半夏　淡干姜　炒枳壳　代赭石　竹茹　云茯苓　大枣　磨刀豆子（三分）

（以上医案引自《张聿青医案》）

5. 薛立斋治一妇人痢后呕哕（即呃逆也）

服降火化痰等剂愈甚，脉洪大，按之虚细，作渴饮汤，诸药到口即呕。此脾胃虚寒，不能司纳，以参、术、炮姜末各一钱，以饭作丸，米饮不时送三五粒，至三两余，闻药不呕。乃以六君加炮姜，三十余剂。

6. 一妇人患症同前

饮食少思，胸腹膨胀，大便不实。所见之症，悉属虚寒假实，遂朝用补中益气汤加炮姜、木香，夕用六君子汤送四神丸，渐愈。又用八味丸料，煎送四神丸而痊。

7. 陆圣修年逾六旬

呃逆泄泻，面赤如妆，足冷如冰，两脉沉微。曰：人身之中，赖元气以充养，今因泄泻而气衰于下，复因呃逆而气伤于上，上下交征，年高气弱，何以当此？所幸者犹未喘与汗，尚可挽也。与附子理中汤，大培火土，加丁香以暖胃止呃，盖一法而升降之道备焉。降者以肾中阳旺，则气不上僭，而下收崇土之功，升者以脾中阳旺，则气不下陷，而中守之营运有职，则饮食自然变化精液，而泄泻安有不愈乎？

（以上医案引自《续名医类案》）

8. 褚（五二）

脉小舌白，呃逆气冲，两脉微涩，大便滑溏，此属胃阳虚，浊阴上干，拟方候高明正。

钉头代赭　炒半夏　丁香皮　淡干姜　淡吴萸　柿蒂　茯苓　炒川椒

（以上医案引自《也是山人医案》）

# 第六节　泄　泻

泄泻是以排便次数增多，粪质稀溏或完谷不化，甚至泻出如水样为主证的病证。《内经》有"鹜溏""飧泄""濡泄""洞泄""注下""后泄"等。汉唐方书多包括在"下利"之内，唐宋以后才统称"泄泻"。本病主要见于消化器官功能性病变或器质性病变导致的腹泻，如急慢性肠炎、肠结核、过敏性结肠炎、慢性胰腺炎、肠易激综合征、肠道肿瘤、吸收不良综合征等。

泄泻的病因有外感、内伤之分，外感之中湿邪最为重要，脾恶湿，外来湿邪，最易困阻脾土，致脾失健运，升降失调，水谷不化，清浊不分，混杂而下，形成泄泻；其他诸多外邪只有与湿邪相兼，方能致泻。内伤当中脾虚最为关键。同时，在发病和病变过程中外邪与内伤,外湿与内湿之间常相互影响,外湿最易伤脾,脾虚又易生湿,互为因果。本病的基本病机是脾虚湿盛致使脾失健运,大小肠传化失常,升降失调,清浊不分。脾虚湿盛是导致本病发生的关键因素。

泄泻的病位在肠,大小肠的分清别浊和传导变化功能可以用脾胃的运化和升清降浊功能来概括。脾胃为泄泻之本,脾主运化水湿,脾胃当中又以脾为主,脾病脾虚,健运失职,清气不升,清浊不分,自可成泻,其他诸如寒、热、湿、食等内、外之邪,以及肝肾等脏腑所致的泄泻,都只有在伤脾的基础上,导致脾失健运时才能引起泄泻,属脾脏病证。根据病因病机和临床表现,定性为外感寒湿、湿热壅滞、伤食泄泻、脾虚生湿、脾肾阳虚、肝郁伤脾证。

## 一、外感寒湿

【临床表现】泄泻清稀,甚则如水样;腹痛肠鸣,脘闷食少,苔白腻,脉濡缓。若兼外感风寒,则恶寒发热头痛,肢体酸痛,苔薄白,脉浮。

【病因病机】脾喜燥而恶湿,外来湿邪,最易困阻脾土,以致升降失调,清浊不分,水谷杂下而发生泄泻。寒邪除了侵袭皮毛肺卫之外,亦能直接损伤脾胃肠,使其功能障碍;但若引起泄泻,必夹湿邪才能为患,即所谓"无湿不成泄"。

【治法】芳香化湿,解表散寒。

【方药】藿香正气散。方中藿香解表散寒,芳香化湿;白术、茯苓、陈皮、半夏健脾除湿,厚朴、大腹皮理气除满,紫苏、白芷解表散寒,桔梗宣肺以化湿。

【医案】

1. 章左

感受时气之邪,袭于表分,湿滞互阻肠胃,清浊混淆,以致寒热无汗,遍体酸疼,胸闷泛恶,腹鸣泄泻,日十余次,小溲不利,舌腻脉浮,表里两病,勿轻视之。仿喻氏逆流挽舟之意,拟仓廪汤加减,疏解表邪,而化湿滞。

荆芥(一钱五分) 防风(一钱) 羌独活(各一钱) 桔梗(一钱) 炒枳壳(一钱) 赤苓(三钱) 仙半夏(二钱) 六神曲(三钱) 焦楂炭(三钱) 干荷叶(一角) 陈仓米(四钱) 薄荷(八分)

2. 邬左

受寒挟湿停滞,脾胃两病,清不升而浊不降,胸闷泛恶,腹痛泄泻,苔腻脉迟。拟正气饮加减,芳香化浊,分利阴阳。

藿苏梗(各一钱五分) 陈皮(一钱) 仙半夏(二钱) 制川朴(一钱) 赤苓(四钱) 大腹皮(二钱) 白蔻壳(八分) 大砂仁(八分) 六神曲(三钱) 焦楂炭(二钱) 生姜(二片) 干荷叶(一角)

(以上医案引自《丁甘仁医案》)

3. 有人患泄泻

作冷、作积、作心气不足治之,及服硫黄、附子甚多,皆不效。因服火枣丸而愈,此肠胃有风冷也,胃风汤,兼服暖药,亦佳。

4. 江篁南治一人

病泻困倦,胸满胀。江切其脉,告曰:此寒凉伤脾胃也,以四君加陈皮、香附、山楂、枳实、姜、枣、莲实。数剂而安。病者曰:某尝夏秋患泻下,已而作泻腹痛,攻在以吴茱萸、补骨脂作丸,服三四两,不效。更医以三黄丸,服过五两,食减。又更一医,以菊花,芩、连等药投之,一日作七八度,遂病如是。所以知其人脾胃伤者,六脉浮大而右关尤甚也(论脉妙)。

5. 江应宿治余氏仆

年十七岁,五月初,患泄泻,至六月,骨瘦如柴,粒米不入者五日矣,将就木。诊其脉,沉细濡弱而缓,告其主曰:湿伤脾病也。用五苓散加参、术各三钱,不终剂而索粥,三剂而愈。

(以上医案引自《名医类案》)

## 二、湿热壅滞

【临床表现】泄泻腹痛,泻下急迫,或泻而不爽,粪色黄褐,气味臭秽,肛门灼热,或身热口渴,小便短黄,苔黄腻,脉滑数或濡数。

【病因病机】湿热之邪,壅滞肠胃,脾胃运化失职,升降失调,清浊不分,而发生泄泻。

【治法】清肠利湿。

【方药】葛根黄芩黄连汤。该方是治疗湿热泄泻的常用方剂。方中葛根解肌清热,煨用能升清止泻,黄芩、黄连苦寒清热燥湿,甘草甘缓和中。

【医案】

1. 薛立斋治钱可久

善饮,面赤痰盛,大便不实,此肠胃湿痰壅滞。用二陈、芩、连、山栀、枳实、干葛、泽泻、升麻一剂,吐痰甚多,大便始实。此后,日以黄连三钱,泡汤饮之而安,但如此禀浓不多耳。

**震按:**此条重在如此禀浓不多句,而日以黄连三钱泡汤饮,又当知如此治法亦殊少。

(以上医案引自《古今医案按》)

2. 某

另纯阳正气丸(五分,吞服)暑湿挟滞交阻,肠胃为病,腹痛泄泻黄水,日十余次,胸闷不能纳谷,小溲短赤,口干欲饮,舌质红、苔黄,脉濡数。治宜和中分利,利小便以实大便也。

煨葛根(二钱)　赤猪苓(各三钱)　生白术(一钱五分)　炒扁豆衣(三钱)　陈皮(一钱)　大腹皮(三钱)　六神曲(三钱)　炒车前子(三钱)　春砂壳(八分)　六一散(包,三钱)　香连丸(吞服,一钱)　干荷叶(一角)　银花炭(三钱)

3. 匡孩

泄泻黄水,已延旬余,口舌糜腐,妨于吮乳。指纹色紫,已到气关,此脾土已虚,湿热内蕴,热蒸于上,湿注于下,湿多成五泄也。生甫数月,小舟重载,勿轻视之。

生白术(一钱五分)　炒淮药(二钱)　赤茯苓(三钱)　炒扁豆衣(三钱)　薄荷叶(六

分）　川雅连(四分)　生甘草(四分)　焦楂炭(二钱)　车前子(一钱五分)　干荷叶(一角)　陈仓米(一合,煎水煎药)

(以上医案引自《丁甘仁医案》)

4. 程仁甫治一妇人七十岁

清闲厚味,六月患吐泻腹痛,口渴倦怠,三日夜不止,先医用藿香正气散不效,程诊六脉滑数不匀。曰:暑令西照,受热明矣。吐泻三日夜,脾胃伤矣。用六君去甘草,加麦芽、山楂、姜连、藿香、乌梅(煎熟),徐徐服之,再用香连丸,顿止。

(以上医案引自《名医类案》)

5. 一女人

因泄泻发狂言,六脉紧数,乃胃中积热也。窦询其丈夫,因吃胡椒、生姜太多,以致泄泻,五日后发狂言,令服黄芩知母汤而愈。

6. 一人

食物入口,顷从大便出,其脉洪数,此火性急速也。用:

黄连　滑石　木通　泽泻　人参

徐徐服,二帖愈。

7. 张路玉治陈总戎泄泻

腹胀作痛,服黄芩、白芍之类,胀急愈更甚。其脉洪盛而数,按之则濡,气口大三倍于人迎,此湿热伤脾胃之气也。与浓朴生姜半夏人参汤二剂,泄痢止而饮食不思。与半夏泻心汤,二剂而安。

(以上医案引自《续名医类案》)

8. 乔(左)

停饮日久,清浊升降不行,胃中窒塞,向有呕吐,兹则便泄,色必深酱。是水饮之气,郁而化热,在胃上则兼辛金之化,其水兼寒,在胃下则兼丙火之化,其湿兼热,亦定理也。降阳和阴,冀其升降清浊,各循常度。是否即请裁用。

制半夏　云茯苓　淡干姜　瓦楞子　川雅连　生熟草　人参须　川桂枝

9. 屠(右)

腹痛甚则便泄,泄甚热。气有余,便是火,洵哉。

金铃子　香附　辰茯神　钩钩　炒酸枣仁　白蒺藜　天麻　炒白芍　砂仁　沉香片

10. 聂(左)

素体湿甚,兹则由胀满而致便泄,色如败酱,得泄转松,然中脘有形,气冲嗳噫,胃呆少纳,时易汗出。脉象濡软而滑,苔白质腻,口味带甜。此由湿热内蕴,脾土不能转旋,水谷不能分化,尽注于肠,肝木从而暗动。恐致呃忒。拟和中运脾,兼泄府浊。

六一散(三钱包)　省头草(二钱)　炒红曲(一钱)　土炒陈皮(一钱)　生熟薏仁(各二钱)　白茯苓(三钱)　广木香(四分)　小温中丸(三钱)　川雅连(四分)　吴萸(二分,煎汁拌炒)

【二诊】投剂之后,解出极为秽臭,府中之浊,得从外泄,而自利仍不稀疏。昨尚和平,今又腹中胀满,甚至有形上冲,直抵中脘,则恶心嗳噎,最为难堪,抚之摩之,其形方能降下。口甜干腻,苔白转黄,脉象转滑,关部独弦。湿热内蕴,清浊之气,不司升降,土气既滞,木气遂郁,致横暴之气,肆逆莫制。望六之年,恐正不胜病。金匮厥阴篇中每用苦辛酸,即遵其旨。

川雅连(六分)　生甘草(三分)　淡子芩(一钱五分,酒炒)　车前子(一钱五分)　杭白芍(三钱)　白茯苓(三钱)　生熟木香(各二分)　土炒广皮(二钱)　淡干姜(三分)　省头草(二钱)

(以上医案引自《张聿青医案》)

### 三、伤食泄泻

**【临床表现】** 泻下稀便,臭如败卵,伴有不消化的食物;脘腹胀满,腹痛肠鸣,泻后痛减,嗳腐酸臭,不思饮食,苔垢浊或厚腻,脉滑。

**【病因病机】** 饮食过量,停滞肠胃;或恣食肥甘,湿热内生;或过食生冷,寒邪伤中;或误食腐馊不洁,食伤脾胃肠,化生食滞、寒湿、湿热之邪,致运化失职,升降失调,清浊不分,而发生泄泻。

**【治法】** 消食导滞。

**【方药】** 保和丸。方中神曲、山楂、莱菔子消食和胃,半夏、陈皮和胃降逆,茯苓健脾祛湿,连翘清热散结。

**【医案】**

1. 李士材治闽人张仲辉

素纵饮,又喜啖瓜果,忽患大泻,诸用分利燥湿者俱不效,李诊其六脉皆浮,乃引经言春伤于风,夏生飧泄,用:

麻黄三钱　参　术各二钱　甘草　升麻各一钱

取大汗而愈。

2. 孙一奎治溧水令君吴涌澜夫人

每五更倒饱,必泻一次,腹常作胀,间亦痛,脉两手寸关洪滑,两尺沉伏。孙曰:此肠胃中有食积痰饮也,乃与总管丸三钱,生姜汤送下,大便虽行,不甚顺利又以神授,香连丸和之,外用:

滑石　甘草　木香　枳壳　山楂　陈皮　白芍　酒连

调理而安。

3. 吴九宜

每早晨腹痛泄泻者半年,粪色青,腹膨,人皆认为脾肾泄也,为灸关元三十壮服补脾肾之药,皆不效,自亦知医,谓其尺寸俱无脉,惟两关沉滑,大以为忧,恐泻久而六脉将绝也。

东宿诊之,曰:君无忧,此中焦食积痰泄也,积胶于中,故尺寸脉隐伏不见,法当下去其积,诸公用补,谬矣,渠谓敢下耶。孙曰:何伤,素问云:有故无殒,亦无殒也。若不乘时,久则元气愈弱,再下难矣,以丹溪保和丸二钱,加备急丸三粒,五更服之,已刻下稠积半桶,胀痛随愈,次日六脉齐见,再以东垣木香化滞丸,调理而安。

（以上医案引自《古今医案按》）

4. 朱丹溪治一老人

奉养太过,饮食伤脾,常常泄泻,亦是脾泄。

白术二两　白芍　神曲　山楂　半夏各一两　黄芩五钱

上为末,荷叶包饭,烧为丸（《平治会萃》）。

（以上医案引自《续名医类案》）

## 四、脾虚生湿

【临床表现】因稍进油腻食物或饮食稍多,大便次数即明显增多而发生泄泻,伴有不消化的食物,大便时泻时溏、迁延反复,饮食减少,食后脘闷不舒,面色萎黄,神疲倦怠,舌淡苔白,脉细弱。

【病因病机】长期饮食不节,饥饱失调,或劳倦内伤,或久病体虚,或素体脾胃肠虚弱,使胃肠功能减退,不能受纳水谷,也不能运化精微,反聚水成湿,积谷为滞,致脾胃升降失司,清浊不分,混杂而下,遂成泄泻。

【治法】健脾益气,和胃渗湿。

【方药】参苓白术散。方中人参、白术、茯苓、甘草健脾益气,砂仁、陈皮、桔梗、扁豆、山药、莲子肉、薏苡仁理气健脾化湿。

【医案】

1. 王孩

泄泻旬日,腹鸣且胀,舌薄黄根白腻,指纹青,已至气关,面色萎黄。此太阴为病,健运无权,清气不升,浊气凝聚,恐有慢惊之变。姑仿理中汤加味。

生白术（二钱）　炮姜炭（四分）　熟附片（六分）　清炙草（五分）　云茯苓（二钱）　陈皮（一钱）　煨木香（五分）　焦楂炭（一钱五分）　炒荷蒂（三枚）　炒淮药（三钱）　灶心黄土（四钱,煎汤代水）

2. 朱左

呕吐伤胃,泄泻伤脾,脾胃两败,健运失常,木乘土位,清不升而浊不降。宜抑木扶土,佐入益火之品。

熟附块（一钱）　云茯苓（三钱）　黑防风（一钱五分）　生姜（二片）　焦于术（二钱）　姜半夏（三钱）　大砂仁（八分）　范志曲（三钱）　炒白芍（三钱）　广陈皮（一钱）　煨木香（五分）

（以上医案引自《丁甘仁医案》）

3. 东垣治一人

一日大便三四次,溏而不多,（胃泻）有时作泻,腹中鸣,小便黄。黄芪、柴胡、归身、益智、陈皮各三分,升麻六分,炙甘草二钱（先生得手处在此）,红花少许（红花少用,入心养血补火,以生土引经,妙）,作一服,名曰:黄芪补胃汤,水二盏,煎一盏,稍热,食前服之。

4. 光禄柴

黼庵善饮,泄泻腹胀,吐痰作呕,口干,此脾胃之气虚,先用六君加神曲,痰呕已止,再用补中益气,加茯苓、半夏泻胀亦愈。

此症若湿热壅滞,当用葛花解醒汤,分消其湿,湿既去而泻未已,须用六君加神曲,实脾土,化酒积。然虽因酒而作,实缘脾土虚弱,不可专主湿热。

(以上医案引自《名医类案》)

5. 陆养愚治许默庵

素有肠风证,常服寒凉之药,中年后,肠风幸愈,致伤脾胃,因成泄泻之证。初时,服胃苓汤,一帖便愈,久之不效。近来四肢浮肿而厥,肚腹膨胀而鸣,面色萎黄而带青,身体苦冷而带热。诊之,左脉沉缓而迟,右脉沉弱而弦。

曰:诸缓为湿,应泻而浮肿;诸迟为寒,应厥而苦冷;右弦为木乘土位,应腹胀而面青。沉者,阳气不升也;弱者,阴精不实也。脉色与证患相应,用人参、白术、黄芪、炙甘草为君,以补其虚;炮姜、附子为臣,以温其寒;升麻、防风为佐,以升其阳;茯苓、泽泻为使,以胜其湿。十剂而诸证减,又合八味丸间服而愈。(疑从薛案化出)。

6. 缪仲淳治无锡秦公安

患中气虚,不能食,食亦难化,时作泄,胸膈不宽。一医误投枳壳、青皮等破气药,下利完谷不化,面色黯白。乃用:

人参(四钱) 白术(二钱) 橘红(一钱) 干姜(七分) 甘草炙(一钱) 大枣 肉豆蔻

四五剂,渐加参至一两而愈。三年后,病寒热不思食,一医欲用参。仲淳至曰:此阴虚证也,不宜参。乃用:

麦冬 五味 牛膝 枸杞 白芍 茯苓 石斛 枣仁 鳖甲

十余剂愈。

(以上医案引自《广笔记》)

7. 从妹

患泄后虚弱,腹胀不食,季父延诸医疗之。予偶问疾,见其用二陈汤及枳壳、山楂等味,予曰:请一看病者。见其向内眠卧,两手置一处,不复动,曰:元气虚甚矣,法宜理中汤。恐食积未尽,进以:

人参(三钱) 橘红(二钱) 姜汁 竹沥(数匙)

夜半食粥,神思顿活。季父大喜,尽谢三医。再以六君子汤加山楂、砂仁、麦冬调理之,数剂立起(同上)。

8. 一人

脚膝常麻,饮食多即泄泻,此脾虚湿热下流。用补中益气汤加防己、黄柏而愈。

(以上医案引自《续名医类案》)

9. 陆二十七岁

乙酉年五月十九日,六脉弦细,面色淡黄,泄则脾虚,少食则胃虚,中焦不能创建,安望行经,议先与强土。

藿香梗(二钱) 广皮炭(钱半) 广木香(钱半) 白蔻仁(一钱) 云苓块(三钱) 苏梗(钱半) 苡仁(二钱) 姜半夏(三钱) 益智仁(一钱)

煮三杯,分三次服,七帖。

**又** 二十八日,右脉宽泛,缓也。胃口稍开,泄则加添,小便不通,加实脾利水。

猪苓(三钱) 泽泻(三钱) 茯苓(五钱) 苡仁(五钱)

**又** 六月十八日,前方服十四帖,泄止,胃稍醒,脘中闷,舌苔滑,周身痹痛,六脉弦细而沉,先与和中,治痹在后。

桂枝(三钱) 防己(三钱) 益智仁(钱半) 藿香梗(三钱) 杏仁(三钱) 苡仁(五钱) 姜半夏(五钱) 白蔻仁(二钱) 广皮(三钱)

煮二杯,分三次服。

(以上医案引自《吴鞠通医案》)

10. 汤(六岁)

泄泻腹痛,呕恶头汗,在冲年总属脾胃气馁,从经旨后泄腹痛例。拟建中渗湿方。

焦白术(一钱五分) 炒扁豆(三钱) 茯苓(三钱) 苡仁(二钱) 木瓜(一钱) 泽泻(一钱) 南楂炭(一钱五分) 广皮(一钱)

(以上医案引自《也是山人医案》)

## 五、脾肾阳虚

**【临床表现】**黎明之前脐腹作痛,肠鸣即泻,泻下完谷,泻后即安,小腹冷痛,形寒肢冷,腰膝酸软,舌淡苔白,脉细弱。

**【病因病机】**命门火衰,命门之火,助脾胃之运化以腐熟水谷。若年老体弱,肾气不足;或久病之后,肾阳受损;或房室无度,命门火衰,致脾失温煦,运化失职,水谷不化,升降失调,清浊不分,而成泄泻。

**【治法】**温补脾肾,固涩止泻。

**【方药】**四神丸。方中补骨脂温阳补肾,吴茱萸温中散寒,肉豆蔻、五味子收涩止泻。

**【医案】**

1. 裴左

五更泄泻,延经数月,泻后粪门坠胀,纳谷衰少,形瘦色萎,舌无苔,脉濡细。命火式微,不能生土,脾乏健运,清气下陷。拟补中益气,合四神加减,益气扶土,而助少火。

炒潞党(三钱) 清炙黄(三钱) 土炒于术(二钱) 清炙甘草(五分) 陈皮(一钱) 炒补骨脂(一钱五分) 煨益智(一钱五分) 淡吴萸(五分) 煨肉果(一钱) 炮姜炭(八分) 桂附地黄丸(吞服,三钱)

2. 吴左

泄泻伤脾,脾阳式微,清气下陷,脾主四肢,阳不营运于四肢,卫气乃不能卫外为固。虚阳逼津液而外泄,大有亡阳之虑。拟附子理中,合二加龙骨牡蛎主治。

熟附块(三钱) 炮姜炭(八分) 川桂枝(一钱) 浮小麦(三钱) 吉林参(一钱) 云

茯苓(三钱)　大白芍(二钱)　炒于术(一钱五分)　炙黄(三钱)　龙骨(三钱)　炙甘草(八分)　炙升麻(五分)　牡蛎(四钱)

(以上医案引自《丁甘仁医案》)

3. 人有饥渴思饮食

饮食下腹便觉饱闷。必大泻后快,或早或晚,一昼夜数次以为常,面色黄槁,肌肉减削,此非胃气之虚,乃脾气之困也。夫脾与胃宜分讲也,能消不能食者,胃气之虚,由于心包之冷也;能食不能消者,脾气之困,由于命门之寒也。

今饥渴思饮食,食后反饱,饮后反闷,是胃能纳,而脾不能受也。但脾不能受,何至大泻后快?盖脾乃湿土,既无温暖之气,又受水谷,则湿以助湿,唯恐久留以害土,情愿速传之为快。譬如黄河之水,入于中州,既无高山峻岭以为防,又少深池大泽以为蓄,水过之处,土松水泛,易于冲决,其波涛汹涌,连泥带水,一泻千里,不可止遏,亦其势然也。日积月累,非断岸之摧崩,即长堤之迁徙也。脾正中州之土,其大泻之状,正复相同。治法不宜治胃,而宜治脾;不宜单治脾,兼宜治肾中之火。方用奠土汤:

白术(一两)　茯苓(一两)　砂仁(五分)　山药(一两)　人参(五钱)　萝卜子(二钱)　附子(三分)　半夏(一钱)　破故纸(一钱)

水煎服。此方白术、茯苓、人参皆健脾之圣药,附子、破故纸助命门之神品,山药补肾之奇味,砂仁、半夏醒脾之灵丹,而萝卜子又厘清浊之妙剂也。一、二服便能止,泻止不必多用。然多用亦无妨碍,自能回阳于既危,生阴于将绝。

4. 人有长年作泻

五更时必痛泻二、三次,重则五、六次,至日间又不作泻,人以为脾胃之虚寒,谁知是肾与命门之虚寒乎。此等之病亦从脾胃虚寒而起,乃久泻亡阴,脾传入肾。苟肾中之火不衰,脾即传肾,久之而肾仍传于脾而自愈。唯其命门火衰,不能蒸腐水谷,脾遂传水湿之气于肾而不返矣。

五更乃亥子之时也,其位在北,正肾水主令之时。水寒而火不能温,水乃大泻,此泻即《内经》所谓大瘕泻也。用止水之剂,反不能止,必须用补水之味,使亡阴者速生。尤须于补阴之中,兼补其火,则阳旺始能摄阴也。方用填坎汤:

山茱萸(一两)　茯苓(一两)　巴戟天(五钱)　肉桂(三钱)　车前子(三钱)　北五味(三钱)　人参(三钱)　芡实(一两)　白术(二两)

水煎服,一剂泻轻,再剂泻又轻,连服十剂,断不再泻。此方脾肾兼补,又是分水止泻之药,则湿气自解。况得肉桂以温命门之气,则膀胱易于化水,宁复走大肠而作泻哉。

(以上医案引自《辨证录》)

5. 薛立斋治沈大尹

病泻,五更辄利,此肾泻也。用五味子散,数服而愈。因起居不慎,泻复作,年余不瘥。此命门火虚不能生土,法当补其母。火者,土之母也。遂用八味丸,泻即止,食渐进。东垣云:脾胃之气盛,则能食而肥,虚则不能食而瘦,全赖命门火,为生化之源,滋养之根也。故用八味丸屡效,只用六味亦可。

**6. 一儒者季夏患泄泻**

腹中作痛,饮食无味,肢体倦怠,用补中益气汤、八味地黄丸,月余而痊。

后彼云:每秋间必患痢,今则无恙,何也?曰:此闭藏之月,不远帏,妄泄真阳而然。前药善能补真火,火能生土,脾气生旺而免患也。

(以上医案引自《续名医类案》)

## 六、肝郁伤脾

【临床表现】每逢抑郁恼怒,或情绪紧张之时,即发生腹痛泄泻,腹中雷鸣,攻窜作痛,腹痛即泻,泻后痛减,矢气频作,胸胁胀闷,嗳气食少,舌淡,脉弦。

【病因病机】烦恼郁怒,肝气不舒,横逆克脾,脾失健运,升降失调;或忧郁思虑,脾气不运,土虚木乘,升降失职;或素体脾虚,逢怒进食,更伤脾土,引起脾失健运,升降失调,清浊不分,而成泄泻。

【治法】抑肝扶脾,调中止泻。

【方药】痛泻要方。方中白芍养血柔肝,白术健脾补虚,陈皮理气醒脾,防风升清止泻。

【医案】

**1. 一人**

形瘦色苍,木火体质,血亏不能养肝,肝气横逆,犯胃则呕,克脾则泻,泻久阴伤,津无上潮,口干舌光,经闭四月,脉象弦细,延即成损。拟敛肝柔肝,扶土和中。

炙乌梅(四分) 陈木瓜(五钱) 大白芍(一钱五分) 云茯苓(三钱) 生白术(三钱) 炒淮药(三钱) 陈皮(一钱) 紫丹参(二钱) 炒诃子皮(五钱) 炒御米壳(五钱) 灶心黄土(四钱) 焦谷芽(四钱)

陈米汤煎。十剂后,呕泻均止,加炒潞党二钱。

(以上医案引自《丁甘仁医案》)

**2. 一僧**

脏腑不调,三年不愈,此洞泻也。以谋虑不决而致,肝主谋虑,甚则乘脾,脾湿下行。乃上涌痰半盆,又以舟车丸、浚川散下数行,仍使澡浴出汗。自是日胜一日,又常以胃风汤、白术散调之。

**3. 薛立斋治进士刘华甫**

停食腹痛,泄黄吐痰,服二陈、山栀、黄连、枳实之类,其症益甚,左关弦紧,(诸紧为寒。)右关弦长,乃肝木克脾土,用六君加木香治之而愈。

(以上医案引自《名医类案》)

**4. 沈少西女年二十**

自小脾胃受伤,不时作泄作呕,近则寒热不时,手足厥冷,胸膈不舒,胁胀嗳气。左眠则气不通畅,左胁胃脘时疼时止,渴而不欲饮,小便短,大便日二三行,腹中雷鸣,弹之如鼓,揉之如水。大约气上塞则胀而痛,气下坠则泄而痛。幸饮食不甚减。常服胃苓、白术、黄连及消导之药,或调气补血之品,不应。

谓此证非参、术不能取效,但今微有表邪,先与小柴胡加桔梗二三帖。寒热稍和,(近时庸师专得此诀)。易以调中益气汤去黄柏,加青皮以伐肝,神曲以助脾,炮姜以温中。四帖,胀痛俱减,大便稍实,但微有寒热,中宫不实不坚,且聚且散,无积可攻,法当补益脏气。

人参　黄芪　白术　茯苓　枣仁　柴胡　远志　炙草　炮姜　龙眼肉

大益元气以退虚热。数剂后,夜来略胀,更以六君子料加枳实、黄连、神曲、木香、砂仁为丸,与煎剂间服,月余而安。

5. 项秋子尊堂年五十

久患泄泻,日常数行。凡饮食稍热,即欲泄,后食渐减,治数年无效,已听之。偶昏暮于空房见黑影,疑外孙也,抚之无有,因大恐失跌,遂作寒热,左胁如锥刺,彻夜不眠,口苦眩晕。或疑邪祟,或疑瘀滞,幸未服药。

诊之,脉弦数。

川连　楝肉　米仁　沙参　麦冬　生地　杞子　蒌仁

才下咽,胁痛如失。再剂,则累年之泄泻亦愈矣。或问故,曰:此肝经血燥,火旺乘脾之证。经曰:人虚则目无所见。其见黑影者,乃眩晕时作,又因恐而失跌也。原夫向之泄泻,屡治罔验者,盖时师见证治证,所用必香、砂、芩、术诸燥剂也。火生于木,祸发必克,此《阴符经》之秘旨也。医者能扩而充之,则世无难治之病矣。

(以上医案引自《续名医类案》)

6. 某

便泄气撑,以泄为快。脾弱则木旺,土衰则木贼,恐非草木可以为功。

吴萸　金铃子　南楂炭　广皮　郁金　砂仁　杭白芍　白蒺藜　广木香　香橼皮青皮(醋炒)

7. 王(右)

少腹胀满,腹中不和,痛泄止而复作,面色微浮,足跗带肿。肝强土弱,木乘土位。拟柔肝培土,以御肝木。

于潜术(一钱五分,木香三分煎汁炒)　炒木瓜皮(一钱五分)　炒黑当归(二钱)　土炒白芍(一钱五分)　炒防风(七分)　炙黑草(五分)　菟丝子(三钱,盐水炒)　上徭桂(三分,去粗皮研后入)

【二诊】面浮已退,色稍华泽,腹中痛胀略松,而便泄不止,泄时气甚酸秽。肝为刚藏,在五行为木,在五味为酸,木旺土衰,即此可见。再培土抑木。脾弱则生痰,以化痰参之。

奎党参(三钱)　炙甘草(四分)　广陈皮(一钱)　炮姜(五分)　炒于术(二钱)　淡吴萸(四分)　云茯苓(三钱)　制半夏(三钱)　杭白芍(三钱,与吴萸同炒)　伏龙肝(七钱,煎汤代水)

(以上医案引自《张聿青医案》)

8. 人有脏腑不调

久泻不愈,人以为洞泻也,谁知是肝乘脾土,湿气下行之故乎。夫肝属木,最能克土。

然而土旺则木不能克,木平则土不受克。惟肝木既旺,而土又过衰,则木来克土,而土之湿气难安矣。人身之脾土易衰,肝木复易旺。肝木能旺,非肾水生之而旺也,大约得之怒与谋虑者居多。大怒则肝叶开张,过于谋虑不决,则失于刚断,而躁妄之念生,皆能使肝气之旺;旺则肝气不能发泄,必致乘脾。脾乃湿土,畏肝之克,气不上升而下降,遂致成泻。人之怒气不常,而谋虑无已,肝亦乌能平,而泻又乌有止期乎。治法平肝以泻水,则泻可止也。古人有用上涌之法而效者,有用下泄之法而亦效者,然皆非善法也。方用平泻汤:

芍药(二两)　茯苓(一两)　白术(二两)

水煎服,一剂肝气平,二剂洞泻止,三剂不再泻矣。此方用芍药以平肝,用白术、茯苓健脾以去湿。肝气既平,不去刑土,而脾得养,无畏于木气之克。况湿去则土燥,无波可兴,何能作泻? 奚必上涌以伤气,下泄以损阴,用劫药以制胜哉。

(以上医案引自《辨证录》)

# 第七节　便　　秘

便秘是指由于大肠传导功能失常导致的以大便排出困难,排便时间或排便间隔时间延长为临床特征的一种大肠病证。包括现代医学中的功能性便秘,即属本病范畴,肠易激综合征,肠炎恢复期、直肠及肛门疾病所致之便秘,药物性便秘,内分泌及代谢性疾病所致的便秘,以及肌力减退所致的便秘等,可参照本节辨证论治。

便秘的病因是多方面的,其中主要的有外感寒热之邪,内伤饮食情志,病后体虚,阴阳气血不足等。形成便秘的基本病机是邪滞大肠,腑气闭塞不通或肠失温润,推动无力,导致大肠传导功能失常。

本节主要讨论便秘从脾胃辨证论治。本病病位在大肠,并与脾胃肺肝肾密切相关。其中,脾虚传送无力,糟粕内停,致大肠传导功能失常,而成便秘;胃与肠相连,胃热炽盛,下传大肠,燔灼津液,大肠热盛,燥屎内结,可成便秘,属脾胃与其他脏腑病证;根据病因病机和临床表现,定性肠胃积热、气机阻滞、脾虚不运证。

## 一、肠胃积热

【临床表现】大便瘀结,腹胀腹痛,面红身热,口干口臭,心烦不安,小便短赤,舌红苔黄燥,脉滑数。

【病因病机】素体阳盛,或热病之后余热留恋,或过食醇酒厚味,或过食辛辣,或过服热药,均可致肠胃积热,耗伤津液,肠道干涩失润,粪质干燥,难于排出。

【治法】泄热导滞,润肠通便。

【方药】麻子仁丸。方中大黄、枳实、厚朴通腑泄热,火麻仁、杏仁、白蜜润肠通便,芍药养阴和营。此方泻而不峻,润而不腻,有通腑气而行津液之效。

【医案】

1. 叶（二十）

阳气郁勃，腑失传导，纳食中痞，大便结燥，调理少进酒肉坚凝，以宣通肠胃中郁热可效。（大便闭郁热燥结）。

川连　芦荟　莱菔子　炒山楂　广皮　川楝子　山栀　厚朴（姜汁炒）　青皮

2. 顾（四二）

腹满坚实，足跗胫痛肿，二便皆不通利，因湿热壅其腑气也，此非中虚，当以宣通为法。（湿热壅腑）。

黄芩　黄连　厚朴　枳实　青皮　卜子　丹皮　山栀皮

又　气郁肠中，二便交阻，清理肠胃壅热。

川连　黄柏　川楝子　吴萸　黑山栀　青皮　通草（五钱）　海金沙（五钱）

煎汤代水。

又　苦辛已效，当约其制。

川连　黑山栀　丹皮　川楝子　吴萸　海金沙　飞滑石

（以上医案引自《临证指南医案》）

3. 人有大便闭结

烦躁不宁，口渴舌裂，两目赤突，汗出不止，人以为火盛闭结也，谁知是胃火之沸腾乎。夫阳明胃火一发，必有烁干肾水之祸。大便不通，正胃火烁干肾水也。似宜急救息其火，但火性炎上，若以细微之水泼之，则火势愈烈而不可止，必得滂沱大雨，倾盆倒瓮，淋漓浇濯，则燎原之火庶几尽息。方用竹叶石膏汤：

石膏（一两）　知母（三钱）　麦冬（一两）　甘草（一钱）　茯苓（二钱）　人参（五钱）　竹叶（一百片）　黏米（一撮）

水煎服，一剂火泻。二剂便通，改用清肃汤：

玄参（一两）　麦冬（五钱）　白芥子（三钱）　竹叶（三十片）　甘菊花（二钱）　生地（三钱）　陈皮（五分）　丹皮（二钱）

水煎服，十剂大便永无闭结之苦。前用白虎汤，以火势太盛，不得已暂救肾中之水也。但石膏辛散，而性又猛烈，频用多用，反致损耗真阴，真阴一耗，则前火虽消，后火又将复起，况火之有余，水之不足也。与其泻火以损阴，何若补水以制阳之为得，所以改用清肃汤，补水以息阳火之余焰耳。

4. 人有大便闭结

口干唇裂，食不能消，腹痛难忍，按之益痛，小便短涩，人以为大便之火闭也，谁知是脾火之作祟哉。夫脾乃湿土，得火则燥，宜为脾之所喜，何反成闭结之症？不知土太柔则崩，土太刚则燥；土崩则成废土，土燥则成焦土也。然而土焦，非阳明之焰下逼，必命门之火上炎，二火合攻，脾之津液涸矣。水谷之入，仅足供脾之用，何能分润于大肠乎，大肠无津液之润，则肠必缩小，不能容物，安得不闭结哉。治法须急救脾土之焦，又必先泻阳明、命门之火，始脾土得养，自易生阴，阴生而津液自润，何必通大肠之多事哉。方用救土通肠汤：

玄参(二两) 当归(一两) 生地(一两) 知母(一钱) 浓朴(三钱) 升麻(五分) 大麻子(三十粒)

水煎服,二剂大便必通,减去大麻子与知母,再用四剂,脾火尽散,大便不再结矣。此方玄参、生地补脾土之阴,又是泻命门、脾胃之火,当归取以润肠,知母、浓朴取其下行以解热,升麻提脾土之气,则阳升而阴自降,大麻子最润大肠而引火下行,不使阴气上升,正助升麻以提阳气。阳既升而阴又降,则津液无干涩之虞,何患大肠之不通哉。

(以上医案引自《辨证录》)

## 二、气机阻滞

【临床表现】大便秘结,或不甚干结欲便不得出,或便而不畅,肠鸣矢气,腹中胀痛,胸胁满闷,嗳气频作,饮食减少,舌苔薄腻,脉弦。

【病因病机】忧愁思虑,脾伤气结,导致腑气郁滞,通降失常,传导失职,糟粕内停,不得下行,或欲便不出,或出而不畅,或大便干结而成气秘。

【治法】顺气导滞。

【方药】六磨汤。方中木香调气,乌药顺气,沉香降气,大黄、槟榔、枳实破气行滞。

【医案】

1. 江

脾宜升则健,胃宜降则和,盖太阴之土,得阳始运,阳明阳土,得阴自安,以脾喜刚燥,胃喜柔润,仲景急下存津,治在胃也,东垣大升阳气,治在脾也。今能食不运,医家悉指脾弱是病,但诊脉较诸冬春,盛大兼弦,据经论病,独大独小,斯为病脉,脾脏属阴,胃腑属阳,脉见弦大,非脏阴见病之象,久病少餐,犹勉强支撑,兼以大便窒塞,泄气不爽,坐谈片刻,嗳气频频,平素痔疮肠红,未向安适。

此脉症,全是胃气不降,肠中不通,腑失传导变化之司。古人云,九窍不和,都属胃病,六腑为病,以通为补,经年调摄,不越参术桂附,而毫乏应效,不必再进汤药,欲仿丹溪小温中丸,服至七日,俾三阴三阳一周,再议治之义。(湿热小肠痹)。小温中丸二两(一钱)。

2. 某

饥饱劳碌,中州受伤,中脘痛两胁胀,嗳泄气宽,静则安,大便艰。

柏子仁 归须 菠菜 韭菜 五灵脂 桃仁 丹皮

3. 金(二十)

汤饮下咽,嗳噫不已,不饥不食,大便干坚若弹丸,大凡受纳饮食,全在胃口,已经胃逆为病,加以嗔怒,其肝木之气,贯膈犯胃,斯病加剧,况平昔常似有形骨梗,脉得左部弦实,血瘀血结甚肖,进商辛润方法。(血结)。

桃仁 冬葵子 皂荚核 郁李仁 大黄 降香 郁金

4. 高

多郁多怒,诸气皆痹,肠胃不司流通,攻触有形,乃肝胆厥逆之气,木必犯土,呕咳恶心,致纳食日减,勉进水谷,小肠屈曲不司变化,为二便不爽,所谓不足之中而兼有余,医勿夯视。(湿热小肠痹)。

丹溪小温中丸每服二钱五分。

(以上医案引自《临证指南医案》)

5. 李时珍治一宗室

年几六十,平生苦肠结病,旬日一行,甚于生产,服养血润燥药,则泥膈不快,服硝、黄通利药,则若罔知,如此三十余年矣。

诊其人体肥,膏粱而多忧郁,日吐酸痰碗余乃宽,又多火病。此乃三焦之气壅滞,有升无降,津液皆化为痰饮,不能下滋肠腑,非血燥比也。润剂留滞,硝、黄徒入血分,不能通气,俱为痰阻,故无效也。乃用牵牛末、皂角膏丸与服,即便通利。自是但觉肠结,一服就顺,亦不妨食,且复精爽。盖牵牛能走气分,通三焦,气顺则痰逐饮消,上下通快矣(《本草纲目》)。

(以上医案引自《续名医类案》)

6. 左

偏右腹板不舒,大便闭阻不行。湿滞而脾土不能鼓舞运旋也。

光杏仁　紫菀肉　广郁金　制香附　南楂炭　焦麦芽　炒枳壳　皂荚子　枇杷叶

(以上医案引自《张聿青医案》)

## 三、脾虚不运

【临床表现】粪质并不干硬,也有便意,但临厕排便困难,需努挣方出,挣得汗出短气,便后乏力,体质虚弱,面白神疲,肢倦懒言,舌淡苔白,脉弱。

【病因病机】饮食劳倦,脾胃受损;或素体虚弱,阳气不足;或年老体弱,气虚阳衰;或久病产后,正气未复;均可导致气虚。气虚则大肠传导无力,使排便时间延长,形成便秘。

【治法】补气润肠,健脾升阳。

【方药】黄芪汤。方中黄芪大补脾肺之气,为方中主药,火麻仁、白蜜润肠通便,陈皮理气。

【医案】

1. 薛立斋治一老妇

大便欲去而难去,又不坚实,腹内或如故,或作胀,两关尺脉浮大。薛以为肠胃气虚血弱,每服十全大补汤加肉苁蓉,去后始快。若间二三日不服,腹内仍胀,大便仍难。

2. 薛立斋治一产妇

大便秘结,小腹胀痛,用大黄等药,致吐泻不食,腹痛,胸结痞。用六君子汤加木香、炮姜,治之而愈。

(以上医案引自《续名医类案》)

3. 一人

有大肠闭结不通　饮食无碍,并无火症之见,亦无后重之机,有至一月不便者,人以为肾中之无津也,谁知是气虚而不能推送乎。夫大肠无津,固不能润,而气弱亦不能行。阳气一衰,则阳不能通阴,而阴与阳相隔,水谷入于肠,各消各化,不相统会,故留中而不下也。治法不可滋阴以降之,亟当助阳以升之也。方用升阳降浊汤:

人参(五钱) 黄芪(五钱) 白术(五钱) 当归(五钱) 柴胡(三分) 荆芥(五分) 麦冬(五钱) 肉桂(一钱) 附子(一分)

水煎服,一剂大通。此方纯是补阳分之药,止麦冬、当归少益其阴,则阳气胜阴,始有偏旺之势,又得附子、肉桂直入于至阴之中,引柴胡、荆芥升提其阳气也。阳气一升,阴气立降,安能阻塞之哉。

(以上医案引自《辨证录》)

4. 周(三一)

减食过半,粪坚若弹丸,脾胃病,从劳伤治(血液枯燥)。

当归 麻仁 柏子仁 肉苁蓉 松子肉

(以上医案引自《临证指南医案》)

5. 族妇

大便旬余一行,或劝服大黄,艰秘益甚。两尺沉大,此清气陷下也。用补中益气汤去柴胡、白术,加桃杏二仁,数服而复常。

(以上医案引自《类证制裁》)

# 第八节 咳 嗽

咳嗽是指外感或内伤等因素,导致肺失宣肃,肺气上逆,发出咳声或伴咯痰为临床特征的一种病证。历代将有声无痰称为咳,有痰无声称为嗽,有痰有声谓之咳嗽。临床上多为痰声并见,很难截然分开,故以咳嗽并称。现代医学的上呼吸道感染、支气管炎、支气管扩张、肺炎等以咳嗽为主症者可参考本病证进行辨证论治。

本节主要讨论咳嗽从脾胃辨证论治。咳嗽的病位,主脏在肺。《素问·咳论》指出"五脏六腑皆令人咳,非独肺也。"说明咳嗽的病变脏腑不限于肺,其他脏腑功能失调影响及肺,肺失宣肃,肺气上逆而为咳;其中与脾胃密切相关,属脾胃与其他脏腑病证。

饮食不当,嗜烟好酒,内生火热,熏灼肺胃,灼津生痰;或生冷不节,肥甘厚味,损伤脾胃,致痰浊内生,上扰于肺,阻塞气道,致肺气上逆而作咳。脾失健运,水谷不能化为精微上输以养肺,反而聚为痰浊,上贮于肺,肺气壅塞,上逆为咳。若久病,肺脾两虚,气不化津,则痰浊更易滋生。根据病因病机及临床表现,定性湿邪伤脾、寒饮停滞、脾肺气虚、胃阴亏耗证。

## 一、湿邪伤脾

【临床表现】咳嗽痰多,咳声重浊,痰黏腻或稠厚成块,痰色白或带灰色,胸闷气憋,痰出则咳缓、憋闷减轻;常伴体倦,脘痞,腹胀,大便时溏,舌苔白腻,脉滑。

【病因病机】湿邪困脾,脾失健运,水谷不能化为精微上输以养肺,反而聚为痰浊,上贮于肺,肺气壅塞,上逆为咳。

【治法】燥湿化痰,理气止咳。

【方药】二陈汤合三子养亲汤。二陈汤以半夏、茯苓燥湿化痰;陈皮、甘草理气和中;三子养亲汤以白芥子温肺利气、快膈消痰;苏子降气行痰,使气降则痰不逆;莱菔子消食导滞,使气行则痰行。两方合用,则燥湿化痰,理气止咳。

【医案】

1. 赵君玉妻

病嗽,时已十月矣,张处方用陈皮、归身、甘草、白术、枳壳、桔梗,赵以其不类嗽药。张笑曰:君怪无乌梅、莺粟囊乎?夫冬嗽,乃秋之湿也,湿上逆而为嗽。此方皆散气除湿,解结和经,三服而愈。

(以上医案引自《续名医类案》)

2. 阮左

酒湿伤脾,脾失健运,水谷入胃,不生津液,化为痰饮。饮射于肺则咳嗽泛吐,饮流胁下,则胁肋引痛。胁乃肝胆之位,饮气在胁,则肝气拂郁,此悬饮也,仿仲圣治饮不治咳之例。

炙苏子(五钱) 葶苈子(一钱,炒研) 水炙桑皮(二钱) 全栝蒌(四钱,切) 姜半夏(二钱) 橘红(一钱) 茯苓(一钱) 白蒺藜(三钱) 川郁金(一钱五分) 枳子(三钱) 椒目(二十粒) 生姜(二片)

(以上医案引自《丁甘仁医案》)

3. 王(二七)

脉沉短气,咳甚,呕吐饮食,便溏泄,乃寒湿郁痹渍阳明胃。营卫不和,胸痹如,无非阳不旋运,夜阴用事,浊泛呕吐矣。庸医治痰顺气,治肺论咳,不思内经胃咳之状,咳逆而呕耶。小半夏汤加姜汁。

(以上医案引自《临证指南医案》)

4. 姚

咳嗽将及一年,阴阳之气各造其偏。阳虚则外寒,阴虚生内热。夏令湿热用事,迩日寒暄不调,脾胃伤戕,恐致成劳,毋忽!

沙参 茯苓 五味子 麦冬 黄芪 川贝 苡仁 沙苑子 玉竹 枇杷叶

(以上医案引自《王旭高临证医案》)

5. 卫(右)

上则咳嗽气逆,喉有痰声,不时眩晕,下则大便不实,甚则带泄。脾为生痰之源,主健运而司磨化。古人治痰八法,理脾原属首务,特王道无近功耳。

奎党参(三钱) 白茯苓(三钱) 白蒺藜(去刺炒三钱) 制半夏(一钱五分) 炒于术(二钱) 炙黑草(二分) 缩砂仁(四分,研后入) 生熟谷芽(各一钱) 广橘红(一钱五分) 老生姜(八分,以后二味用白蜜一钱化水同煎至干存性)

【二诊】

玉竹(三钱,炒香)　川贝(一钱五分)　光杏仁(三钱,打)　炙紫菀(一钱)　白茯苓(三钱)　桔梗(四分)　枳壳(四分)　橘红(一钱二分)　老姜(八分,后三味蜜炙)

(以上医案引自《张聿青医案》)

## 二、寒饮停滞

【临床表现】咳嗽反复发作,痰涎清稀,畏寒肢重,舌淡,苔白润或滑,脉沉滑或弦;可兼见头眩,气喘,心悸,或小便不利。

【病因病机】寒湿困脾,脾失健运,水饮聚为痰浊;或寒饮停聚于胃,循经上贮于肺,肺气壅塞,上逆为咳。

【治法】温肺化饮,健脾化湿。

【方药】苓甘五味姜辛汤。方中干姜、细辛为君,温肺化饮。饮之所成,多由于脾之不运,水湿内停。故臣以茯苓健脾渗湿,合干姜温运中州,杜绝痰饮化生之源。佐入五味子敛肺止咳,又能敛阴生津,防温燥伤阴。使以甘草,润肺化痰,和中调药。综合全方,共奏温肺化饮之效。本方温散并行,开阖相济;肺脾同治,标本兼顾。

【医案】

1. 一人

暴寒外束,痰饮内聚,支塞于肺,肃降失司,气喘咳嗽大发,故日夜不能平卧,形寒怯冷,纳少泛恶,苔白腻,脉浮弦而滑。拟小青龙汤加减,疏解外邪,温化痰饮。

蜜炙麻黄(四分)　川桂枝(八分)　云苓(三钱)　姜半夏(二钱)　五味子(四分)　淡干姜(四分)　炙苏子(二钱)　光杏仁(三钱)　熟附片(一钱)　鹅管石(一钱)　哮吼紫金丹(两粒,另吞,连服二天)

【二诊】服小青龙汤两剂,气喘咳嗽,日中大减,夜则依然,纳少泛恶,苔薄腻,脉弦滑。夜为阴盛之时,饮邪窃踞阳位,阻塞气机,肺胃下降之令失司,再以温化饮邪,肃降肺气。

川桂枝(八分)　云苓(三钱)　姜半夏(二钱)　橘红(一钱)　五味子(四分)　淡干姜(四分)　水炙远志(五分)　光杏仁(三钱)　炙苏子(五钱)　旋复花(包,五钱)　熟附片(一钱)　鹅管石(一钱)

【三诊】气喘咳嗽,夜亦轻减,泛恶亦止,惟痰饮根株已久,一时难以骤化。脾为生痰之源,肺为贮痰之器。今拟理脾肃肺,温化痰饮。原方去旋复花、远志二味,加生白术(五钱)、炒补骨脂(五钱)。

2. 胡左

暴感寒凉,内停食滞,引动痰饮,互阻中上二焦,肺胃之气不得下降,哮喘喉有痰声,胸闷呕吐,不能纳谷,身热恶风,有汗不解,苔腻,脉弦滑,此留饮也。拟五苓、平胃,解肌达邪,和胃涤饮。

川桂枝(五分)　云猪苓(各三钱)　福泽泻(五钱)　陈皮(一钱)　苍术(一钱)　浓朴(二钱)　半夏(五钱)　枳实炭(一钱)　白蔻仁(五钱)　炒麦芽(四钱)　莱菔子(炒研,三

钱） 藿香梗（五钱） 玉枢丹（四分，开水磨冲服）

【复诊】寒热解，哮喘平，呕吐亦减，而胸闷嗳气，不能纳谷，小溲短赤，腑气不行，苔薄腻，脉弦滑，宿食留饮，难以骤化，夜不能寐，胃不和则卧不安。胃以通为补，今拟通胃消滞，和中涤饮。

陈广皮（一钱） 仙半夏（二钱） 枳实炭（一钱） 浓朴（一钱） 赤茯苓（三钱） 泽泻（五钱） 姜竹茹（五钱） 莱菔子（炒研，三钱） 生苡仁（四钱） 炒谷麦芽（各三钱）

3. 孙左

脾为生痰之源，肺为贮痰之器，肺虚不能降气，肾虚不能纳气。咳嗽气急，难于平卧，舌白腻，脉弦紧而滑，脾不能为胃行其津液，津液无以上承，所以口干不欲饮也。金匮云：痰饮之病，宜以温药和之。拟苓桂术甘合真武意，温肾运脾，降气纳气，俾阳光一振，则阴霾自除矣。

云茯苓（三钱） 生甘草（八分） 橘红（八分） 光杏仁（三钱） 川桂枝（三分） 熟附块（一钱） 旋复花（一钱五分，包） 补骨脂（一钱五分） 生白术（二钱） 制半夏（二钱）炙白苏子（一钱五分） 核桃肉（二枚） 五味子（三分，淡干姜二分同捣）

（以上医案引自《丁甘仁医案》）

4. 一妇人不得于姑

患咳嗽，胸膈不利，饮食无味。此脾肺俱伤，痰郁于中，先用归脾汤加山栀、川芎、贝母、桔梗，诸证渐愈。后以六君加川芎、桔梗煎服痊愈。

（以上医案引自《续名医类案》）

5. 王（左）

久咳痰多，数日来中脘结聚有形，食入痞阻，痰喘气逆。脉象沉弦，舌苔淡白。此带病感寒。寒湿痰交阻肺胃。大节在迩，有喘脱之虞。用金匮桂枝加浓朴杏子汤。

川桂枝（五分） 川朴（一钱） 海蛤壳（一两） 炒苏子（三钱） 橘红（一钱） 白芥子（三分） 砂仁（四粒） 磨沉香（四分） 白茯苓（四钱） 枳壳（四分） 杏仁泥（三钱） 杭白芍（一钱，炙草二分炒入）

6. 陆（左）

肺有伏寒，至冬寒水行令，阳气不化，以致寒饮停于肺下，咳嗽右胁作痛。宜温疏太阴之表，以觇动静如何。

不去节麻黄（三分另煎去沫冲） 制半夏（二钱） 茯苓（四钱） 冬瓜子（四钱） 不去皮尖杏仁（三钱） 生香附（一钱五分） 橘红（一钱） 旋复花（一钱包） 不去节甘草（三分） 炒苏子（三钱） 枳壳（一钱） 磨郁金（五分，冲）

【二诊】温疏太阴之表，咳略减轻。而脉象微数，营液不足之征。论病宜续进苦温，然肺虽恶寒，心则恶热，脉沉带数，未便耗伤营分，再出之以和平。

粉前胡 广橘红 制半夏 云茯苓 旋复花 杏仁泥 炒苏子 炒黄川贝母 蜜炙紫菀

另附梨膏方：

麻黄(四钱,蜜炙去沫)　茯苓(四两)　煨石膏(二两)　桔梗(八钱)　枳壳(八钱)　姜汁(二钱)　大荸荠(八两)　甜杏仁(七两,荸荠同打汁冲)　杜苏子(四两,绞汁冲)　白菜菔(一斤,打汁冲)　竹沥(四两,冲)　荆沥(二两,冲)　雪梨(一斤)

上药熬膏,每日服一调羹,开水送下。

7. 夏(左)

痰饮阻于肺胃,胸次闷窒,痰多咳逆,甚则四肢不温。阳气为阴所阻。宜为温化。

制半夏(一钱五分)　广皮(一钱)　茯苓(三钱)　栝蒌霜(四钱)　桔梗(七钱)　薤白头(三钱)　桂枝(四分)　枳壳(一钱)　炒菜菔(二钱,研)

【二诊】胸次窒闷稍舒,四肢亦稍温和。然仍痰多咳逆。还是痰饮内阻,肺胃之气不宣。再化痰而开展气化。

制半夏(一钱五分)　栝蒌霜(四钱)　桔梗(七钱)　白蒺藜(三钱)　薤白头(三钱)　广郁金(一钱五分)　枳壳(一钱)　光杏仁(三钱)　枇杷叶(去毛炙四片)　白金丸(四分开水送下)

【三诊】四肢渐觉温和,痰亦稍利。然胸次时仍窒闷。还是痰饮伏而不化。恐难杜绝根株。

制半夏　枳实　霞天曲　茯苓　陈南星　上广皮　郁金　薤白头　杏仁　白金丸(五分)

【四诊】肢厥转温,咳嗽虽属和平,而胸次尚觉窒闷。无非痰气之阻。前法扩充用千缗汤出入。

陈皮　竹茹　光杏仁　制半夏　茯苓　枳壳　郁金　薤白头　皂荚子

【五诊】胸次窒闷稍舒,然仍不时呵欠的是胸有伏痰,以致阴阳相引。再化痰以通阴阳。

制半夏　橘红　广郁金　茯苓　龙骨　陈胆星　炒枳壳　竹茹　姜汁

【六诊】胸中之伏痰渐开,阴阳交通,呵欠大退,咳嗽痰多较盛。此痰饮之本态也。宜化痰和中降肺。

制半夏(一钱五分)　炒苏子(三钱)　光杏仁(三钱)　前胡(一钱)　郁金(一钱五分)　广橘红(一钱)　白茯苓(三钱)　陈胆星(五分)　枳壳(一钱)　姜汁(二匙)

【七诊】外感寒邪,寒饮复聚,咳嗽复盛,胸又窒闷。再辛润滑利以化痰降浊。

薤白头(三钱)　橘红(一钱)　制半夏(一钱五分)　郁金(一钱五分)　砂仁(五分)　栝蒌仁(四钱,生姜汁炒研)　茯苓(三钱)　炒枳壳(一钱)　干姜(三分)　佛手(一钱)

(以上医案引自《张聿青医案》)

### 三、脾肺气虚

【临床表现】久咳不止,气短乏力,痰多清稀,进食减少,腹胀便溏,甚则足面浮肿,舌淡苔白,脉虚弱;或咳嗽,咽干,舌红苔白黄,脉细。

【病因病机】脾气虚,气不化津,水谷不能化为精微上输以养肺,反而聚为痰浊,上贮于肺,肺气壅塞,上逆为咳。此即"脾为生痰之源,肺为贮痰之器"的道理。

【治法】补脾益肺。

【方药】参苓白术散。方中人参、白术、茯苓益气健脾渗湿为君。配伍山药、莲子助君药以健脾益气,兼能止泻;并用白扁豆、薏苡仁助白术、茯苓以健脾渗湿,均为臣药。更用砂仁醒脾和胃,行气化滞,是为佐药。桔梗宣肺利气,通调水道,又能载药上行,培土生金;炒甘草健脾和中,调和诸药,共为佐使。

综观全方,补中气,渗湿浊,行气滞,使脾气健运,湿邪得去,则诸症自除。本方是在四君子汤基础上加山药、莲子、白扁豆、薏苡仁、砂仁、桔梗而成。两方均有益气健脾之功,但四君子汤以补气为主,为治脾胃气虚的基础方;参苓白术散兼有渗湿行气的作用,并有保肺之效,是治疗脾虚湿盛证及体现"培土生金"治法的常用方剂。

【医案】

1. 某

久咳,损及中州,脾失输化,食减神倦,肺无所资,至咳不已。诊得两手脉弦细数,精气内损,非泛常治咳消痰所可投。

熟地　阿胶　燕窝　海参　天冬　茯苓　紫石英　紫衣　胡桃肉

2. 徐(二六)

劳损咳嗽,用建中法得效。乃无形之气受伤,故益气之药,气醇味甘。中土宁,金受益,然必安谷加餐。庶几可御长夏湿热蒸逼,真气致泄反复,异功加归姜枣。

3. 许(二七)

久嗽不已,则三焦受之。一年来病,咳而气急,脉得虚数,不是外寒束肺,内热迫肺之喘急矣,盖馁弱无以自立,短气少气,皆气机不相接续,既曰虚症。虚则补其母,黄芪建中汤。

4. 某

脾胃脉部独大,饮食少进,不喜饮水,痰多咳频,是土衰不生金气。建中去饴加茯神接服四君子汤。

(以上医案引自《临证指南医案》)

5. 一妇人久咳嗽

面色萎黄,或时白,肢体倦怠,饮食少思,稍多则泻。此脾土虚而不能生肺金,朝用补中益气汤,夕用六君子汤为主,间佐以八珍汤,三月余渐愈。

后感寒邪喘嗽,胸腹作胀,饮食不入,四肢逆冷,此中气尚虚,不能充皮毛,实腠理,司开阖之所致也。遂用六君加生姜及桔梗而愈。

6. 嘉兴周上舍

每至夏患咳嗽,服降火化痰之剂,咳嗽益甚。脾肺肾脉皆浮而洪,按之微细。此脾土虚不能生肺金,肺金不能生肾水,而虚火上炎也。朝用补中益气汤,夕用六味地黄丸而痊,后至夏遂不再发。

7. 劳太夫人年五十余

素禀气虚多痰。数日来患风热咳逆,咳甚则兀兀欲吐。且宿有崩淋,近幸向安。法当先治其咳,以桔梗汤加葳蕤、白薇、丹皮、橘红、蜜煎生姜四剂撤其标症。次与六君子加葳蕤,以安胃气。

8. 薛立斋治甥范允迪

咳嗽痰盛,胸腹不利,饮食少思,肢体倦怠,脉浮大,按之微弱,服二陈、枳壳等药愈甚,脾肺肾虚也。用补中益气汤、六味丸而愈。

(以上医案引自《续名医类案》)

9. 人有久嗽不愈

用补肾滋阴之药不效,反觉饮食少思,强食之而不化,吐痰不已者,人以为肺经尚有邪留于胃中,而不知乃脾胃虚寒不能生肺,使邪留连于中脘而作嗽也。

夫肺金之母,脾胃二经之土也,土旺则金旺,土衰则金衰,不补母以益金,反泻子以捐土,邪即外散,肺且受伤,况尚留余邪未散乎! 毋怪其久嗽而不愈也。然则治之之法,不可仅散肺之邪,而当急补肺之气;不可仅补肺之气,而尤当急补脾胃之土矣。然不可徒补脾胃也,盖补胃必须补心包之火,而补脾必须补命门之火。心包生胃土,命门生脾土,实有不同耳。然而胃病则脾必病,而脾病则胃亦病也。吾补胃而即兼补脾,补脾而即兼补胃,未尝非肺金之所喜。肺喜正气之生,自恶邪气之克,不必治嗽而嗽病自已矣。方用补母止嗽汤:

白术(五钱)　茯苓(五钱)　人参(一钱)　陈皮(三分)　甘草(一钱)　苏子(一钱)　半夏(一钱)　桔梗(二钱)　麦冬(五钱)　紫苑(一钱)　肉桂(五分)

水煎服,一剂而嗽轻,二剂而嗽更轻,四剂而嗽全止矣。

(以上医案引自《辨证录》)

10. 王左

咳嗽数月不愈,舌苔薄腻,脉象濡滑,肺虚痰湿留恋,清肃之令不行。薛立斋先生云:久咳不已,必须培土以生肺金,取虚则补母之意,此证近之。

淮山药(三钱)　仙半夏(二钱)　象贝母(三钱)　炒竹茹(一钱五分)　抱茯神(三钱)　橘红(一钱)　生苡仁(三钱)　清炙草(五分)　甜光杏(三钱)　冬瓜子(三钱)

(以上医案引自《丁甘仁医案》)

11. 薛立斋治儒者张克明咳嗽

用二陈、芩、连、枳壳,胸满气喘,清晨吐痰,加苏子、杏仁,口出痰涎,口干作渴。薛曰:侵晨吐痰,脾虚不能消化饮食也,胸满气喘,脾虚不能生肺金也,涎沫自出,脾虚不能收摄也,口干作渴,脾虚不能生津液也,遂用六君、炮姜、肉果补脾,更用八味丸以补土母,而愈。

(以上医案引自《古今医案按》)

12. 丁(左)

咳嗽时轻时重,肺气久伤,以致窃盗母气,脾土因而不振,大便不时溏泄。脉细,苔白少华。拟培土生金法:

奎党参(三钱)　云茯苓(三钱)　炒扁豆(三钱)　生熟薏仁(各二钱)　炒于术(二钱)　炒山药(三钱)　炙黑草(三分)　炙款冬花(二钱)

（以上医案引自《张聿青医案》）

## 四、胃阴亏耗

【临床表现】干咳，咳声短促，痰少黏白，或痰中带血丝，或声音逐渐嘶哑；口干咽燥，常伴有脘腹痞满、嘈杂，饥不欲食，恶心嗳气，口燥咽干，大便干结，舌红少苔，脉细数。

【病因病机】饮食不当，嗜烟好酒，内生火热，熏灼肺胃，灼津生痰，上扰于肺，阻塞气道，致肺气上逆而作咳。

【治法】养阴益胃，化痰止咳。

【方药】益胃汤。本方重用生地黄、麦冬为君，味甘性寒，功擅养阴清热，生津润燥，为甘凉益胃之上品。北沙参、玉竹为臣，养阴生津，加强生地黄、麦冬益胃养阴之力。冰糖为使，濡养肺胃，调和诸药。

【医案】

1. 汤（二四）

脉左坚数促，冬温咳嗽，是水亏热升，治不中，胃阴受伤。秽浊气味，直上咽喉，即清肺冀缓其嗽，亦致气泄，而嗽仍未罢。先议甘凉益胃阴以制龙相，胃阴自立，可商填下。

生扁豆　米炒麦冬　北沙参　生甘草　冬桑叶　青蔗浆水

2. 钱（氏）

脉右数，咳两月，咽中干，鼻气热，早暮甚。此右降不及，胃津虚，厥阳来扰。

金匮麦门冬汤去半夏加北沙参。

3. 某（十四）

咳，早甚。属胃虚。

生扁豆　炒麦冬　大沙参　苡仁　橘红

4. 陈

秋冬形体日损。咳嗽吐痰，诊脉两寸促数。大便通而不爽，此有年烦劳动阳，不得天地收藏之令，日就其消，乃虚症也。因少纳胃衰，未可重进滋腻。议用甘味养胃阴一法，金匮麦门冬汤。

5. 丁（六三）秋令

天气下降，上焦先受燥化，其咳症最多，屡进肺药无功。按经云：久咳不已，则三焦受之，是不专于理肺可知矣。六旬又三，形体虽充，而真气渐衰。古人于有年久嗽，都从脾肾子母相生主治。更有咳久，气多发泄，亦必益气，甘补敛摄，实至理也。兹议摄纳下焦于早服，而纯甘清燥暮进，填实在下，清肃在上，凡药味苦辛宜忌，为伤胃泄气预防也。（肾阴胃阴兼虚）。早服：

水制熟地（八两）　白云苓（四两，乳蒸）　五味子（三两，去核蒸烘）　建莲（三两，去心衣）　淮山药（四两，乳蒸）　车前子（三两）　淮牛膝（三两，盐水拌蒸烘）　柴衣胡桃肉霜（三两，连紫皮研）

上为末,用蒸熟猪脊髓去膜捣丸,服二三钱,开水送。晚用益胃土以生金方法。

真北沙参(四两,有根有须) 生黄薄皮(三两) 麦冬(二两,去心) 生白扁豆(四两,囫囵连皮) 生细甘草(一两) 南枣肉(四两)

淡水煎汁,滤清收膏,临成加真柿霜二两收,晚上开水化服五钱。

6. 陈(二七)

脉细促,久嗽寒热,身痛汗出,由精伤及胃。黄芪建中汤去姜。

7. 某

风温客邪化热,劫烁胃津,喉间燥痒,呛咳。用清养胃阴,是土旺生金意。(风温化燥伤胃阴),金匮麦门冬汤。

8. 陆(二三)

阴虚体质,风温咳嗽,苦辛开泄肺气加病。今舌咽干燥,思得凉饮,药劫胃津,无以上供,先以甘凉,令其胃喜,仿经义虚则补其母。

桑叶 玉竹 生甘草 麦冬(元米炒) 白沙参 蔗浆

9. 某

外受风温郁遏,内因肝胆阳升莫制,斯皆肺失清肃,咳痰不解,经月来,犹觉气壅不降,进食颇少,大便不爽。津液久已乏上供,腑中之气,亦不宣畅。议养胃阴以杜阳逆,不得泛泛治咳。

麦冬 沙参 玉竹 生白芍 扁豆 茯苓

10. 某(二一)

咳逆欲呕,是胃咳也,当用甘药。(胃咳)

生扁豆(一两) 北沙参(一钱半) 麦冬(一钱半,米拌炒) 茯神(三钱) 南枣(三钱) 糯稻根须(五钱)

(以上医案引自《临证指南医案》)

11. 唐

七旬有六之年,面色红润,脉形坚搏,外似有余,里实不足。屡患咳嗽,娇脏暗伤。本月初旬微感风温,咳嗽又作。舌苔薄白,底有裂纹,饮食略减。风温久恋,劫胃津,灼肺阴。不可再投辛散,当以甘润生津。

花粉 沙参 玉竹 麦冬 苡仁 杏仁 川贝 桑叶

(以上医案引自《王旭高临证医案》)

# 第九节 水 肿

水肿是指头面、眼睑、四肢、腹背,甚至全身浮肿为临床特征的一类病证。现代医学中的急慢性肾小球肾炎,肾病综合征,充血性心力衰竭,内分泌失调,以及营养障碍等疾病出现的水肿,可参考本节进行辨证论治。

人体水液的运行,有赖于气的推动,即有赖于脾气的升化转输,肺气的宣降通调,心气的推动,肾气的蒸化开合。这些脏腑功能正常,则三焦发挥决渎作用,膀胱气化畅行,小便通利,可维持正常的水液代谢。反之,若因外感风寒湿热之邪,水湿浸渍,疮毒浸淫,饮食劳倦,久病体虚等导致上述脏腑功能失调,三焦决渎失司,膀胱气化不利,体内水液潴留,泛滥肌肤,即可发为水肿。基本病机是肺失宣降通调,脾失转输,肾失开合,膀胱气化失常,导致体内水液潴留,泛滥肌肤。

本节主要讨论从脾胃辨证论治本病。水肿的病位在肺、脾、肾三脏,属脾与其他脏腑病证。

脾喜燥而恶湿,若久居湿地,水湿之气内侵;或平素饮食不节,过食生冷,使脾为湿所困,而失其运化之职,致水湿停聚不行,潴留体内;或湿热内侵,湿郁化热,使中焦脾胃失其升清降浊之能,三焦为之壅滞,水道不通;或劳倦过度,久病伤脾,脾气受损,运化失司,水液代谢失常,均可引起水肿。根据病因病机和临床表现,定性湿邪伤脾、脾胃湿热、脾虚不运、脾阳虚衰证。

## 一、湿邪伤脾

【临床表现】全身水肿,按之没指;小便短少,身体困重,胸闷腹胀,纳呆,泛恶,苔白腻,脉沉缓,起病较缓,病程较长。

【治法】健脾化湿,通阳利水。

【病因病机】水湿浸渍,脾气受困,脾喜燥而恶湿。久居湿地,或冒雨涉水,水湿之气内侵;或平素饮食不节,过食生冷,均可使脾为湿困,而失其运化之职,致水湿停聚不行,潴留体内,泛滥肌肤,发为水肿。

【方药】胃苓汤合五皮饮。前方以白术、茯苓健脾化湿,苍术、厚朴、陈皮健脾燥湿,猪苓、泽泻利尿消肿,肉桂温阳化气行水;后方以桑白皮、陈皮、大腹皮、茯苓皮、生姜皮健脾化湿,行气利水。若上半身肿甚而喘,可加麻黄、杏仁、葶苈子宣肺泻水而平喘。

【医案】

1. 朱

腹满,面黄,足肿。近因戽水受寒,又加疝痛。脾虚有湿,肾虚有寒。防其疝气上攻,大腹益满。平胃散去甘草,再加:

茯苓 小茴香 神曲 吴茱萸

(以上医案引自《王旭高临证医案》)

2. 脾胀者

善哕,四肢烦,体重不能胜衣,卧不安。脾为太阴而主四肢,脾弱生湿,湿阻中宫,真阳不运,土德日衰,寒邪乘之,浊阴凝聚而为哕,为体重,为烦也。脾与胃为表里,脾病胃亦病,胃不和则卧不安。宜温运太阴,而化湿浊。

熟附片(一钱五分) 生白术(一钱五分) 炮姜炭(八分) 云茯苓(三钱) 仙半夏(二钱) 青陈皮(各一钱) 大砂仁(八分) 炒薏仁(八钱) 炒谷麦芽(各三钱) 制川朴

（一钱）

（以上医案引自《丁甘仁医案》）

3. 一小儿痘后洗浴

面目一身俱肿，此水气也。用四君子汤以补脾去湿，加黄芪以实表，防风以胜肌表之湿，麻黄以逐脾间之水，一服肿减半。再以钱氏异功散加猪苓、泽泻而安。

4. 方太和大怒后复大醉

至明日目下如卧蚕，（脾受水湿）。居七日，肢体皆肿，不能转侧，二便不通，烦闷欲绝。诊之，脉沉且坚，当逐其水。用疏凿饮子，一服二便快，再服四肢宽。更以五皮饮，三日随愈。

（以上医案引自《续名医类案》）

5. 曹（左）

胃脘作痛，渐至腹大，泄泻之后，痛势虽止，面目肢体俱肿，朝则面甚，暮则足甚。脉细沉弦。此水饮之气，郁遏脾阳，水从泻去，而脾以泻虚。致水气泛溢。水胀根源也，不可轻视。

苍于术（各二钱） 川朴（一钱） 制半夏（二钱） 猪苓（二钱） 羌活（一钱） 防风（一钱） 连皮苓（五钱） 陈皮（一钱） 磨沉香（三分） 泽泻（一钱五分） 藿香（三钱） 川芎（一钱） 杜苏子（三钱）

6. 邹（左）

由气逆痰升，而致面浮足肿，朝则面甚，暮则足甚。脉滑苔白质腻。此外感风邪，与内湿相合，遂致风湿相搏，风旋则面浮，湿坠则足肿。恐成肿胀之症。

羌活（一钱） 藿香（一钱五分） 橘红（一钱） 茯苓（三钱） 川朴（五分） 前胡（一钱） 防风（一钱） 西党参（二钱） 制半夏（一钱五分） 杜苏子（三钱，炒研） 茅术（一钱五分）

【二诊】降气除湿合方，两胫肿胀大退，而足跗仍肿，面色带浮。脉象濡滑。风旋于上，湿坠于下，再培土利湿。

炙绵（二钱） 汉防己（一钱五分） 炒木瓜皮（一钱五分） 生熟薏仁（四钱） 上徭桂（四分） 白茯苓（三钱） 炒冬瓜皮（三钱） 炒于术（一钱五分） 大腹皮（二钱）

7. 左

肿退甚速，而杂食甜腻以助湿，甘寒以损脾，以致肿势复起。急宜谨慎口腹，以免自贻伊芳戚之讥。

大腹皮 新会皮 木猪苓 葶苈子 茯苓皮 杏仁泥 黑山栀 白通草 香豆豉 建泽泻 生熟薏仁 枇杷叶

8. 邹（左）

由气逆痰升，而致面浮足肿，朝则面甚，暮则足甚。脉滑苔白质腻。此外感风邪，与内湿相合，遂致风湿相搏，风旋则面浮，湿坠则足肿。恐成肿胀之症。

羌活（一钱） 藿香（一钱五分） 橘红（一钱） 茯苓（三钱） 川朴（五分） 前胡（一

钱) 防风(一钱) 西党参(二钱) 制半夏(一钱五分) 杜苏子(炒研三钱) 茅术(一钱五分)

【二诊】降气除湿合方,两胫肿胀大退,而足跗仍肿,面色带浮。脉象濡滑。风旋于上,湿坠于下,再培土利湿。

炙绵(二钱) 汉防己(一钱五分) 炒木瓜皮(一钱五分) 生熟薏仁(四钱) 上徭桂(四分) 白茯苓(三钱) 炒冬瓜皮(三钱) 炒于术(一钱五分) 大腹皮(二钱)

(以上医案引自《张聿青医案》)

## 二、脾胃湿热

【临床表现】遍体浮肿,皮肤绷紧光亮,胸脘痞闷,烦热口渴,或口苦口黏,小便短赤,或大便干结,舌红,苔黄腻,脉滑数或沉数。

【病因病机】湿热内盛,三焦壅滞,"三焦者,决渎之官,水道出焉。"湿热内侵,久羁不化;或湿郁化热,湿热内盛,使中焦脾胃失其升清降浊之能,三焦为之壅滞,水道不通,以致水液潴留体内,泛滥肌肤,发为水肿。

【治法】分利湿热。

【方药】疏凿饮子。方中羌活、秦艽疏风解表,使在表之水从汗而疏解;大腹皮、茯苓皮、生姜协同羌活、秦艽以去肌肤之水;泽泻、木通、椒目、赤小豆,协同商陆、槟榔通利二便,使在里之水邪从下而夺。疏表有利于通里,通里有助于疏表,如此上下表里分消走泄,使湿热之邪得以清利,则肿热自消。

【医案】

1. 王

湿热素伏下焦,皮肤顽癣。近感风邪着腠理,陡然寒热,面目上部先肿,蔓延中下,今大腹阴囊足胫悉肿。据云阳物暴缩,足冷,似属阴寒,然鼻中热气上冲,此乃阳被湿郁,气不宣通,非阳衰可比。夫诸湿肿满,皆属于脾,而肺主一身气化,俾得肺气宣通,斯风与湿自然而解。

射干 杏仁 大腹皮 苡仁 茯苓 泽泻 桑白皮 冬瓜子 通草 丝瓜络 沉香 琥珀 枇杷叶

2. 奚

湿热内阻肠胃之间,横连膜原,膜原者,脏腑之外,肌肉之内,膈膜之所舍,三焦决渎之道路,邪留不去,是为肿胀。胀属气,肿属水。是必理气而疏决渎,以杜肿胀之萌。

黑白丑(各五钱) 莱菔子(一两) 砂仁(一两)

用葫芦大者一枚,将三味纳入,再入陈酒一大杯,隔汤煎一炷香。取出葫芦中药,炒研为末,再以葫芦炙炭共研和。每晨服二钱。

3. 范

伏邪湿热,内蕴太阴阳明。身热腹满,面浮足肿,两膝酸痛,小便短少。拟通经络以解表,燥湿热以清里。

羌独活　防风　川朴　陈皮　大腹皮　苡仁　柴胡　前胡　泽泻　赤苓

**渊按：**湿热作胀，病在太阴阳明脾胃，从败毒散加减，以分疏其内伏之邪。既有身热，宜佐苦寒一二味泄之，所谓苦辛通降，甘淡分利之法也。

（以上医案引自《王旭高临证医案》）

4. 朱女

痧子后，因谷食不谨，积滞生湿，湿郁化热，阻于募原，太阴失健运之常，阳明乏通降之职，遂致脘腹膨胀，小溲不利，咳嗽气喘，面目虚浮，身热肢肿，苔干腻而黄，脉弦滑，右甚于左，肿胀之势渐着。急拟疏上焦之气机，通中宫之湿滞，去其有形，则无形之热自易解散。

淡豆豉（三钱）　黑山栀（一钱五分）　枳实炭（一钱五分）　光杏仁（三钱）　川贝母（二钱）　桑白皮（二钱）　陈广皮（一钱）　大腹皮（二钱）　莱菔子（二钱，炒、研）　福泽泻（一钱五分）　鸡金炭（二钱）　茯苓皮（三钱）　冬瓜子皮（各三钱）

5. 程女

肺有伏风，痰气壅塞，脾有湿热，不能健运，以致咳嗽气逆，面浮四肢肿，食入腹胀有形，小溲不利，苔薄腻，脉浮滑，势成肿胀。急拟疏风宣肺，运脾逐湿，庶免加剧耳。

紫苏叶（一钱）　青防风（一钱）　光杏仁（三钱）　象贝母（三钱）　连皮苓（四钱）　陈广皮（一钱）　桑白皮（二钱）　大腹皮（二钱）　莱菔子（炒研，三钱）　枳实炭（一钱）　汉防己（三钱）　冬瓜子皮（各三钱）

（以上医案引自《丁甘仁医案》）

6. 后马金

室女食积化肿，脉濡右大，舌滑，便溺涩。宜消食消肿。

焦六曲（四钱）　大腹皮（三钱）　通草（钱半）　冬瓜皮（三钱）　炒莱菔子（二钱）　赤苓（四钱）　枳壳（钱半）　炒麦芽（三钱）　陈皮（一钱）　车前（三钱）　杜赤小豆（四钱）

清煎三帖。

**介按：**食积伤脾，脾失运化之权，更兼湿热壅滞，溢于皮肤而化肿。治以消积逐水，则浮肿自退。

7. 渔庄王

伏暑湿热，脉濡，舌滑微黄，跗肿溲赤，尤宜防胀。（八月二十九日）。

棉茵陈（三钱）　赤苓（四钱）　通草（一钱半）　蔻壳（一钱半）　杜赤小豆（四钱）　广皮（钱半）　省头草（三钱）　藿香梗（二钱）　仙半夏（钱半）　扁豆衣（三钱）　焦六曲（三钱）

清煎三帖。

**介按：**湿为粘腻之邪，暑为熏蒸之气，两相胶锢，病势最为淹缠。今以跗肿溲赤，治以芳香理气，辛淡渗湿，方法俱佳。若日久而湿浊凝滞，伤残脾阳，即防化胀之虑。

（以上医案引自《邵兰荪医案》）

8. 徐仲光曰

一痘后痂未尽脱，遍身黄肿，壮热腹满溲赤者，乃脾胃素有湿热，而兼余毒不尽也。宜消积渗湿解毒。

五补散 米仁 连翘 山栀 竹叶 防风 白术 苍术 浓朴 茯苓

9. 一痘后遍身赤肿

发为赤游风者,乃余毒不尽解,而又恣食煎炒辛热之物,熏蒸肠胃,热与血搏而然,宜犀角解毒汤。

(以上医案引自《续名医类案》)

10. 周(左)

足肿稍退,面部仍浮,腹笥膨急,而不自觉胀,其湿热横溢于皮肤肌肉可知。上则痰多,下则便闭。运脾利湿泄浊,再望应手。

大腹皮(二钱) 茯苓皮(三钱) 建泽泻(一钱五分) 五加皮(二钱) 猪苓(二钱) 范志曲(一钱五分) 上广皮(一钱) 炙内金(一钱五分) 老姜衣(三分) 小温中丸(三钱,先服)

【二诊】体半以下,肿势渐消,而体半以上,仍肿不退。脉沉细,舌苔黄滑。湿热溢于皮肤肌肉,用金匮越婢汤,以发越脾土之湿邪。

生甘草(三分) 茯苓皮(四钱) 炙内金(一钱) 煨石膏(二钱) 大腹皮(二钱) 生麻黄(五分另煎去沫后入) 陈橘皮(一钱) 老姜(三片)

【三诊】太阳膀胱为六经之首,主皮肤而统卫,所以开太阳之经气,而膀胱之府气自通。小溲较畅,面浮肤肿略退。再风以胜湿,淡以渗湿,温脾土以燥湿。

青防风(一钱) 川芎(一钱) 木猪苓(二钱) 泽泻(一钱五分) 川羌活(一钱) 大腹皮(二钱) 连皮苓(三钱) 川朴(一钱) 广皮(一钱) 姜衣(四分)

(以上医案引自《张聿青医案》)

## 三、脾虚不运

【临床表现】面色萎黄,遍体轻度浮肿,晨起头面肿甚,动久坐久下肢肿甚,能食而倦怠无力,大便或溏,身肿而小便正常或反多,脉软弱。

【病因病机】脾气虚弱,失于健运,精微不化,清阳不升,水饮转输无力,泛溢肌肤。

【治法】益气升阳,健脾化湿。

【方药】参苓白术散加减。方中人参、白术、茯苓益气健脾渗湿为君。配伍山药、莲子助君药以健脾益气,兼能止泻;并用白扁豆、薏苡仁助白术、茯苓以健脾渗湿,均为臣药。更用砂仁醒脾和胃,行气化滞,是为佐药。桔梗宣肺利气,通调水道,又能载药上行,培土生金,为佐药;炒甘草健脾和中,调和诸药,为使药。

【医案】

1. 王

病后脾虚气滞,浮肿食少,大便溏泄,法当温脾。

党参 茯苓 泽泻 木香 冬术 炮姜 茯神 神曲 砂仁 谷芽

2. 孙

脾虚胀满,面浮足肿,小便不利,脉形细数,元气大亏,虑其喘急之变。

139

党参(元米炒)　牛膝　茯苓　巴戟肉　陈皮　泽泻(盐水炒)　车前子　冬术(土炒)　怀山药　苡仁　杞子炭　生熟谷芽

3. 冯

风水相搏,一身面目悉肿,咳嗽,气升不得卧。症势险重,用越婢法。

麻黄　生甘草　杏仁　石膏　赤苓　泽泻　陈皮　葶苈子　大腹皮　生姜　大红枣。

**又**　用越婢法,虽得微汗,手肿稍退,余肿未消,咳嗽气急,良由劳碌之人,脾胃不足,急不行运。今以扶脾和中理气,宣达三焦,冀其气化流通。

冬术　生皮　大腹皮　防己　陈皮　防风　茯苓皮　冬瓜皮　姜皮

(以上医案引自《王旭高临证医案》)

4. 诊脉右大而缓

左手小数促,冬季寒热身痛,汗出即解,自劳役饥饱嗔怒之后,病势日加。面浮足肿,呼吸皆喘,目泪鼻衄,卧着气冲欲起,食纳留中不运,时序交夏,脾胃主候,睹色脉情形,中满胀病日来矣,盖此症属劳倦致损,初病即在脾胃。

东垣云:胃为卫之本,脾乃营之源。脏腑受病,营卫二气,昼夜循环失度,为寒为热,原非疟邪半表半里之症,斯时若有明眼,必投建中而愈。经言:劳者温之,损者益之。建中甘温,令脾胃清阳自立,中原砥定,无事更迁。

仲景亦谓男子脉大为劳,则知内经东垣仲景垂训,真规矩准绳至法,且汗泄积劳,都是阳伤。医药辛走劫阳,苦寒败胃。病患自述,饮蔗即中脘不舒,顷之少腹急痛,便稀,其胃阳为辛苦大伤,明甚。又述咳频冲气,必自下上逆,夫冲脉隶于阳明,胃阳伤极,中乏坐镇之真气冲脉动则诸脉皆动,浊阴散漫上布,此卧着欲起矣,愚非遥指其脉,正合内经:浊气在上,则生嗔胀。太阴所至,为腹胀相符也,有昔见痰休治痰,见血休治血,当以病因传变推求,故辨论若此。

浓朴　杏仁　人参　茯苓　蜜煨姜　南枣

(以上医案引自《叶天士医案精华》)

5. 遗风包

痢后浮肿腹大,脉涩滞,舌滑白,溺少。宜和中分消。(七分十四日)

大腹皮(三钱)　焦六曲(四钱)　生香附(钱半)　炒枳壳(二钱)　泽泻(三钱)　炒车前(三钱)　赤苓(四钱)　炒莱菔子(二钱)　冬瓜皮(三钱)　防己(三钱)　通草(一钱半)清煎二帖。

**介按**:痢后脾虚湿滞,故治法仍以扶脾渗湿。

(以上医案引自《邵兰荪医案》)

6. 薛立斋治一产妇

饮食少思,服消导之剂,四肢浮肿。薛谓中气不足,朝用补中益气汤,夕用六君子汤而愈。后因怒腹胀,误服沉香化气丸,吐泻不止,饮食不进,小便不利,肚腹四肢浮肿,用《金匮》加减肾气丸而愈。

7. 一痘后浮肿

皮薄而光,手按成窟,咳渴便涩。乃痘后饮食伤脾,脾虚不能制水,水渍妄行,浸渍脾土,渗透皮肤故肿耳。其喘咳者,水妄行不能制火,火盛刑金也。又曰:水气上行侵肺,最为难治。其小便涩者,由金为火克,失其降下之令,不能输化也。治宜补中行湿,清热利便之药,以实脾饮、五脾散、石千散治之。

8. 一痘后小便不利

腰以下肿,乃脾胃气虚,不能制肾水,水溢下焦故也。当利小便,以五苓散,间服牡蛎散,又六君加泽泻。

9. 一妇人病面脚皆肿

饮食减少,世医皆作血虚治之不效。窦曰:非血病,乃脾胃虚也。令日服延寿丹十粒,全真丹五十粒,至十日觉大便滑,病愈。

10. 一人头面四肢浮肿

带黄色,行动脚软。此脾胃虚弱,只宜健脾固中气为主。

人参　白术　茯苓　陈皮　甘草

渐愈。

(以上医案引自《续名医类案》)

11. 邵

由足肿而致遍体虚浮,二便不利,脉象沉弦,舌苔白滑。脾虚湿邪不运,溢入肌肤,名曰饮肿。恐水气逆射而致气喘,拟开鬼门法。

炙麻黄(五分)　北细辛(三分)　煨石膏(四钱)　制半夏(一钱五分)　橘红(一钱)桂枝(四分)　淡干姜(四分)　光杏仁(三钱)　生甘草(二分)　大腹皮(二钱)

(以上医案引自《张聿青医案》)

## 四、脾阳虚衰

【临床表现】身肿,腰以下为甚,按之凹陷不易恢复;脘腹胀闷,纳减便溏,食少,面色不华,神倦肢冷,小便短少,舌质淡,苔白腻或白滑,脉沉缓或沉弱。

【病因病机】脾阳虚,不能温煦水饮,水液代谢失常,引起水液潴留体内,泛滥肌肤,而成水肿。

【治法】温阳健脾,化气利水。

【方药】实脾饮。方中干姜、附子、草果温阳散寒化气,白术、茯苓、炙甘草、生姜、大枣健脾益气,大腹皮、茯苓、木瓜利水去湿,木香、厚朴、大腹皮理气行水。

【医案】

1. 朱

肿胀已退,脉象较前稍大,汗出至膝而止。阳气有流通之象,阴湿有消化之机。今以温理中州,中州得运,庶几决渎流通,寒转为温,否转为泰矣。然须调养百日,庶无反复之虞。

熟附子　冬术　茯苓　通草　桂枝　焦六曲　牛膝　陈皮　泽泻　姜皮

2.张

痢后阳虚,水湿不化,腹满面浮足肿,而色青黄,脉来虚细。虑延臌胀重症。

川熟附　猪苓　茯苓　白术　党参　上肉桂　泽泻　陈皮　神曲　砂仁

温通脾肾之阳,疏利决渎之气,冀其胀消肿退。

熟附子　肉桂　白术　猪苓　泽泻　茯苓皮　冬瓜皮　川朴　陈皮　通草

**渊按:**两方治半虚半实,乃通阳泄水法。

3.惠

湿伤脾肾之阳,先腰痛而后足肿,脘中作痛,口沃酸水。用甘姜苓术汤合五苓散加味。

甘草　干姜　茯苓　白术　猪苓　泽泻　肉桂　半夏　陈皮　通草　五加皮

**渊按:**沃酸一证,《内经》言热,东垣言寒,究竟辛通药有效。

**又**　前用辛温通阳,甘淡祛湿,脘痛,足肿,呕酸等症皆除,惟跗肿未退。减其制以调之。

白术　茯苓　泽泻　川断　苡仁　牛膝　陈皮　通草　桑白皮　五加皮

(以上医案引自《王旭高临证医案》)

4.杨

脉沉小弦,中年以后,阳气不足,痰饮水寒,皆令逆趋,致运纳失和。渐有胀满浮肿。法以辛温宣通,以本病属脾胃耳。

人参(一钱)　茯苓(三钱)　白芍(一钱半)　淡附子(一钱)　姜汁(三分,调)

(以上医案引自《临证指南医案》)

5.安昌沈(浓记)

湿久化肿,脉涩滞,舌滑,溲数,脾阳受伤,非轻貌之症。(八月二十九日)

带皮苓(四钱)　猪苓(钱半)　大豆卷(三钱)　光杏仁(三钱)　桂枝(五分)　车前(三钱)　原滑石(四钱)　杜赤小豆(三钱)　泽泻(三钱)　冬瓜皮(三钱)　莱菔子(三钱)

清煎三帖。

**又**　浮肿稍减,脉尚涩滞,舌滑,溲数,脾阳伤残,究非轻貌之症。(九月初四日)

商陆(一钱)　赤苓(三钱)　炒菔子(三钱)　海金砂(四钱)　桂枝(五分)　车前子(三钱)　滑石(四钱)　新会皮(钱半)　泽泻(三钱)　冬瓜皮(三钱)　大腹皮(三钱)

清煎三帖。

**介按:**湿漫三焦,郁伤脾阳,故治以通阳祛湿为主。方从河间桂苓甘露饮脱胎,恰是对症良剂。

(以上医案引自《邵兰荪医案》)

6.一产妇泄泻

四肢面目浮肿,喘促恶寒,此脾气虚寒,用六君子加姜而泄泻愈。又用补中益气而脾胃健。

7.张隐庵在苕溪治一水肿者

腹大肤肿,久服八正散、五子、五皮之类,小便仍淋漓痛苦。曰:此虽虚症,然水不行,则肿不消,正气焉能平复?时夏月,欲用麻黄,恐阳脱而汗漏,止以苏叶、防风、杏仁三味各等分,令煎汤温服,覆取微汗,而水即利矣。次日至病者之室,若翻水数盘,床帏被褥无不湿透。告以服药后,不待取汗,小水如注,不及至圊,就床上坐溺。天明,不意小水复来,不及下床,是以沾濡若此,今腹胀痛楚悉除矣。曰:未也,此急则治其标耳。病由火土伤败以致水泛,乃久虚之症,必待脾元复故,乃保万全。与六君子去甘草,加苍、朴、姜、附。令每日温服,后即以此方为丸。半载后来谢,已痊愈矣。

张曰:如此症水虽行,而正气不复,后仍肿胀而死者多矣。至不知发汗行水之法,徒事渗利,久之正气日消,邪气日甚,而死者亦多矣,可不慎哉。

8. 吴江史元年母

久病之后,遇事拂意,忽胸腹胀满,面目微肿,两腿重滞,气逆上升,言语喘促。所服皆清气之剂,不效。薛曰:此脾肺虚寒也。先用六君子汤,一剂病势顿减。后用补中益气加茯苓、半夏、干姜,二剂形体顿安。后以七情失调,夜间腹胀,乃以十全大补加木香而痊。

(以上医案引自《续名医类案》)

9. 荣(右)

胎前作肿,产后未消,兹将三月有余,反觉面浮腹满。此脾阳虚而不能旋运,水湿泛滥莫制也,势在正盛。

土炒于术(一钱五分) 大腹皮(二钱) 炙黑草(二分) 炮姜(五分) 广皮(一钱) 炒冬瓜皮(四钱) 连皮苓(四钱) 生熟薏仁(各二钱) 建泽泻(一钱五分) 官桂(五分,后入) 炙内金(一钱半,研末调服)

【二诊】腹胀消,肤仍肿,微带呛咳。产后脾虚,湿不旋运。再运湿温中,以参调气。

土炒于术 猪苓 茯苓皮 泽泻 葶苈子 生熟薏仁 炮姜 广皮 光杏仁 五加皮 官桂 炙内金(研末调服) 炒冬瓜皮

(以上医案引自《张聿青医案》)

# 第十节 消 渴

消渴病是以多尿、多饮、多食、乏力、消瘦,或尿有甜味为典型临床表现的一种疾病。本节之消渴病与现代医学的糖尿病基本一致。

先天禀赋不足,是引起消渴病的重要内在因素。饮食失节,长期过食肥甘,醇酒厚味,辛辣香燥,损伤脾胃,致脾胃运化失职,积热内蕴,化燥伤津,消谷耗液;长期过度的精神刺激,如郁怒伤肝,肝气郁结,或劳心竭虑,营谋强思等,以致郁久化火,火热内燔,消灼肺胃阴津;劳欲过度房事不节,劳欲过度,肾精亏损,虚火内生,则火因水竭益烈,水因火烈而益干,终致肾虚肺燥胃热俱现,均可发为消渴。消渴病的病机主要在于阴津亏损,燥热偏盛,而以阴虚为本,燥热为标。

本节主要讨论消渴从脾胃辨证论治。消渴病变的脏腑主要在肺、胃、肾,尤以肾为关键;属脾胃与其他脏腑病证。

胃为水谷之海,主腐熟水谷,脾为后天之本,主运化,为胃行其津液。脾胃受燥热所伤,胃火炽盛,脾阴不足,则口渴多饮,多食善饥;脾气虚不能转输水谷精微,则水谷精微下流注入小便,故小便味甘;水谷精微不能濡养肌肉,故形体日渐消瘦。根据病因病机和临床表现,定性胃热炽盛、脾胃气虚证。

## 一、胃热炽盛

【临床表现】多食易饥,口渴,尿多,形体消瘦,大便干燥,苔黄,脉滑实有力。

【病因病机】饮食失节,长期过食肥甘,醇酒厚味,辛辣香燥,损伤脾胃,致脾胃运化失职,积热内蕴,化燥伤津,消谷耗液,发为消渴。

【治法】清胃泻火,养阴增液。

【方药】玉女煎、白虎加人参汤。玉女煎方中以生石膏、知母清肺胃之热,生地黄、麦冬滋肺胃之阴,川牛膝活血化瘀、引热下行。可加黄连、栀子清热泻火。大便秘结不行,可用增液承气汤润燥通腑、"增水行舟",待大便通后,再转上方治疗。白虎加人参汤。方中以生石膏、知母清肺胃、除烦热,人参益气扶正,甘草、粳米益胃护津,共奏益气养胃、清热生津之效。

【医案】

1. 尹左

诊脉左三部弦数,右三部滑数,太溪细弱,趺阳濡数。见症饮食不充肌肤,神疲乏力,虚里穴动。自汗盗汗,头眩眼花。皆由阴液亏耗,不能涵木,肝阳上僭,心神不得安宁,虚阳逼津液而外泄则多汗,消灼胃阴则消谷。头面烘热,汗后畏冷,营虚失于内守,卫虚失于外护故也。脉数不减,颇虑延成消症。姑拟养肺阴以柔肝木,清胃阴而宁心神,俾得阴平阳秘,水升火降,方能渐入佳境。

大生地(四钱)　抱茯神(三钱)　潼蒺藜(三钱)　川贝母(二钱)　浮小麦(四钱)　生白芍(一钱五分)　左牡蛎(四钱)　熟女贞(三钱)　天花粉(三钱)　肥玉竹(三钱)　花龙骨(三钱)　冬虫夏草(二钱)　五味子(三分)

【二诊】心为君主之官,肝为将军之官,曲运劳乎心,谋虑劳乎肝,心肝之阴既伤,心肝之阳上亢,消灼胃阴,胃热炽盛,饮食入胃,不生津液,既不能灌溉于五脏,又不能输运于筋骨,是以饮食如常,足膝软弱。汗为心之液,心阳逼津液而外泄则多汗;阴不敛阳,阳升于上则头部眩晕,面部烘热,且又心悸。胃之大络名虚里,虚里穴动,胃虚故也。脉象左三部弦数,右三部滑数,太溪细弱,趺阳濡数,唇红舌光,微有苔意,一派阴液亏耗,虚火上炎之象,此所谓独阳不生,独阴不长也。必须地气上升,天气始得下降。今拟滋养肺阴,以柔肝木,蒸腾肾气,而安心神。务使阴阳协和,庶成既济之象。

北沙参(三钱)　抱茯神(三钱)　五味子(三分)　肥玉竹(三钱)　天麦冬(各二钱)　左牡蛎(四钱)　生白芍(二钱)　川贝母(二钱)　大生地(四钱)　花龙骨(三钱)　潼蒺藜(三钱)　制黄精(三钱)　浮小麦(四钱)　金匮肾气丸(四钱,包)

【三诊】饮食入胃,不生津液,始不为肌肤,继不为筋骨,书谓食亦见症,已着前章矣。阴液亏耗,肝阳上僭,水不制火,火不归宅。两进养肺阴以柔肝木,益肾阴而安心神之剂,尚觉合度。诊脉弦数较和,细数根据然,仍守原意出入,俾得阴阳和谐,水火既济,则入胃之饮食,自能生化精微,灌溉于五脏,洒陈于六腑。第是恙延已久,断非能克日奏功也。照前方去金匮肾气丸、五味子、制黄精,加淮山药(三钱)、盐水炒杜仲(三钱)、上桂心(四分)。

2. 何左

多饮为上消,多食为中消,多溲为下消。经云:二阳结谓之消。金匮云:厥阴之为病为消。皆由阴分不足,厥阴之火消灼胃阴,津少上承。拟育阴生津法。

大麦冬(三钱) 川石斛(三钱) 栝蒌皮(二钱) 北秫米(三钱,包) 大生地(四钱) 天花粉(三钱) 淮山药(三钱) 川贝母(二钱) 金匮肾气丸(三钱,包) 南北沙参(各三钱) 生甘草(六分)

(以上医案引自《丁甘仁医案》)

3. 某

脉左数,能食。(肾阴虚胃火旺)。

六味 二冬 龟板 女贞 旱莲 川斛

4. 王(四五)

形瘦脉搏,渴饮善食,乃三消症也。古人谓入水无物不长,入火无物不消。河间每以益肾水制心火,除肠胃激烈之燥,济身中津液之枯,是真治法。玉女煎。

(以上医案引自《临证指南医案》)

5. 庞

胃热移胆,善食而瘦,谓之食。大便常坚结而不通者,胃移热于大肠也。胆移热于心,故又心跳,头昏。今拟清胃凉胆为主,安神润肠佐之。

鲜石斛 淡芩 郁李仁 火麻仁 枳壳 枣仁 栝蒌皮 龙胆草 茯神 猪胆汁

另更衣丸一钱,淡盐花汤送下。此病服此方五、六剂后,用滋阴如二地、二冬、沙洋参等煎胶,常服可愈。

**渊按:**此似消非消之证。胆腑郁热移胃,传所不胜,故用苦寒直泻胆火。

(以上医案引自《王旭高临证医案》)

6. 善食而饥

乃瘅成消中,膏粱蕴热过也,禁芳草药石,药石发癫,芳草发狂耳,自应清胃,淡薄蔬食,庶可获愈。

蒌皮 枳壳 川连 郁金 金石斛 连翘 焦神曲

(以上医案引自《叶天士医案精华》)

7. 消渴之病

大渴恣饮,一饮数十碗,始觉胃中少快,否则胸中嘈杂如虫上钻,易于饥饿,得食渴减,不食渴尤甚,人以为中消之病也,谁知是胃消之病乎。

胃消之病,大约成于膏粱之人者居多。燔熬烹炙之物,肥甘醇浓之味,过于贪饕,酿成内热,津液干涸,不得不求济于外水,水入胃中,不能游溢精气,上输于肺,而肺又因胃火之炽,不能通调水道,于是合内外之水建瓴而下,饮一溲二,不但外水难化,且平日素酣,水精竭绝,而尽输于下,较暴注、暴泄为尤甚,此竭泽之火,不尽不止也。使肾水未亏,尚可制火,无如膏粱之人,肾水未有不素乏者也,保火之不烁干足矣,安望肾水之救援乎。内水既不可制,势必求外水之相济,而外水又不可以济也,于是思食以济之。食入胃中,止可解火于须臾,终不能生水于旦夕,不得不仍求水以救渴矣。

治法宜少泻其胃中之火,而大补其肾中之水,肾水生而胃火息,肾有水,而关门不开,胃火何从而沸腾哉。方用闭关止渴汤:

石膏(五钱) 玄参(二两) 麦冬(二两) 熟地(二两) 青蒿(五钱)

水煎服,二剂而渴减,四剂而食减,十剂消渴尽除,二十剂痊愈。此方少用石膏、青蒿以止胃火,多用玄参、熟地以填肾水,重用麦门冬以益肺气,未尝闭胃之关门也。然而胃火之开,由于肾水之开;肾水之开,由于肾火之动也;而肾火之动,又由于肾水之乏也。今补其肾水,则水旺而肾火无飞动之机,火静而肾水无沸腾之患。肾水既安守于肾宅,而胃火何能独开于胃关哉。此不闭之闭,真神于闭也。

(以上医案引自《辨证录》)

8. 朔客白小楼

中消善食,脾约便难。察其形瘦而质坚,诊其脉数而有力,时喜饮冷火酒,此酒之湿热内蕴为患。遂以调胃承气三下破其蕴热,次与滋肾丸数服,涤其余火,遂全安。

(以上医案引自《续名医类案》)

9. 左

频渴引饮,溲多混浊,目昏不寐。此肺胃湿热熏蒸,将成膈消重症。

煨石膏(四钱) 栝蒌皮(三钱) 磁石(三钱) 黑山栀(三钱) 川贝母(二钱) 酸枣仁(二钱,川连二分拌炒) 茯苓(三钱) 黑大豆(四钱) 夜交藤(四钱) 淡竹叶(一钱)

10. 唐(左)

消渴略定,的属中焦之气火过盛,荣液亦为煎灼。药既应手,效方续进。

天花粉(一钱五分) 鲜生地(六钱) 川雅连(三分) 黑大豆(四钱) 肥知母(一钱五分) 茯神(三钱) 甜桔梗(二钱) 枇杷叶(去毛四片)

又 小溲略少,再踵前法。

鲜生地 甜桔梗 川雅连 黑大豆 肥知母 茯神 炒松麦冬 天花粉 枇杷叶(去毛)

(以上医案引自《张聿青医案》)

## 二、脾胃气虚

【临床表现】口渴引饮,能食与便溏并见,或饮食减少,精神不振,四肢乏力,舌淡,苔白而干,脉弱。

【病因病机】胃为水谷之海,主腐熟水谷,脾为后天之本,主运化,为胃行其津液。脾胃气虚,水谷不能运化,精微不能上承则口渴多饮,多食善饥;脾气虚不能转输水谷精微,则水谷精微下流注入小便,故小便味甘;水谷精微不能濡养肌肉,故形体日渐消瘦。

【治法】健脾益气、生津止渴。

【方药】七味白术散。方中用四君子汤健脾益气,木香、藿香醒脾行气散津,葛根升清生津止渴。

【医案】

1. 汪石山治一妇

年逾三十,常患消渴善饥,脚弱,冬亦不寒,小便白浊,浮于上者如油,脉皆细弱而缓,右脉尤弱,曰:此脾瘅也,宜用甘温助脾,甘寒润燥。以:

参(一钱半)　麦冬(一钱)　白术(一钱)　白芍(八分)　花粉(八分)　黄柏(七分)

知母(七分)

煎服病除。

2. 张景岳治周公

年逾四旬,因案牍积劳,神困食减,时多恐惧,自冬春达夏,通宵不寐者,半年有余。而上焦无渴,不嗜汤水,或有少饮,则沃而不行,然每夜必去溺二三升,莫知其所从来,且半皆如膏浊液,羸至极,自分必死。

岂意诊之,脉犹带缓,肉亦未脱,知其胃气尚存,慰以无虑,乃用归脾汤去木香,及大补丸煎之属,一以养阳,一以养阴,出入间用,至三百余剂,计人参二十斤,乃得痊愈。此神消于上精消于下之证,可见消有阴阳,不得尽言火。

**震按:** 此条与汪案略同,但无渴,且不能饮,已具有虚无火之象,景岳喜用温药,然所谓养阳者,并不参以桂、附,则知消而且渴,必非桂、附所宜矣,予请下一转语曰,消有虚实不得遽认为寒。

(以上医案引自《古今医案按》)

3. 侯

脾胃虚而有火,故善饥而能食;肝气盛,故又腹胀也。甘寒益胃,甘温扶脾,苦辛酸以泄肝,兼而行之。

玉竹　川石斛　麦冬　党参　冬术　白芍　吴萸　炒川连　茯苓　乌梅　橘饼

**渊按:** 深得古人制方之意,而又心灵手敏。

(以上医案引自《王旭高临证医案》)

4. 人有素健饮啖

忽得消渴疾,日饮水数斗,食倍而溺数,服消渴药益甚,人以为虫消也,谁知是脾气之虚热乎?

夫消渴之症,皆脾坏而肾败。脾坏则土不胜水,肾败则水难敌火。二者相合而病成。倘脾又不坏,肾又不败,宜无消渴之症矣。不宜消渴而消渴者,必脾有热乘之,得之饮啖酒果而致之者也。夫酒能生热,热甚则饥,非饱餐则不能解其饥,然多食则愈动其火矣。火盛非水不能相济,饮水既多,不得不多溺也。此似消渴而非消渴之症。

治法平脾中之虚热,佐之解酒消果之味,则火毒散,而消渴之病自除。方用蜜香散:

木蜜(二钱)  麝香(三分)  酒为丸

更用:

黄连(一钱)  茯苓(三钱)  陈皮(五分)  神曲(一钱)  人参(三钱)

煎汤送丸药。日用三丸,丸尽而愈。此丸用麝香者,取麝能散酒也。且麝香最克瓜果,瓜果闻麝香之气,即不结子,非明验耶。木蜜乃枳也,酿酒之房,苟留木蜜,酒化为水。故合用二味,以专消酒果之毒也。酒果之毒既消,用参、苓、连、曲之类,以平脾中之虚热,则腹中清凉,何消渴之有哉。

(以上医案引自《辨证录》)

5. 窦材治一人

频饮水而渴不止。曰:君病是消渴也,乃脾肝气虚,非内热也。其人曰:前服凉药六剂,热虽退而渴不止,觉胸胁气痞而喘。窦曰:前症只伤脾肺,因凉药复损伤气海,故不能健运,而水停心下也。急灸关元、气海各三百壮,服四神丹,六十日津液频生。方书皆作三焦猛热,下以凉药,杀人甚于刀剑,慎之。

(以上医案引自《续名医类案》)

# 第十一节  中  风

中风是以突然昏仆、半身不遂、口舌歪斜、言语謇涩或不语、偏身麻木为主要临床表现的病证。临床表现与现代医学所称的脑血管病相似,脑血管病主要包括缺血性和出血性两大类型,不论是出血性还是缺血性脑血管病均可参考本节辨证论治。

由于脏腑功能失调,气血素虚或痰浊、瘀血内生,加之劳倦内伤、忧思恼怒、饮酒饱食、用力过度、气候骤变等诱因,而致瘀血阻滞、痰热内蕴,或阳化风动、血随气逆,导致脑脉痹阻或血溢脉外,引起昏仆不遂,发为中风。

本节主要讨论中风从脾胃辨证论治。中风其病位在脑,与心、肾、肝、脾密切相关;属脾与其他脏腑病证。

过食肥甘醇酒,致使脾胃受伤,运化失常,痰浊内生,郁久化热,痰热互结,壅滞经脉,上蒙清窍;或饮食不节,脾失健运,气血生化无源,气血精微衰少,脑脉失养;气虚则运血无力,血流不畅,而致脑脉瘀滞不通;均可发为中风。根据病因病机和临床表现,定性痰湿壅滞、脾虚失运证。

## 一、痰湿壅滞

【临床症状】突发神昏,半身不遂,肢体松懈,瘫软不温,甚则四肢逆冷,面白唇暗,痰涎壅盛,舌质暗淡,舌苔白腻,脉沉滑或沉缓。

【病因病机】过食肥甘醇酒,致使脾胃受伤,脾失运化,痰浊内生,壅滞经脉,上蒙清窍。

【治法】温阳化痰,醒神开窍。

【方药】涤痰汤配合灌服或鼻饲苏合香丸。方中半夏、陈皮、茯苓健脾燥湿化痰;胆南星、竹茹清化痰热;石菖蒲化痰开窍;人参扶助正气。苏合香丸芳香化浊,开窍醒神。

【医案】

1. 程

脉濡无热,厥后右肢偏痿,口舌歪,声音不出。此阴风湿晦中于脾络,加以寒滞汤药,蔽其清阳,致清气无由展舒。法宗古人星附六君子汤益气,仍能攻风祛痰,若曰风中廉泉,乃任脉为病,与太阴脾络有间矣。(风湿中脾络)。

人参 茯苓 新会皮 香附汁 南星(姜汁炒) 竹节白附子(姜汁炒)

又 经络为痰阻,大便不爽,昨日跌仆气乱,痰出甚艰。转方以宣经隧。

炒半夏 石菖蒲 广橘红 茯苓 胆星 枳实 竹沥 姜汁

(以上医案引自《临证指南医案》)

2. 哈

六十六岁,中风湿,口歪,臂不举,腿肿,脉洪数,口渴,胃不开,与辛凉开水道法。

桂枝(三钱) 防己(二钱) 飞滑石(一两) 通草(二钱) 半夏(五钱) 桑叶(五钱) 石膏(四钱) 茯苓皮(一两) 晚蚕砂(三钱)

二帖而效,十四帖痊愈,后以补脾胃收全功。

(以上医案引自《吴鞠通医案》)

3. 何

右关脉独滑动如豆,此有痰浊在中焦也。中脘皮肉觉浓,手足筋脉时或动惕,痰走经络之象。法当攻补兼施。朝服香砂六君丸三钱,夜服控涎丹十四粒,朱砂为衣。

(以上医案引自《王旭高临证医案》)

4. 王(左)

四肢不遂,言语謇涩,脉濡而滑。此气虚而湿痰入络,类中之症,难望近功。

奎党参(三钱) 九节菖(五分) 制半夏(三钱) 远志肉(五分) 广藿香(三钱) 苍术(一钱五分,麻油炒黄) 广橘红(一钱) 川草(二钱) 薏仁(四钱生) 炒于术(二钱) 人参再造丸(一粒)

【二诊】中湿之后,络隧未和。温通和络泄湿,脉症相安,守效方出入再进。

制半夏 枳壳 独活 草薢 泽泻 桑枝(酒炒) 橘红 杏仁 防己 薏仁 桂枝 姜皮(炒)

5. 何(左)

痰湿素盛,于五日前陡然口眼斜,左手指伸屈不利。左关脉弦,右关脉滑。此痰湿阻于阳明之络,类中之先声也。急宜戒饮,以酒性上升而热故也。

制南星 白僵蚕 煨天麻 广皮 桑寄生 木防己 左秦艽 独活 指迷茯苓丸

复诊稍好,改用人参再造丸。

【二诊】脉症相安,然手仍带肿,经谓湿胜则肿。究之诸病之作,皆风火之所为也。

炙绵　威灵仙　青防风　桂枝　制南星　野于术　羚羊片　左秦艽　汉木防己　生薏米　木猪苓　建泽泻　桑枝膏

6. 左

脉象弦滑，左臂作麻。此湿痰过盛，营卫之气，为之阻蔽，有痹中之虞。

桂枝　焦枳实　羌活　云茯苓　白僵蚕　防风　制南星　天麻　广橘红　制半夏　二妙丸

7. 某

眩晕耳鸣，四肢麻木，脉形弦滑。此胃有湿痰，胆木不降，有类中之虞。

制半夏　枳实　天麻　竹茹　秦艽　净双钩　陈胆星　石决明　广橘红　山栀　磁朱丸（一钱五分）

（以上医案引自《张聿青医案》）

8. 顾左

疥疮不愈，湿毒延入经络，四肢酸软，不能步履，痰湿阻于廉泉，舌强不能言语，口角流涎，脾虚不能摄涎也。《内经》云：湿热不攘，大筋软短，小筋弛长，软短为拘，弛长为痿。此证是也，恙久根深，蔓难图治，姑拟温化痰湿，通利节络，以渐除之。

潞党参（二钱）　仙半夏（二钱）　陈胆星（八分）　木防己（三钱）　生白术（一钱）　陈广皮（一钱）　西秦艽（二钱）　全当归（二钱）　竹节白附子（一钱五分）　炙甘草（五分）　陈木瓜（二钱）　紫丹参（二钱）　酒炒嫩桑枝（四钱）　指迷茯苓丸（五钱，包）

（以上医案引自《丁甘仁医案》）

9. 有人身忽自倒

不能言语，口角流涎，右手不仁，肌肤不知痛痒，人以为气虚而中风也。夫气虚则有之，而中风则未也。此病乃心气既虚，不能行气于胃，而胃气又虚，则胃自生热，蒸其津液，结为痰涎，壅塞隧道，不能行气于心。即堵截其神气出入之窍，故神明瞀乱，神明无主，则舌纵难言，廉泉穴开，而口角故流涎沫也。一身能运者，全藉气以行之。今气既大虚，不能行于四肢，则手自不仁。右手者，尤气之所属也。气不能行于肌肤，则痛痒不知矣。此等之症，若作风治，未有不死者。即于补气之中，加入祛风之药，亦止苟延性命，必成半肢之风症矣。故半肢之风，皆错治中风而成之也。治法宜用六君子汤加入附子治之。

人参（一两）　白术（二两）　黄芪（二两）　半夏（三钱）　茯苓（五钱）　甘草（一钱）　附子（一钱）　陈皮（一钱）

水煎服，一剂而出声，二剂而痰涎收。一连十剂，而前症尽愈。夫参、苓、术补气之圣药也，加入附子，则将军有威令，遍达于诸经之内，岂独心胃相通，使痰涎之壅塞乎，所以奏功之能神也。

（以上医案引自《辨证录》）

10. 范

惊动肝胆，风阳与胃中之痰浊交互入络。营卫营运之气，上下升降之机，阻窒碍滞。周身皮肤，肌肉，关节麻木不仁，胸脘不畅，饮食无味，口多涎沫，头昏心悸。风阳抑郁不伸,痰浊弥漫不化,苔白而裂,大便干燥,胃虽有湿,而肠液已枯矣。拟清火熄风,化痰渗湿,参以养血滋液。

羚羊　苁蓉干　天麻　决明　半夏　麻仁　制南星　泽泻　橘红　茯神　当归　嫩钩　姜汁　竹沥

**渊按:** 饮食不化精微而化痰浊,致胃湿肠燥,由气秘不行,中焦升降失其常度耳。

(以上医案引自《王旭高临证医案》)

11. 李思瑭母

年六旬,体甚肥,正月间忽中风卒倒,不省人事,口噤喉鸣,手足不随,服牛黄丸、小续命不效。脉之,浮洪而滑,右手为甚,缘奉养极浓,形气盛而脉有余。经云:消瘅击仆,偏枯痿厥,气满发逆,肥贵人则膏粱之痰也。又云:土太过令人四肢不举。丹溪所谓湿生痰,痰生热,热生风也,当先用子和法涌吐之。乃以稀涎散、蔺汁调灌之,涌出痰涎碗许。少顷,又以三化汤灌之,至晚,泻两三行,喉声顿息,口亦能言。但人事不甚者,知上下之障塞已通,中宫之积滞未去也,用二陈汤再加枳实、黄连、莱菔子、木香、白蔻仁。每日二服。数日,人事渐爽,腹中知饥,令进稀粥。大便结,每日以润字丸五分,白汤点姜汁送下。犹时有拘挛燥结之患,知为血耗津衰,以四物、秦艽、黄芩、甘草。数十帖,三月而愈。

12. 侍卫金汉光外家中风

四肢不能举动,喘鸣肩息,声如曳锯,不能着枕,寝食俱废半月余。脉之数大,按久无力,尺内愈虚,以上皆右手寸关也。至于左手,关尺弦数,按之渐小,惟寸口数盛。或时昏眩烦乱,所服皆二陈、导痰,杂以秦艽、天麻之类不应。又与牛黄丸,痰涎愈逆,危殆益甚。因以六君子加胆星、竹沥,或加黄连、当归。甫四剂,喘顿除。再二剂,饮食渐进,堪就枕。又四剂,手足运动。十余剂后,可徐行矣。

13. 张石顽治一人

汗出偏沮,脉来不柔,时自歇止。肝阳有余,而胃阴不足,于是稠痰浊火,扰动于中,壅滞于外。目前虽尚安和,然古人治未病,不治已病,智者见微知著,自当加意调摄为佳。

人参　石斛　南枣　半夏　茯苓　炙草　麦冬　丹皮　小麦

(以上医案引自《续名医类案》)

## 二、脾虚失运

**【临床症状】** 半身不遂,口舌歪斜,口角流涎,言语謇涩或不语,偏身麻木,面色㿠白,气短乏力,心悸,自汗,便溏,手足肿胀,舌质暗淡,舌苔薄白或白腻,脉沉细、细缓。

**【病因病机】** 脾失健运,气血生化无源,气血精微衰少,脑脉失养。气虚则运血无力,血流不畅,而致脑脉瘀滞不通。

**【治法】** 益气活血,扶正祛邪。

**【方药】** 补阳还五汤。本方重用黄芪补气,配当归养血,合赤芍、川芎、桃仁、红花、地龙以活血化瘀通络。

**【医案】**

1. 陈(五九)

中络舌暗不言，痛自足起渐上，麻木胀，已属痼疾。参苓益气，兼养血络，仅堪保久。

人参　茯苓　白术　枸杞　当归　白芍　天麻　桑叶

2. 某

阳明脉络空虚，内风暗动，右肩胛及指麻木。(胃虚表疏)。玉屏风散加当归天麻童桑。

3. 唐(六六)

男子右属气虚，麻木一年，入春口眼歪邪，乃虚风内动。老年力衰，当时令之发泄，忌投风药，宜以固卫益气。(气虚)

人参　黄芪　白术　炙草　广皮　归身　天麻　煨姜　南枣

凡中风症，有肢体缓纵不收者，皆属阳明气虚。当用人参为首药，而附子黄芪、炙草之类佐之。若短缩牵挛，则以逐邪为急。

(以上医案引自《临证指南医案》)

4. 王

两手关脉皆见一粒厥厥动摇之象，此脾虚木盛，内风动跃之候也。左半肢体麻木不仁，头眩面麻，此属偏枯，虑延仆中。

制首乌　当归　白芍　茯苓　陈皮　煨天麻　秦艽　石决明　刺蒺藜　池菊　钩钩　桑枝

(以上医案引自《王旭高临证医案》)

5. 祁妪

中风延今一载，左手不能招举，左足不能步履，舌根似强，言语蹇涩，脉象尺部沉细，寸关濡滑，舌边光，苔薄腻。年逾七旬，气血两亏，邪风入中经，营卫痹塞不行，痰阻舌根，故言语蹇涩也。书云：气主煦之，血主濡之。今宜益气养血，助阳化痰，兼通络道。冀望阳生阴长，气旺血行，则邪风可去，而湿痰自化也。

潞党参(三钱)　生黄(五钱)　生于术(二钱)　生甘草(六分)　熟附片(八分)　川桂枝(五分)　全当归(三钱)　大白芍(二钱)　大川芎(八分)　怀牛膝(二钱)　浓杜仲(三钱)　嫩桑枝(四钱)　红枣(十枚)　指迷茯苓丸(四钱，包)

此方服三十剂，诸恙均减，后服膏滋，得以收效。

(以上医案引自《丁甘仁医案》)

6. 人有素性好饮

两臂作痛，服祛风治痰药更加麻木。痰涎愈盛，体软筋弛，腿膝拘痛，口噤语涩，头目晕重，口角流涎，身如虫行，搔起白屑，人以为中风之症已成也，谁知是脾气之不足乎？

凡人后天，全借饮食之补益。若饮食过多，反伤脾气，何能受益。况酒能散人真气，少饮则益，多饮则损，日日贪杯，脏腑之间，无非糟粕之气，欲真气之无伤得乎。故体软筋弛，脾虚不能运也；痰涎加盛，脾虚不能化也；腿膝拘痛，脾虚不能行也；口噤语涩，脾虚气难接也；头目晕重，脾虚气难升也；至于流涎、起屑，一则脾虚而不能摄，一则脾虚而不能润也。以上诸症，总皆脾气亏损之，故方用六君子汤加味治之。

人参（五钱）　白术（一两）　甘草（一钱）　半夏（二钱）　陈皮（五分）　附子（三分）茯苓（三钱）

连服十剂而愈。六君子汤专补脾气之药也，而又兼善治痰，然非加入附子，则不能走经络而通血脉。或疑白术太多，不知白术健脾而更善去湿，多用始能利腰脐而升阳气，则阳不下陷，而脾得建其运化之功也。

7. 有人身未猝倒

而右手不仁，言语謇涩，口中流沫，人以为半肢风也。然而非外来有风，乃本气自病，所谓中气之病也。

夫气何以曰中，因其似乎中风，而又非中风，故别其名曰中气。其实乃气虚，而非气中，因其气虚，故不中于左，而中于右。盖人身左属血，而右属气也。唯女子则右为血，而左为气。今所言之病，乃男子耳。男子既右手之不仁，非气虚而何。既是气虚，可不急补其气乎。一补气，而右手之不仁，随补而随效也。方用至仁丹：

人参（一两）　白术（一两）　黄芪（一两）　茯苓（三钱）　半夏（三钱）　肉桂（二钱）薏仁（三钱）　甘草（一钱）

水煎服，一服而语言清，再服而涎沫止，十服而不仁者愈矣。此补气之妙也。或疑既是气虚，补气可矣，何以必多加消痰之药，岂气旺而不能摄水，气盛而不能化水耶？至加肉桂以助火，不更多事乎？不知气虚者，未有不脾胃寒也。脾胃既寒，难以运化，水谷不变精而变痰矣。故气虚者痰盛，痰即欺气之虚而作祟，上迷心而旁及于手足，故身欲仆而手不仁，口吐涎沫耳。乃用参，以补气，复用苓术以健土，治湿则痰无可藏之经，更加半夏、薏仁，以逐其已成之痰，则未成痰涎，又安能再化哉。犹恐脾胃久寒，一时难以建功，增入肉桂以补其命门之火，则火自生土，土旺而气自郁蒸，气有根蒂，脏腑无非生气，而经络皮肉，何至有不通之患哉。

8. 有人口眼斜

身欲颠仆，腹中鸣如囊裹浆之声，人以为此中风之症，内有水湿之气也，而余以为不然。

夫水湿之气，由于脾气之虚也。脾气不能运化乎水，而水乃停积不化，下不能行，必涌而上行矣。于是涌于头而作晕，涌于口眼而为斜。水气既在于上，则头重而足轻，故身欲时时颠仆，有似乎中风，而实非中风也。方用分水止鸣汤：

人参（五钱）　白术（一两）　车前子（三钱）　茯苓（一两）　肉桂（一钱）　半夏（三钱）

水煎服，连服四剂，腹中之鸣止，而口眼亦平复矣。此等之症，原无风之可祛，故不必祛风，单健其脾土之气。而土胜自能制水，又虞徒消其膀胱之水，恐水冷不化，又补其命门之火以生脾土，则土有先天之气，益足以制其后天之狂澜。大地阳回，而溪涧之水，无非春气熏蒸，则膀胱不寒，尤能雪消冰解，而无阻隔之叹。下河疏通，而上游又何患壅塞，而成泛滥之害哉。或曰口眼斜，实系风症，安在水气而能使之然也。不知水寒则成冰冻，口眼处于头面之间，一边吹寒风而成斜，似乎中风，然而风在外而不在内也。风既在外，不入于腠理之中，何必加祛风之剂哉。

9. 有人卒中之后

手足流注疼痛，久之则麻痹不仁，难以屈伸，人以为中风之伤，以致风湿相搏，关节不利也，而不知不然。此症实因先有水湿，人不知治元气之衰，而反去祛风利湿，以成似中风之症也。既因虚而成湿，又因湿而致中，不去治元气之虚，尚可治风湿之旺乎。然而风湿既已搏结于一身，但去补气而不去祛风利湿，亦非救误之道也。今用两利汤：

白术（五钱）　茯苓（五钱）　薏仁（一两）　人参（一钱）　甘草（五分）　白芍（一两）当归（一钱）　肉桂（三分）　防风（五分）　半夏（一钱）

水煎服，连服四剂而疼痛止，再服十剂而麻痹愈，再服十剂而屈伸尽利矣。方中补多于攻，用防风以散风，而不用泽泻、猪苓以利水。盖因虚而成风湿，既祛其风，何可复泻其水。况方中白术、薏仁未尝非利水之药也，于补水之中以行其利水之法，则水易流，而无阻滞之虞。水湿既去，而风难独留，故少用防风以表邪，而孤子之风邪，无水艰于作浪，不必多用风药，而风无不除也。

（以上医案引自《辨证录》）

10. 唐太守

多郁多思，又为府事劳神，昏冒痰壅，口歪语涩，四肢不随，时欲悲泣，脉大而软，此脾肺气虚，风在经络。以补中益气去黄，加秦艽、防风、天麻、半夏。十剂症减二三。更加竹沥、姜汁，倍用人参，兼与八味，两月乃愈。

11. 李翠岩

年近七旬，肥盛多劳。一日，行至门外，视一人如两人，一路如两路，一门如两门，不知从何处入，遂卒然仆倒。扶归，懒于言语，尚能道其病状。咸以中风治之，投消痰搜风十余剂，遂冷汗如雨，惊惕振掉，昏不知人。脉左寸浮大，按之无神，余俱迟弱而空，已神色昏沉，不能言矣。

此属虚脱，宜培补正气为主，用四君，归、地、芍、天麻、杜仲、牛膝、枣仁，二剂汗止，五剂能言语识人，七八剂顿愈。每剂加人参三钱，二十余剂，饮食步履如常。

12. 一妇人因怒

口眼邪，痰涎上涌，口噤发搐。此脾肺气虚而肝木旺，用六君子、木香、钩藤、柴胡治之渐愈，又用加味归脾汤调理而安。

13. 一妇人

元气素虚，劳则体麻发热，痰气上攻。或用乌药顺气散、祛风化痰丸之类，肢体痿软，痰涎自出，面色萎黄，形体倦怠，而脾肺二脉虚甚。此气虚而类风，朝用补中益气汤，夕用十全大补汤，渐愈。又用加味归脾汤调理寻愈。

14. 汉川令顾毿在夫人

高年气虚痰盛，所以抑郁，忽然下体堕床，舌强不语，肢体不遂。以是日曾食湿面，医用消导不应，转增困惫，人事不省，头项肿胀。诊之，六脉皆虚濡无力，医犹谓大便六七日不通,拟用攻下。张曰:脉无实结,何可妄攻? 且病患素有脾病,大便常五六日一行,而艰苦异常。乃令先试以糜饮,以流动肠胃之枢机,日进六君子汤,每服用人参二钱,煎成顿热,分三次服。四剂后,大便自通。再四剂,自能起坐,数日间可扶掖徐行。因戒其左右,慎防步履,以病患气虚痰盛故也。

(以上医案引自《续名医类案》)

# 第十二节 失 眠

失眠主要表现为睡眠时间、深度的不足以及不能消除疲劳、恢复体力与精力,轻者入睡困难,或寐而不酣、时寐时醒,或醒后不能再寐,重则彻夜不寐。传统医学中神经官能症、更年期综合征等以失眠为主要临床表现时可参考本节内容辨证论治。

失眠的病因虽多,但以情志、饮食或气血亏虚等内伤病因居多,由这些病因引起心、肝、胆、脾、胃、肾的气血失和,阴阳失调,其基本病机以心血虚、胆虚、脾虚、肾阴亏虚进而导致心失所养及由心火偏亢、肝郁、痰热、胃失和降进而导致心神不安两方面为主。

本节主要讨论失眠从脾胃辨证论治。失眠病位在心,但与肝、胆、脾、胃、肾关系密切;属脾胃与其他脏腑病证。

宿食停滞,壅遏于中,胃气失和,阳气浮越于外而卧寐不安,如《张氏医通·不得卧》云:"脉滑数有力不得卧者,中有宿滞痰火,此为胃不和则卧不安也。"或由过食肥甘厚味,酿生痰热,扰动心神而不眠。或由饮食不节,脾胃受伤,脾失健运,气血生化不足,心血不足,心失所养而失眠。根据病因病机和临床表现,定性痰热内扰、胃气失和、心脾两虚证。

## 一、痰热内扰

【临床表现】不寐,胸闷心烦,泛恶,嗳气,伴有头重目眩,口苦,舌红苔黄腻,脉滑数。

【病因病机】过食肥甘厚味,脾胃运化失常,酿生痰热,扰动心神而不眠。

【治法】清化痰热,和中安神。

【方药】黄连温胆汤。方中半夏、陈皮、竹茹化痰降逆;茯苓健脾化痰;枳实理气和胃降逆;黄连清心泻火。

【医案】

1. 程(氏)

上昼气逆填脘,子夜寤不肯寐,乃阳气不降。议用温胆汤,温胆去枳实加金斛,滚痰丸二钱五分。

(以上医案引自《临证指南医案》)

2. 郁怒伤肝

肝胆之火内炽,痰湿中阻,胃失和降,懊少寐,胸痹不舒。拟温胆汤加减。

法半夏(二钱)　朱茯神(三钱)　珍珠母(三钱)　黑山栀(一钱五分)　北秫米(三钱,

包） 远志肉（一钱） 青龙齿（三钱） 川贝母（二钱） 炒枣仁（三钱） 生白芍（二钱） 鲜竹茹（一钱五分） 枳实（一钱，同捣） 广郁金（一钱五分） 合欢花（一钱五分） 夜交藤（三钱）

（以上医案引自《丁甘仁医案》）

3. 安昌娄

阳不交阴，寐不成寐，脉数右劲，舌尖赤，咳嗽气逆，胃馁。姑宜清肺、安神、化痰。（三月七号壬寅十九日）

北沙参（三钱） 霍石斛（三钱） 炒枣仁（三钱） 丹参（二钱） 天冬（三钱） 光杏仁（三钱） 夜交藤（三钱） 生米仁（四钱） 紫菀（钱半） 茯神（四钱，辰砂拌） 橘红（一钱，盐水炒）

清煎四帖。

**介按：**胃为六腑之海，其气以下行为顺。兹以阳明气逆冲肺，以致咳嗽不寐，故治以肃肺养胃而安神。

4. 黄公某

呛咳心悸，夜不安寐，脉虚细，胃钝恶心。宜温胆和胃，清肺安神。

仙半夏（钱半） 枳壳（钱半） 紫菀（钱半） 栝蒌皮（三钱） 陈皮（钱半） 炒枣仁（三钱） 川贝（三钱） 炒谷芽（四钱） 茯神（四钱） 白前（钱半） 蔻壳（钱半） （引）鲜竹肉（一九）

清煎三帖。

**介按：**罗东逸云：胆为中正之官，清净之腑，喜宁谧，恶烦扰，喜柔和，不喜壅郁。盖东方之腑，以郁久而不谧也。痰气上逆者，土家湿热反乘，而木不得遂其条达也。故是者首当清热及解利三焦。据是以观，则此症纯系少阳未得温和之气，以致诸证并起。此方治法，深得罗氏。

5. 西庄沈

胃气仍钝，夜不安寐，脉濡细，舌黄滑，湿犹未罢，宜温胆汤加减。

姜半夏（钱半） 枳壳（钱半） 绵茵陈（三钱） 鸡内金（三钱） 新会皮（钱半） 枣仁（三钱） 生米仁（四钱） 炒谷芽（四钱） 茯神（四钱，辰砂拌） 通草（钱半） 蔻壳（钱半）

清煎三帖。

**介按：**胆为清静之腑，兹以痰湿未清，胸膈之余热未退，而致夜寐不安，胃纳尚纯。治以温胆汤加减，兼清湿热而养胃。

（以上医案引自《续名医类案》）

6. 郁（左）

夜不成寐，脉细左关微弦右关带滑。心、离火也，肾、坎水也，离在上，坎在下，上下交通，其枢在胃，胃中为湿痰所据，则坎离相交之道路阻梗，遂致水火不能相媾，所有湿痰，悉借肝火而鼓动。欲媾阴阳，当通胃府，欲通胃府，当化湿痰，特黏腻之物，断难立予荡除，探手成功耳。

制半夏 广皮 枳实 龙齿 知母 茯苓 白蒺藜 竹茹 上徭桂(二分) 川雅连(四分,二味研细饭糊为丸开水先下)

【复诊】惊动胆木,甲木漂拔,乙木过升,致阳气有升无降。日久不寐,脉弦肤肿,经所谓热胜则肿也。升降乖违,而欲其水火相济也得乎。拟专降胆木,使升降各得其常。

制半夏 广皮 茯苓 枳实 竹茹 辰砂 天竹黄 珍珠母 龙齿 磁石

另濂珠二分,辰砂一分,川贝三分,三味研末调服。

7. 孙(左)

脾肾两虚,饮食生痰,痰阻为喘者久。兹值春升之际,痰凭木火之势而化为热,以致竟夜不能交睫。脉左尺不藏,苔黄舌红,龙相亦动。拟潜阳和阳,参以苦泄。

川雅连(酸枣仁同炒) 制半夏 竹茹(盐水炒) 知母 茯苓神 炒枳实 上濂珠(三分) 川贝母(五分,二味研末调服)

8. 周(左)

肾本封藏不固,秋冬收藏之令,阴气不能收摄,辄痰多咳嗽。兹以外感湿热之后,痰多咳甚,寤难成寐。脉象弦滑。此由病后湿化为痰,痰在胃中,则胆寒肝热。拟化痰宁神。

制半夏(一钱五分) 炒竹茹(一钱五分) 白茯苓(三钱) 广橘红(一钱) 夜交藤(四钱) 陈胆星(六分) 炒枳实(一钱) 炒枣仁(二钱) 炒苏子(三钱) 竹沥(七钱) 姜汁(少许)

又 化痰和中,以温胆气,寐得稍安,痰亦略少。再降胆胃而蠲痰饮。

陈胆星(四分) 炒枳实(一钱) 炒苏子(三钱) 广橘红(一钱) 云茯苓(三钱) 旋复花(二钱绢包) 炒枣仁(二钱) 炒于术(一钱五分) 炒竹茹(一钱五分) 制半夏(一钱五分) 远志肉(五分)

(以上医案引自《张聿青医案》)

## 二、胃气失和

【临床表现】不寐,脘腹胀满,胸闷嗳气,嗳腐吞酸,或见恶心呕吐,大便不爽,舌苔腻,脉弦滑。

【病因病机】饮食不节,脾胃受损,宿食停滞,壅遏于中;或湿痰中阻,气机不畅,胃气失和,阳气浮越于外而卧寐不安。

【治法】和胃化滞,宁心安神。

【方药】保和丸。方中山楂、神曲助消化,消食滞;半夏、陈皮、茯苓降逆和胃;莱菔子消食导滞;连翘散食滞所致的郁热。

【医案】

1. 赵(氏)

呕吐眩晕,肝胃两经受病,阳气不交于阴,阳跷穴空,寤不肯寐。灵枢方半夏秫米汤主之。

**又** 接用人参温胆汤。

（以上医案引自《临证指南医案》）

2. 李左

不寐已久,时轻时剧,苔薄腻,脉弦小,心体亏,心阳亢,不能下交于肾,湿痰中阻,胃因不和,胃不和故卧不安也。拟和胃化痰,交通心肾。

生白芍(二钱) 朱茯神(三钱) 上川连(一分) 炒枣仁(三钱) 法半夏(二钱) 远志肉(一钱) 上肉桂(一分) 柏子霜(二钱) 北秫米(包,三钱) 炙甘草(八分)

（以上医案引自《丁甘仁医案》）

3. 梅(三六)

昨进凉解方,身热已止,口渴亦减,是邪解之象,但呕吐妨食,寤而少寐,余邪未清丁胃腑,经云:胃不和则卧不安,拟温胆汤。

鲜竹茹(一钱五分) 制半夏(一钱五分) 茯苓(二钱) 枳实(二钱) 橘红(一钱) 姜汁(冲入,一钱) 川石斛(三钱)

（以上医案引自《也是山人医案》）

4. 安昌徐

湿热较减,胃纳略增,脉右弦濡,左虚细,夜寐少安,大便艰涩。宜和胃安神为妥。(六月六号乙巳二十日)

仙半夏(钱半) 炒川连(六分) 柏子仁(三钱) 夜交藤(三钱) 新会皮(钱半) 炒枣仁(三钱) 炒远志(八分) 通草(钱半) 茯神(四钱,辰砂拌) 丹参(三钱) 谷芽(四钱)

五帖。

**介按:** 湿热方退,肾液已耗,未能上注于心,是以夜寐不安,胃津未复,是以大便艰涩,故治以和胃安神,补心滋肾,略佐渗湿,俾胃气得和,则卧寐自安。

5. 陆养愚治沈翰撰虹台

年近五旬,体肥善酒而耽浓味,常露卧,秋末冬初,忽酒后烦躁不得寐。或以安神养血不效,惟服清痰清火稍应。后每易一方,间瘥数日,即复如故。惟大醉后,得吐始熟寐一二时。然日间则倦不能起,且饮食无味。延至仲夏,偶烦躁身痒,以热汤澡浴,是夜睡至天明。由是临卧必浴,即不能长睡,而或一二更安寝。若间日浴,即不寐。至立秋,浴亦不应,八月间竟全不睡矣。

诊之,六脉沉涩,两寸尤甚。自言平日天气稍暖,即畏热多汗。自病后,但烦闷而不畏热,暑月竟无汗。因思《内经》每有论无方,独不寐一条,兼有其方。何今人不知用,及用亦无效也。经言不寐之因,则曰:卫气行于阳,不得入于阴。行于阳则阳气盛,不得入于阴则阴虚,故目不瞑。又曰:阳明逆,不得从其道,故不得卧。又曰:胃不和,则卧不得安。言治疗之法,调其虚实,以通其道,而去其邪。又曰:决渎壅塞,经络大通,阴阳得和。其方以千里水扬之万遍,炊以苇薪,用秫米、半夏煎饮。其汗病新发者,覆杯则卧,汗出则已。澡浴则睡,是外之经络胥通也。因用子和法,以独圣散,三日约通其涎饮盆许。是夜身虽

困倦,然已得睡。禁其浓味酒醴,惟进稀粥。五日后,令密室中置沸汤数锅,使热气熏蒸,中设一桶,探汤澡浴之,拭干就寝。用:

麻黄(一两) 苏叶(一两) 干葛(一两) 防风(一两) 威灵仙(一两) 半夏(一两)

照《内经》煎法,热服后覆之,汗微微而来,是夜睡始沉。又将息二日,再以此法大汗之,自此睡卧如常,身体轻快,精神清爽,六脉皆起且流利,而病去矣。

(以上医案引自《续名医类案》)

6. 沈(右)

便泄稍减,土中之木稍泄,而肝木究未疏和,左脉沉弦,腹仍痛。木旺则胃土失降,胸脘窒闷,入夜不寐,所谓胃不和则寐不安也。

杭白芍(二钱) 防风(一钱,煎汁炒) 制香附 炒透半夏曲 炒枳壳 木瓜皮 广木香 广皮 白蒺藜 辰茯神

7. 经莲山太守

体丰于外,气瘠于内,气弱则脾土少运,生湿生痰。痰生于脾,贮于胃,胃为中枢,升降阴阳,于此交通。心火俯宅坎中,肾水上注离内,此坎离之既济也。水火不济,不能成寐,人尽知之。不知水火之不济,非水火之不欲济也,有阻我水火相交之道者,中枢是也。肝木左升,胆木右降,两相配合。今中虚挟痰,则胃土少降,胆木不能飞渡中枢而从下行,于是肝木升多,胆木降少,肝升太过矣。太过而不生风、不鼓动阳气也得乎。胆木升浮,上为耳聋等症。病绪虽繁,不越气虚挟痰也。脉左弱缓大,右关带滑。问与切亦属相符。治法当务其要,不寐是也。

经云:胃不和则卧不安。古圣于不寐之病,不曰心肾,独曰胃不和,岂无意哉。中枢之论,非臆说也。明者当能察之。

台参须 炒枳实 甜广皮 牡蛎 晚蚕砂 茯苓神 炒竹茹 炒枣仁 龙齿 白蒺藜 上濂珠(三分) 西血珀(二分) 川贝母(一钱五分)

上味研末蜜水调服。

8. 黄(左)

头目昏蒙,恶心胃钝。连宵不寐阳升不平,胃土失和。治以和胃熄肝。

制半夏(一钱五分) 上广皮(一钱) 炒秫米(二钱包) 茯苓神(各二钱) 炒竹茹(一钱) 龙齿(三钱) 白蒺藜(三钱) 炒枣仁(二钱) 夜交藤(四钱)

(以上医案引自《张聿青医案》)

## 三、心脾两虚

【临床表现】多梦易醒,心悸健忘,神疲食少,头晕目眩,伴有四肢倦怠,面色少华,舌淡苔薄,脉细无力。

【病因病机】饮食不节,脾胃受伤,脾失健运,气血生化不足,心血不足,心失所养而失眠。

【治法】补益心脾,养心安神。

【方药】归脾汤。方用人参、白术、黄芪、甘草益气健脾；当归补血；远志、酸枣仁、茯神、龙眼补心益脾，安神定志；木香行气健脾，使全方补而不滞。

【医案】

1. 某（四二）

脉涩，不能充长肌肉，夜寐不适，脾营消索，无以灌溉故耳，当用归脾汤意温之。（脾营虚）

嫩黄　于术　茯神　远志　枣仁　当归　炙草　桂圆　新会皮

（以上医案引自《临证指南医案》）

2. 潘（三五）

脉细面白，寤不成寐，归脾汤主之。

嫩黄（三钱）　焦于术（二钱）　远志（五分）　当归（一钱五分）　炙草（五分）　枣仁（三钱）　茯神（二钱）　龙眼肉（三钱）

（以上医案引自《也是山人医案》）

3. 李土材治张同初

善怒善郁，且应酬繁剧，膈中痛甚，夜不成寐。医用菖蒲、枳、朴、木香、豆蔻，殊不知此症属虚，虚则浊阴不降，神气失守，故痛且寤也。遂以归脾汤，倍用人参、当归，不十剂而胸次快然，安寝（《医通》）。

4. 孙文垣治潘景宇内人

后半夜不眠（肝火浮入包络），两太阳及眉棱骨痛（肝火上逆支络）。面黄肌瘦，大便溏，稍劳则体热，四肢无力（皆肝阳盛而脾阴虚），其脉左寸洪滑（肝脉上溢），自春至秋皆然。此由脾虚，肝心二经火盛然也（当云肝盛脾虚）。先用四君子、酒连、柴胡、扁豆、泽泻、滑石调理，夜与钱仲阳安神丸，灯心汤下，服八日得睡，两太阳亦不痛（黄连之功居多）。继用六君子黄芪、秦艽、柴胡、泽泻、当归、白芍、黄柏，全安。

（以上医案引自《续名医类案》）

# 第十三节　痿　病

痿病是以临床表现肢体弛缓、软弱无力，甚至日久不用，引起肌肉萎缩或瘫痪的一种病证。现代医学的感染性多发性神经炎、运动神经元病、重症肌无力、肌营养不良等符合本病证候特征者，可参考本节辨证论治。

痿病病因有外感、内伤，病机为热伤肺津，津液不布；湿热浸淫经络，气血不运；脾胃受损，气血精微化生不足；肝肾亏损，髓枯筋痿；是由五脏内伤，精血受损，肌肉筋脉失于滋养所致。

本节主要讨论痿病从脾胃辨证论治。痿病病位虽在肌肉筋脉，但关乎五脏，与脾胃密切相关，属脾胃经络所系肢体病证。

脾胃为后天之本,气血生化之源,五脏六腑,四肢百骸赖以温煦滋养。若素体虚弱,久病成虚,或饮食不节,脾胃受损,脾胃既不能运化水谷以化生气血而精血不足,也不能转输精微,五脏失其润养,筋脉失其滋煦;外感湿热之邪,或久居湿地,冒受雨露,感受寒湿之邪郁遏化热,或饮食不节,生冷肥甘太过,损伤脾胃,脾不能运化水湿而内生湿热,若湿热未及清除,濡滞肌肉,浸淫经脉,气血不运,肌肉筋脉失养;均可发为痿病。根据病因病机和临床表现,定性脾胃湿热、脾胃亏虚证。

《内经》有许多篇章对痿病进行了讨论,根据五脏与五体的关系,提出了"痿蹙""脉痿""筋痿""肉痿""骨痿"的分类方法。治疗方面,提出了"治痿者独取阳明"的治痿原则。独取阳明即指治痿病应重视调理脾胃,因脾胃为后天之本,肺之津液来源于脾胃,肝肾的精血来源于脾胃的生化,只有脾胃健运,津液精血之源化生,才能充养肢体筋脉,有助于痿病的康复。所谓调理不尽属于补益,脾胃虚弱者固当健脾益胃,而脾胃为湿热所困者,又当清胃火去湿热,皆属治阳明调理之法。所谓"独取",乃重视之意,不应理解为"唯独"之法。

### 一、脾胃湿热

【临床表现】四肢痿软,肢体困重,或微肿麻木(尤多见于下肢),或足胫热蒸,或发热,胸脘痞闷,小便赤涩;舌红苔黄腻,脉细数而濡。

【病因病机】外感湿热之邪;或久居湿地,冒受雨露,感受寒湿之邪,郁遏化热;或饮食不节,生冷肥甘太过,损伤脾胃,脾不能运化水湿而内生湿热;若湿热未及清除,濡滞肌肉,浸淫经脉,气血不运,肌肉筋脉失养而发为痿病。

【治法】清热燥湿,通利筋脉。

【方药】加味二妙散。方中黄柏苦寒清热燥湿;苍术健脾燥湿;萆薢导湿热从小便而出;当归、牛膝活血通络;龟板滋阴潜阳,养肾壮骨。全方合用,有清化下焦湿热,而又不伤阴之效。

【医案】

1. 廉(三二)

诊脉论体,从遗精漏疡,继而环跳穴痛,遂不堪行走。脏阴伤及腑阳,阳气日加窒塞,经脉不司舒展,食入壅脘欲吐,大便旬日不通,痞阻日甚,而为痿症。内经论治痿独取阳明,无非流通胃气,盖胃脉主乎束筋骨利机关窍也,议用加味温胆汤(胃气窒筋骨不利)。

2. 俞

五旬又四,阳气日薄,阳明脉络空乏,不司束筋骨以流利机关,肩痛肢麻头目如蒙,行动痿弱无力。此下虚上实,络热,内风沸起,当入夏阳升为甚,燥湿利痰,必不应病。议清营热以熄内风(阳明虚营络热内风动)。

犀角　鲜生地　元参心　连翘心　冬桑叶　丹皮　钩藤　明天麻

大便旬日不通,用更衣丸,取意小肠火腑,非苦不通,非下不夺也。

(以上医案引自《临证指南医案》)

3. 石山治一人

因久坐腰痛,渐次痛延右脚,及左脚,又延及左右手,不能行动,或作风治而用药酒,或作血虚而用四物,一咽即痛,盖覆稍热,及用针砭,痛甚,煎服熟地黄,或吞虎潜丸,又加右齿及面痛甚。

季秋,汪诊之脉濡缓而弱,左脉比右较小,或涩,尺脉尤弱曰,此痿证也,彼谓痿证不当痛。汪曰:诸痿皆起于肺热,君善饮,则肺热可知。经云:治痿独取阳明。阳明者胃也,胃主四肢,岂特脚耶,痿兼湿重者,则筋缓而痿软,兼热多者,则筋急而作痛,因检橘泉传示之,始信痿亦有痛。又经云:酒客不喜甘,熟地味甘,而虎潜丸益之以蜜,则甘多助湿而动胃火,故右齿面痛也。遂以:

人参(二钱) 黄芪(一钱五分) 白术(一钱) 茯苓(一钱) 生地黄(一钱) 麦门冬(一钱) 归身(八分) 黄柏(七分) 知母(七分) 甘草(四分)

煎服五帖。病除彼遂弃药,季冬复病,仍服前方而愈。

**震按:**此案讲病最精,用药则未敢深信,既云热多者筋急而痛,且现下右齿面痛,何以重用参、甘温之药,其些微之知柏,宁有益耶。

(以上医案引自《古今医案按》)

4. 左

呕吐痰涎,泄泻甚多,府中郁阻之湿,得以开通,水气一层,今可幸免。而两足仍然肿胀,足膝痿软诚恐在下之湿,延成痿症。再取阳明。

生薏仁 赤白苓 陈皮 制半夏 猪苓 炒黄柏 汉防己 泽泻 川桂枝

5. 邵(左)

大病之后,湿恋阳明,身热不退,腿足痿软,不能步履,有难复之虞。

汉防己 大豆卷 泽泻 米仁 独活 桂枝 川草 赤白苓 制半夏 杏仁泥 二妙丸

【二诊】身热口渴俱减,步履略能自如。再祛湿泄热。

大豆卷 生薏仁 秦艽 木瓜 川桂枝 制半夏 光杏仁 独活 汉防己 草薢 建泽泻 酒炒桑枝 二妙丸

(以上医案引自《张聿青医案》)

6. 程左

初病香港脚浮肿,继则肿虽消而痿软不能步履,舌淡白,脉濡缓,谷食衰少,此湿热由外入内,由肌肉而入筋络,络脉壅塞,气血凝滞,此湿痿也。经云:湿热不攘,大筋软短,小筋弛长,软短为拘,弛张为痿是也。湿性粘腻,最为缠绵。治宜崇土逐湿,去瘀通络。

连皮苓(四钱) 福泽泻(一钱五分) 木防己(三钱) 全当归(二钱) 白术(一钱五分) 苍术(一钱) 陈皮(一钱) 川牛膝(二钱) 杜红花(八分) 生苡仁(四钱) 陈木瓜(三钱) 西秦艽(一钱五分) 紫丹参(二钱) 嫩桑枝(三钱) 茅山苍术(一斤)

米泔水浸七日,饭锅上蒸九次,晒干研细末。加苡仁米(半斤),酒炒桑枝(半斤),煎汤泛丸。每服(三钱),空心开水吞下。

原注：服此方五十余剂，丸药两料，渐渐而愈。

（以上医案引自《丁甘仁医案》）

7. 人有胃火熏蒸

日冲肺金，遂至痿弱不能起立，欲嗽不能，欲咳不敢，及至咳嗽又连声不止，肺中大痛，非肺痈之毒，乃肺痿之病也。夫肺之成痿也，由于阳明之火上冲于肺，而肺经津液衰少，不能灭阳明之焰，金从火化，累年积岁，肺叶之间酿成火宅，而清凉之药，不能直入于肺，非格清凉之故也。肺既大热，何能下生肾水，水干无以济火，则阳明之炎蒸更甚，自然求救于水谷；而水谷因肺金清肃之令不行，不能化成津液，以上输于肺，则肺之燥益甚；肺燥而肺中津液尽变为涎沫浊唾矣。肺液既干，肺气自怯，所成涎沫浊唾，若难推送而出，此欲嗽之所以不能也。然而涎沫浊唾，终非养肺之物，必须吐出为快，无奈其盘踞于火宅，倘一咳而火必沸腾，胸膈之间必至动痛，此欲咳之所以不敢也。迨忍之又忍至不可忍，而咳嗽涎沫浊唾虽出，而火无水养。上冲于咽喉，不肯遽下，此咳嗽所以又连声而不止也。咳嗽至连声不止，安得不伤损干燥之肺而作痛乎。人见其痿弱不能起立，或用治痿之药，愈伤肺气，奚能起痿。

治法宜泻其胃中之火，大补其肺经之气，然又不可徒补其肺中之气，更宜兼补其肾中之水。方用生津起痿汤：

麦冬（一两）　甘草（二钱）　玄参（一两）　甘菊花（五钱）　熟地（一两）　天门冬（三钱）　天花粉（一钱）　浙贝母（一钱）　金银花（五钱）

水煎服，连服四剂，而咳嗽轻，再服四剂，而咳嗽止，再服十剂，而痿症除矣。盖阳明之火，本可用大寒之药。然而阳明初起之火，可用大寒；而阳明久旺之火，宜用微寒。因阳明之火，乃胃土中之火，初起可用大寒泻火，以救肾中之水，久旺用微寒散火，所以生胃中之土也。胃火之盛，胃土之衰也，扶其土，即所以泻其火。而胃土自健，自能升腾胃气，化水谷之精微，输津液于肺中也。又加之二冬、甘草、天、贝之类，原能益肺消痰，则肺中更加润泽。得金银花同入，以消除其败浊之毒，则肺金何至再燥乎？加熟地者，以填补肾水，水旺而肺不必去顾肾子之涸，则肺气更安，清肃下行于各府，水生火息，不必治痿而痿自愈也。

8. 胃火上冲于心

心中烦闷，怔忡惊悸，久则成痿，两足无力，不能动履，此总属胃火之盛，非心火之旺也。夫胃属土，而心属火，心乃生胃，而胃不宜克心。然心火生胃，则心火不炎，胃火熏心，则心火大燥，此害生于恩也。倘徒泻心火，则胃子见心母之寒，益肆其炎氛，愈添心中之燥。必下取于肾水，而肾因胃火之盛，熬干肾水，不能上济于心，火益旺而水益枯，骨中无髓，安得两足之生力乎？

治法宜大益其肾中之水，少清其胃中之火，则胃气安而肾水生，自然上交于心也。方用清胃生髓丹：

玄参（一两）　麦冬（五钱）　甘菊花（五钱）　熟地（二两）　北五味（二钱）　沙参（五钱）

水煎服，十剂即可行步，二十剂怔忡惊悸之病除，又十剂烦闷痿弱之症去，再服十剂痊愈。痿症无不成于阳明之火，然用大寒之药，如石膏、知母之类，虽泻胃火甚速，然而多用必至伤胃,胃伤而脾亦伤,脾伤而肾安得不伤乎。故不若用玄参、甘菊之类,既清其胃火,而又不损其胃土,则胃气自生,能生津液,下必注于肾,而上且灌于心矣。况麦冬、五味以益心,熟地、沙参以滋肾,上下相资,水火既济,痿病岂不愈乎。

9. 人有好酒

久坐腰痛,渐次痛及右腹,又及右脚,又延及右手,不能行动,已而齿痛,人以为贼风之侵体也,谁知是痿症乎。或谓:痿不宜痛,今腹、脚、手、齿俱痛,恐非痿也。嗟乎!诸痿皆起于肺热,人善饮,则肺必热矣。经曰:治痿必取阳明。阳明者胃也,胃主四肢岂独脚耶。夫痿虽热病,而热中有湿,不可不察。痿病兼湿重者,必筋缓而软;痿病兼热多者,必筋急而痛,是痿症未尝无痛也。苟不祛湿以清火,而反助湿以动热,则痿症不能痊,转增添其痛矣。

治法专治阳明以生胃气,佐之泻火利湿之品,则诸痛自消。方用释痛汤:

人参(三钱) 黄芪(三钱) 白术(五钱) 茯苓(三钱) 生地(五钱) 麦冬(五钱) 当归(三钱) 玄参(一两) 甘草(三分)

水煎服,连服四剂而病除。此方皆入阳明之药也。入阳明以平胃气,即入阳明以平胃火,宜痿症之顿起矣。况茯苓、白术善能去湿,复是生胃之品,是治湿又治阳明也。药投病之所喜,安得而不速愈哉。

(以上医案引自《辨证录》)

## 二、脾胃亏虚

【临床表现】肢体痿软无力日重,食少纳呆,腹胀便溏,面浮不华,神疲乏力,舌淡,舌体胖大,苔薄白,脉沉细或沉弱。

【病因病机】脾胃受损,精血不足,脾胃为后天之本,气血生化之源,五脏六腑,四肢百骸赖以温煦滋养。若素体虚弱,久病成虚,或饮食不节,脾胃受损,脾胃既不能运化水谷以化生气血而精血不足,也不能转输精微,五脏失其润养,筋脉失其滋煦,故发为痿病。

【治法】健脾益气。

【方药】参苓白术散。方中人参、白术、山药、扁豆、莲子甘温健脾益气;茯苓、薏苡仁健脾渗湿;陈皮、砂仁和胃醒脾。

【医案】

1. 陈

阳明脉空,厥阴风动,自右肩臂渐及足跗痿,长夏气泄。秋半不主收肃。显然虚症。先用通摄方法。(肝胃虚内风动)。

淡苁蓉 熟地 杞子 川牛膝 川斛 茯苓 远志(炒黑) 石菖蒲

2. 夏(四四)

自稚壮失血遗精,两交夏月,四肢痿,不得转动,指节亦不能屈曲。凡天地间,冬主收藏,夏主发泄,内损多年不复元,阳明脉衰所致。(肝胃虚)。

当归 羊肉胶 杞子 锁阳 菊花炭 茯苓 青盐

3. 沈(四四)

眩晕怔忡,行走足肢无力,肌肉麻木,骨骱色变,早晨腹鸣瘕泄。此积劳久伤阳气,肝风内动,势欲痿厥。法当脾肾双补,中运下摄,固体治病。(脾肾阳虚)脾肾双补丸山药粉丸(缪仲淳方)。

(以上医案引自《临证指南医案》)

4. 一人形肥色黑

素畏热而好饮,年三十余,忽病自汗如雨,四肢俱痿,且恶寒,小便短赤,大便或溏或结,饮食亦减,医作风治,用独活寄生汤、小续命汤罔效。

仲夏,汪视之脉沉细而数,约有七至,曰:此痿证也。丹溪云:断不可作风治。经云:痿有五,皆起于肺热。只此一句,便知其治之法矣。经又云,治痿独取阳明。盖阳明,胃与大肠也,胃属土,肺属金,大肠亦属阳金,金赖土生,土亏金失所养,而不能下生水,肾水涸火盛,肺愈被伤,况胃主四肢,肺主皮毛,今病四肢不举者,胃土亏也,自汗如雨者,肺金伤也,故治痿之法独取阳明,而兼清肺经之热,正合东垣清燥汤,服百帖,果愈。

**震按:**脉沉细而数,约有七至,郁热深矣,何不直清其热,而仅用清燥汤清补兼施之药耶盖痿本虚证,加之自汗如雨,饮食减少,则肺胃愈虚,故用此方补土以生金,益水以制火治其本也,连、柏苦寒,苓、泻淡渗,治其标也,古人治病,审慎周到如此,亦知其必中故能持久以收功。

(以上医案引自《古今医案按》)

5. 阳明之火

固结于脾,而不肯解,善用肥甘之物,食后即饥,少不饮食,便觉头红面热,两足乏力,不能行走。人以为阳明胃火之旺,以致成痿,谁知是太阴脾火之盛,以烁干其阴乎。夫痿症皆责之阳明,何以太阴火旺,亦能成痿?盖太阴与阳明为表里,阳明火旺,而太阴之火亦旺矣。二火相合,而搏结于腑脏之间,所用饮食,仅足以供火之消磨,而不能佐水之渥。火旺水亏,则肾宫干涸,何能充足于骨中之髓耶?骨既无髓,则骨空无力,何能起立以步履哉。治法益太阴之阴水,以胜其阳明之阳火,则脾胃之中,水火无亢炎之害;而后筋骨之内,髓血有盈满之机也。方用调脾汤:

人参(五钱) 玄参(一两) 麦冬(五钱) 甘菊花(五钱) 薏仁(五钱) 金钗石斛(三钱) 芡实(一两) 山药(五钱)

水煎服,连服四剂便觉腹不甚饥,再服四剂,火觉少息,再服十剂痿愈。此方补脾胃之土,即所以补其火也。然而火之所以旺者,正坐于土之衰耳。土衰则不生水,而生火矣。今于补土之中,加入玄参、甘菊、石斛微寒之药,则脾胃之火自衰,而脾胃之土自旺;脾胃之土既旺,而脾胃之津自生。于是灌注于五脏之间,转输于两足之内。火下温而不上发,头面无红热之侵,何至胫趾之乏力哉。或曰:火盛易消,以至善饥,似宜用消导之剂,以损脾胃之气,乃不损其有余,而反增益其不足,恐未可为训也。不知脾胃之土,俱不可伤,伤土而火愈旺矣。补阴则阳伏,消食则伤阴。补阴可也,宁必用消导之药哉。

**6. 烦躁口渴**

面红而热，时索饮食，饮后仍渴，食后仍饥，两足乏力，不能起立，吐痰甚多，人以为阳明之实火也，谁知是阳明之虚火乎。夫阳明属阳火，亦宜实，何以虚名之？不知胃火初起为实，而久旺为虚。当胃火之初起也，口必大渴，身必大汗，甚则发狂，登高而呼，弃衣而走，其势甚急，所谓燎原之火也，非实而何。至于旺极必衰，时起时灭，口渴不甚，汗出不多，虽谵语而无骂詈之声，虽烦闷而无躁扰之动，得水而渴除，得食而饥止，此乃零星之余火也，非虚而何。实火不泻，必至熬干肾水，有亡阳之变；虚火不清，则销铄骨髓，有亡阴之祸。阴既亡矣，安得不成痿乎？

故治痿之法，必须清胃火而加之生津、生液之味，自然阴长而阳消也。方用散余汤：

生地（一两）　玄参（一两）　茯苓（三钱）　竹叶（一百片）　麦冬（一两）　人参（三钱）麦芽（一钱）　天花粉（二钱）　神曲（一钱）

水煎服，二剂阳明之余火息，再服二剂，烦躁、饥渴之病除，更用十剂痿症痊愈。此方散胃火之余氛，不去损胃土之生气。胃气一生，而津液自润，自能灌注肾经，分养骨髓矣。倘用大寒之药，直泻其胃火，则胃土势不能支，必致生意索然，元气之复，反需岁月矣。譬如大乱之后，巨魁大盗，已罄掠城中所有而去，所存者不过余党未散耳。用一文臣招抚之有余，若仍用大兵搜索剿除，则鸡犬不留，玉石俱焚，惟空城独存，招徕生聚，有数十年而不可复者矣。何若剿抚兼施之为得哉。

**7. 人有肥胖好饮**

素性畏热，一旦得病，自汗如雨，四肢俱痿，且复恶寒，小便短赤，大便或溏或结，饮食亦减。人以为感中风邪也，谁知是痿病之已成乎。夫痿有五，皆起于肺热，好饮之人，未有不热伤肺者也，肺之母为胃，欲救热伤之肺，必须速救胃土。经曰：治痿独取阳明，正言其救胃也。胃土不足，而肺金受伤，则金失所养，而不能下生肾水，水干则火盛，而肺金益伤矣，况胃主四肢，肺主皮毛。今病四肢不举，非胃土之衰乎；自汗如雨，非肺金之匮乎。

明是子母两病，不急救胃，何能生肺以生肾水哉。方用滋涸汤：

玄参（一两）　麦冬（一两）　茯苓（三钱）　芡实（五钱）　人参（三钱）　甘菊花（三钱）女贞子（三钱）　生地（二钱）　天门冬（三钱）　黄芩（一钱）　天花粉（一钱）

水煎服，十剂胃气生，二十剂肺热解，三十剂痿废起，四十剂痊愈。此方独取阳明以补胃土，兼清肺经之热也。不必去补肾，而肾水自润矣。李东垣立有清燥汤，亦可治痿，不若此方之更神耳。

（以上医案引自《辨证录》）

**8. 易思兰治一妇人**

年十九，禀赋怯弱，庚辰春因患痿疾，卧榻年余，首不能举，形瘦如柴，发结若毡，起便皆赖人扶，一粒不尝者五月，惟日啜甘蔗汁而已，服滋阴降火药百帖不效。有用人参一二钱者，辄喘胀不安。其脉六部俱软弱无力，知其脾困久矣，以补中益气汤加减治之，而人参更加倍焉，服二剂遂进粥二盏，鸡蛋二枚。后以强筋健体之药，调理数月，饮食步履如常，痊愈。

或问曰：诸人皆用滋阴降火,公独用补中益气,何也？易曰：痿因五内不足,治在阳明。阳明者胃也,为五脏六腑之海,主润宗筋,宗筋主束骨而利机关,痿由阳明之虚,胃虚不能生金,则肺金热不能荣养一方,脾虚则四肢不能为用。兹以人参为君,白术为佐,皆健脾土之药也。土健则能生金,金坚而痿自愈矣。又问：向用人参一二钱,便作喘胀,今倍用之,又加诸补气药而不喘胀,何也？曰：五月不食,六脉弱甚,邪气太盛,元气太衰,用参少则杯水车薪,不惟不胜,而反为所制,其喘胀也宜矣。予倍用之,如以大军摧大敌,岂有不剿除者哉？加减补中益气汤方：

人参(一钱)　地黄(八分)　归身(八分)　陈皮(六分)　白术(八分)　炙甘草(五分)　泽泻(六分)　黄柏(五分)　丹皮(六分)

9. 孙文垣治徐氏子

年弱冠,肌肉瘦削,尻膝肿大,手肘肩皆肿,肿处痛热。或作风与湿痰及鹤膝鼓捶风治,病转甚。诊之,六部皆弦,其色青而白,饮食少,时当长至。曰：此筋痿也,诸痿皆不可作风治。病转甚者,以前药皆风剂耳。风能伤血,血枯则筋愈失养,况弦脉乃肝木所主,挽前而至,是肝有余而脾土受克,脾伤则饮食少而肌肉削也。经曰：治痿独取阳明。阳明者,肠与胃也。

法当滋补肠胃,俾饮食日加,脏腑有所禀受,荣卫流行,气煦血濡。调养至春,君火主事之时,宗筋润而机关可利也。

五加皮　薏仁　甘草　苍耳子　枸杞子　琐阳　人参　杜仲　黄柏　黄芩　防风

服二十剂而精神壮,腰脊健,饮食加。惟间有梦遗,去杜仲,加远志、当归,三十帖痿愈(雄按：议论极是,方未尽善)。

(以上医案引自《续名医类案》)

10. 陈(左)

劳倦伤脾,脾病则四肢不用矣。

焦苍术(二钱)　范志曲(二钱炒)　川朴(一钱)　晚蚕砂(三钱)　上广皮(一钱)　制半夏(一钱五分)　草薢(三钱)　白蒺藜(三钱)　秦艽(一钱五分)　焦麦芽(四钱)　酒炒桑枝(五钱)

**又**　神情稍振,再守效方出入。

焦白术(一钱)　范志曲(二钱炒)　川朴(一钱)　秦艽(一钱五分)　上广皮(一钱)　制半夏(一钱五分)　川草(二钱)　泽泻(一钱五分)　生薏仁(四钱)　赤猪苓(各二钱)　焦麦芽(三钱)　桑枝(酒炒五钱)

(以上医案引自《张聿青医案》)

# 第十四节　眩　晕

眩晕是以头晕、眼花为主要临床表现的一类病证。眩即眼花,晕是头晕,二者常同时并见,故统称为"眩晕",其轻者闭目可止,重者如坐车船,旋转不定,不能站立,或伴有恶心、呕吐、汗出、面色苍白等症状。现代医学中的高血压、低血压、低血糖、贫血、梅尼埃病、脑动脉硬化、椎-基底动脉供血不足、神经衰弱等,临床表现以眩晕为主要症状者,可参照本节辨证论治。

眩晕是由于情志不遂、饮食内伤、体虚久病、失血劳倦及外伤等病因,引起风、火、痰、瘀上扰清窍或精亏血少,清窍失养为基本病机。

本节主要讨论眩晕从脾胃辨证论治。本病病位在清窍,与肝、脾、肾三脏关系密切,属脾与其他脏腑病证。饮食不节,损伤脾胃,脾胃虚弱,气血生化无源,清窍失养;或嗜酒肥甘,饥饱劳倦,伤于脾胃,健运失司,以致水谷不化精微,聚湿生痰,痰湿中阻,浊阴不降;均可引起眩晕。根据病因病机和临床表现,定性痰浊上蒙、气血两虚证。

## 一、痰浊上蒙

【临床表现】眩晕,头重如蒙,视物旋转,胸闷作恶,呕吐痰涎,食少多寐,苔白腻,脉弦滑。

【病因病机】嗜酒肥甘,饥饱劳倦,伤于脾胃,健运失司,以致水谷不化精微,聚湿生痰,痰湿中阻,浊阴不降,引起眩晕。

【治法】燥湿祛痰,健脾和胃。

【方药】半夏白术天麻汤。方中二陈汤理气调中,燥湿祛痰;配白术补脾除湿,天麻养肝熄风;甘草、生姜、大枣健脾和胃,调和诸药。

痰浊郁而化热,痰火上犯清窍,表现为眩晕,头目胀痛,心烦口苦,渴不欲饮,苔黄腻,脉弦滑,用黄连温胆汤清化痰热。若素体阳虚,痰从寒化,痰饮内停,上犯清窍者,用苓桂术甘汤合泽泻汤温化痰饮。

【医案】

1. 徐

脉左浮弦数,痰多,脘中不爽,烦则火升眩晕,静坐神识稍安。议少阳阳明同治法(痰火)。

羚羊角　连翘　香豆豉　广皮白　半夏曲　黑山栀

2. 某

酒客中虚,痰晕。二陈加术白蒺藜钩藤天麻。

3. 江(五十)

脉弦动,眩晕痰多,胸痹窒塞。此清阳少旋,内风日沸,当春地气上升,最虑风痱(内风挟痰)。

明天麻　白蒺藜　桂枝木　半夏　橘红　茯苓　苡仁　炙草

又　头额闷胀,痰多作眩。外台茯苓饮加羚羊角桂枝竹沥姜汁法丸。

4. 吴(四五)

诊脉芤弱,痰多眩晕,心神过劳,阳升风动,不可过饮助升。治痰须健中,熄风可缓晕。

九蒸白术　炒杞子　白蒺藜　茯苓　菊花炭

5.周

内风挟痰眩晕,吐出清水。

半夏　茯苓　广皮　天麻　钩藤　菊花

(以上医案引自《临证指南医案》)

6.张路玉治董司业夫人

体虽不甚丰,而恒有眩晕之疾。诊其六脉皆带微弦,而气口尤甚。盖缘性多郁怒,怒则饮食不思,而为眩晕矣。岂平常体肥多湿之痰,可比例乎。为疏六君子方,水泛为丸,服之以培中土,中土健运,当无敷化不及,留结为痰而成眩晕之虑,所谓治病必求其本也。

7.朔客梁姓者

邀诊。时当夏日,裸坐盘餐,倍于常人,形伟气壮,热汗淋漓于头顶间,诊时不言所以,切其六脉沉实,不似有病之候,惟两寸略显微数之象,但切其左,则以右掌抵额,切其右,则以左掌抵额,知其肥盛多湿,而夏暑久在舟中,时火鼓激其痰而眩晕也。询之果然,因与导痰汤加黄柏、泽泻、茅术、浓朴,二服而安。

(以上医案引自《续名医类案》)

8.某

头目眩晕,经久不愈,投滋纳减,此痰阻中宫。痰能作眩,古人之言,岂欺我哉。温胆汤加:

蚕砂　蒺藜　僵蚕　天麻　蒌仁　杏仁

另白金丸五分先服。

9.杨(左)

白疹已化,热亦渐轻,而四肢欠温,痰多频咳,有时自觉热冲至巅,则头昏眩晕,脉象沉弦。良由痰饮内阻,阳气不克宣通,所谓无痰不作眩也。拟化痰以通阳气。

制半夏(一钱五分)　橘红(一钱)　炒苏子(三钱)　白蒺藜(三钱,去刺)　僵蚕(二钱)　白茯苓(三钱)　制南星(四分)　川桂枝(四分)　煨天麻(一钱五分)　煨姜(二片)

【二诊】头晕恶寒已退,痰多欲咳。痰饮内动,阳气郁阻。再化痰降气。

白术(二钱)　川桂枝(三分)　补骨脂(一钱,盐水炒)　干姜(三分)　炙草(二分)　橘红(一钱)　白茯苓(三钱)　制半夏(一钱五分)　五加皮(二钱)

【三诊】昨吐痰涎甚多,余邪上泛也。今吐痰尚作恶心,胃气已经虚馁,况吐出带黑。拟四逆法:

台参须(八分,另煎冲)　上广皮(一钱)　生熟薏仁(各二钱)　茯苓(三钱)　制半夏(一钱五分)　熟附片(五分)　淡干姜(五分)　竹茹(一钱,姜汁炒)　生熟谷芽(各一钱五分)

【四诊】投附子四逆,呕吐已止,痰亦渐少,咳嗽较定,而咽中觉燥,舌仍淡白。本质阴亏,未便温燥过节。

拟六君以治脾胃为主。

台参须（八分）　制半夏（一钱五分）　炒于术（一钱五分）　上广皮（一钱）　生熟草（各一分）　竹茹（一钱，姜汁炒）　佩兰叶（一钱五分）　白茯苓（三钱）　生熟谷芽（各一钱五分）

【五诊】祛痰补气，咳嗽痰多俱减，咽燥转润。的是寒饮内阻，脾胃气虚。药向效边求。

台参须（一钱）　制半夏（一钱五分）　炒陈皮（一钱）　姜汁炒竹茹（一钱）　炒于术（二钱）　生熟草（各二分）　云茯苓（三钱）　生熟谷芽（各一钱）　玫瑰花（二朵）　真武丸（三钱，先服）

【六诊】痰多咳逆气喘。脉象沉弦，左部细弱。脾胃肾皆虚，气不收摄。拟摄纳阳气。

台参须　补骨脂　浓杜仲　云茯苓　车前子　菟丝子　怀牛膝　济生肾气丸

【七诊】温摄脾肾，气喘已平，痰亦渐少。可见脾虚不运则生痰，肾虚不纳则气逆。药既应手，宜再扩充。

台参须（一钱）　炒于术（一钱五分）　牛膝（三钱，盐水炒）　车前子（三钱）　上广皮（一钱）　制半夏（一钱五分）　沙苑（三钱，盐水炒）　菟丝子（盐水炒三钱）　茯苓（三钱）　巴戟肉（三钱）　杜仲（三钱）　补骨脂（三钱，盐水炒）

【八诊】气喘已平，每至戌后阴分，痰辄上逆。再以温药和之。

台参须（一钱）　茯苓（三钱）　炒于术（二钱）　桂枝（四分）　炙甘草（二分）　制半夏（一钱五分）　杜仲（三钱）　巴戟肉（三钱）　橘红（一钱）　菟丝子（三钱，盐水炒）　济生肾气丸（三钱）

丸方。脾虚则生湿，气虚则生痰，痰饮内踞，为喘为咳为眩晕。温脾所以燥湿化痰，而脾土之阳，化生于命火，历投温补脾肾，颇形康胜。此次喘发甚重，守前意进退施治，渐得平定。惟衰年气血皆亏，阴腻之药，必助寒饮，惟血肉有情之品，斯温不涉燥，柔不涉腻。

炙上（四两）　煨天麻（一两）　巴戟肉（三两）　白茯苓（三两）　炙甘草（八钱）　奎党参（六两）　炒山药（三两）　广郁金（三两）　川桂枝（八钱）　炒于术（三两）　甘杞子（三两）　浓杜仲（三两）　炒萸肉（二两）　制半夏（二两）　广橘红（一两）　泽泻（一两五钱）　肥玉竹（二两）　补骨脂（二两，盐水炒）　白蒺藜（去刺炒二两）　菟丝子（二两，盐水炒）　蜜炙淡干姜（六钱）　炒霞天曲（一两）　胡桃肉（十二枚，打碎）

上药各炒研为末，用鲜河车一具，漂净酒煮打烂，捣药糊丸，每服三钱。

10. 陈（左）

中虚夹痰，胆胃失降，甲木升浮，头胀眩晕，有时火升，身体似觉升浮，四肢作麻，脉形濡滑，虚里跳动。宜化痰而扶持中气。

人参须（另煎冲七分）　陈胆星（五分）　煨天麻（一钱五分）　制半夏（一钱五分）　茯苓（三钱）　炙绵（二钱）　生薏仁（四钱）　川草（一钱五分）　海蛤粉（三钱）　大淡菜（二只）　白金丸（四分，先服）

11. 张（左）

神情不爽，头目昏晕，起居动作，甚属畏葸。此湿困脾阳，弗作虚诊。

制半夏 猪苓 赤白苓 生熟薏仁 酒炒桑枝 台白术 泽泻 川草 白蒺藜

（以上医案引自《张聿青医案》）

## 二、气血两虚

【临床表现】头晕目眩、动则加剧、遇劳则发、面色㿠白，爪甲不荣，神疲乏力，心悸少寐，纳差食少，便溏，舌淡苔薄白，脉细弱。

【病因病机】饮食不节，损伤脾胃，脾胃虚弱，气血生化无源，清窍失养而作眩晕。

【治法】补养气血，健运脾胃。

【方药】归脾汤。方中黄芪、人参、白术、当归健脾益气生血；龙眼肉、茯神、远志、酸枣仁养心安神；木香理气醒脾，使其补而不滞；甘草调和诸药。全方有补养气血，健运脾胃，养心安神之功效。

【医案】

1. 严（四五）

营虚，内风逆，心悸头晕。（营血虚）

炒杞子 柏子仁 三角胡麻 川斛 生左牡蛎 冬桑叶

（以上医案引自《临证指南医案》）

2. 张路玉治缪封君

偶因小愤，遂眩晕痞闷。三日来，服豁痰利气药不应，反觉疲倦，饮食日减，下元乏力。诊之，六脉似觉有余，指下略无冲和之气，气口独滞不调，时大时小，两尺俱濡大少力。此素多痰湿，渐渍于水土二经，加以剥削之剂屡犯中气，疲倦少食，殆所必致。法当先调中气，输运水谷之精微，然后徐图补下元。为疏六君子汤加当归，调营血，庶无阳无以化之虞。

3. 薛立斋治一妇人

头晕吐痰，用化痰理气药，肢体酸麻，服祛风化痰药，肢体常麻，手足或冷或热。此脾土虚而不能生肺金，用补中益气加茯苓、半夏、炮姜，二十余剂而愈。后因怒吐痰，自服清气化痰丸，饮食不进，吐痰甚多，胸胁胀满，教用六君子倍加参、术，少加木香，数剂而愈。

4. 张飞畴治一妇

胸满身热，六脉弦数无力，形色倦怠，渴不甚饮。云自游虎邱，晕船吐后，汗出发热头痛，服发散四剂，胸膈愈膨，闻谷气则呕眩，热不退。医禁粥食已半月，日惟饮清茶三四瓯，今周身骨肉痛楚，转侧眩晕呕哕。曰：当风汗呕，外感有之，已经发散矣，吐则饮食已去，消克则更伤脾，脾虚故胀甚，脾绝谷气则呕，土受木克则晕，宜勿药，惟与米粥，继进粥食，使脾土有主，更议可也。守其言，竟不药而愈。

5. 昌平守王天成

头晕恶寒，形体倦怠，得食稍愈，劳而益甚，寸关脉浮。此脾肺虚弱，用补中益气加蔓荆子而愈。后因劳役，发热恶寒，谵言不寐，得食稍安，用补中益气而痊。

6. 一妇人

内热口干，头晕吐痰，带下体倦，饮食少思。此脾气虚弱而不能生肺金.用补中益气汤加茯苓、半夏,脾气渐强,饮食渐进,诸症渐退。再用加味逍遥散治之,寻愈。

7. 一妇人

日晡热甚,月水不调,饮食少思,大便不实,胸膈痞满,头目不清,肢体倦怠,发热烦躁。此七情肝脾亏损之症,用济生归脾汤,加味逍遥散,补中益气汤调治,元气渐复而愈。

(以上医案引自《续名医类案》)

8. 丁

营阴内亏,头眩心嘈,下午微寒内热。能食无力,胃中有热则消谷,脾虚气弱则无力也。

党参　沙苑子　茯苓　川连　枣仁　知母　女贞子　白芍　冬术　麦冬　竹茹

9. 石

行动短气而喘,头眩心跳,得食则胀。肝肾虚而气不纳,脾胃虚而气不运。用补中益气送下六味丸。补中益气汤加茯神、半夏、神曲,砂仁煎汤,送六味丸四钱。

(以上医案引自《王旭高临证医案》)

# 第十五节　血　　证

凡血液不循常道,或上溢于口鼻诸窍,或下泄于前后二阴,或渗出于肌肤所形成的疾患,常见的有鼻衄、齿衄、咳血、吐血、便血、尿血、紫斑等,统称为血证。现代医学中多种急慢性疾病所引起的出血,包括呼吸、消化系统疾病有出血症状者,以及造血系统病变所引起的出血性疾病,均可参考本节辨证论治。

血证的病因是感受外邪、忧思恼怒过度、饮食不节,及劳倦过度、久病或热病之后等,其共同的病机可以归结为火热熏灼、迫血妄行及气虚不摄、血溢脉外两类。

本节着重讨论吐血、便血、齿衄、鼻衄从脾胃辨证论治。同一血证,可以由不同的脏腑病变而引起,应注意辨别。如吐血有病在胃及病在肝不同,便血有病在肠、在胃之分,齿衄有病在胃及在肾之别,鼻衄病变脏腑有的在肺、有的在胃、有的在肝。吐血、便血、齿衄、鼻衄属脾胃本脏腑及足阳明胃经络所系官窍病证。

饮酒过多,过食辛辣厚味,损伤脾胃,滋生湿热,热伤脉络,或脾胃虚衰,血失统摄,均可引起衄血、吐血。忧思恼怒过度,肝气郁结化火,肝火横逆犯胃则引起吐血。劳倦过度会导致脾气损伤,气虚不能摄血,以致血液外溢而形成衄血、吐血、便血。根据病因病机和临床表现,定性胃热壅盛、胃肠湿热、脾虚不摄及脾阳虚衰证。

## 一、吐血

### (一) 胃热壅盛

【临床表现】脘腹胀闷,甚则作痛,吐血色红或紫黯,常夹有食物残渣;口臭,便秘,大便色黑,舌质红,苔黄腻,脉滑数。

【病因病机】饮食不节、饮酒过多以及过食辛辣厚味,或滋生湿热,热伤胃络引起。

【治法】清胃泻火,化瘀止血。

【方药】泻心汤合十灰散。泻心汤由黄芩、黄连、大黄组成,具有苦寒泻火的作用。《血证论·吐血》说:"方名泻心,实则泻胃。"十灰散凉血止血,兼能化瘀。其中大蓟、小蓟、侧柏叶、茜草、白茅根清热凉血止血,棕榈炭收敛止血,牡丹皮、栀子清热凉血,大黄通腑泄热,且大蓟、小蓟、茜草、大黄、牡丹皮等药均兼有活血化瘀的作用,故全方具有止血而不留瘀的优点。

【医案】

1. 治吐血、衄血

洪滑而长,或上入鱼际,此因热而胃气不降也,以寒凉重坠之药,降其胃气则血止矣。

生赭石(六钱,轧细)　清半夏(三钱)　蒌仁(四钱,炒捣)　生杭芍(四钱)　竹茹(三钱)　牛蒡子(三钱,炒捣)　粉甘草(钱半)

《金匮》治心气不足吐衄,有泻心汤,大黄与黄连、黄芩并用,后世未窥仲景制方之意,恒多误解。不知所谓心气不足者,非不足也,若果不足,何又泻之?盖此证因阳明胃腑之热,上逆冲心,以致心中怔忡不安,若有不足之象。仲景从浅处立说,冀人易晓,遂以心气不足名之。故其立方,独本《内经》吐血、衄血,责重阳明不降之旨,用大黄直入阳明之腑,以降其逆上之热,又用黄芩以清肺金之热,使其清肃之气下行,以助阳明之降力,黄连以清心火之热,使其元阳潜伏,以保少阴之真液,是泻之实所以补之也。且黄连之性肥肠止泻,与大黄并用,又能逗留大黄之力,使之不至滑泻,故吐衄非因寒凉者,服之莫不立愈。且愈后而瘀血全消,更无他患,真良方也。即使心气果系不足,而吐衄不止将有立危之势,先用泻心汤以止其吐衄,而后从容调补,徐复其正,所谓急则治标,亦医家之良图也。乃世人竟畏大黄力猛,不敢轻用,即或用之,病家亦多骇疑。是以愚不得已,拟此寒降汤,重用赭石,以代大黄降逆之力,屡次用之,亦可随手奏效也。或问:后世本草谓血证忌用半夏,以其辛而燥也。子所拟寒降汤,治吐衄之因热者,何以方中仍用半夏,独不虑其辛燥伤血乎?答曰:血证须有甄别,若虚劳咳嗽,痰中带血,半夏诚为所忌。若大口吐血,或衄血不止,虽虚劳证,亦可暂用半夏以收一时之功,血止以后,再徐图他治。盖吐血之证,多由于胃气挟冲气上逆,衄血之证,多由于胃气冲气上逆,并迫肺气亦上逆。《内经》厥论篇曰:阳明厥逆、喘咳身热、善惊衄、呕血。煌煌圣言,万古不易。是治吐衄者,原当以降阳明之厥逆为主,而降阳明胃气之逆者,莫半夏若也。

2. 一童子

年十四,陡然吐血,一昼夜不止,势甚危急,求为诊视。其脉洪长,右部尤重按有力。知其胃气因热不降,血随逆气上升也。为拟此汤,一剂而愈,又服一剂,脉亦和平。

3. 天津曹××

年二十五岁,自春日患吐血证,时发时愈,不以介意。至仲冬,忽吐血较前剧,咳嗽音哑,面带贫血,胸中烦热,食少倦怠,屡治罔效,来寓求诊。左脉细弱,右脉则弦而有力,知其病久生热,其胃气因热上逆,血即随之上升也。为开寒降汤方,为其咳嗽音哑,加川贝三钱,连服二剂,病大轻减。又服二剂,不但吐血已止,而咳嗽音哑诸病皆愈。

### 4. 孟夏二十三日

赤日晴天,铄人脏腑。有陶××者,因业商,斯日出外买粮,午后忽于路中患吐血,迨抵家尚呕不止。凌晨来院求治。诊其脉象洪滑,重按甚实,知其为热所迫而胃气不降也。因夫子尝推《金匮》泻心汤为治吐衄良方,遂俾用其方煎汤,送服黑山栀细末二钱。服后病稍愈而血仍不止,诊其脉仍然有力,遂为开寒降汤,加广三七细末三钱,裨将寒降汤煎一大盅,分两次将三七细末送服。果一剂而愈。

(以上医案引自《医学衷中参西录》)

### 5. 治顾枚先年二十余岁

体肥嗜酒,孟夏患失血证,每晚去血一二盏,延至季夏,去血无算,然色不憔悴,身不消瘦,脉不洪盛,亦无寒热,但苦上气喘促,夜多咳嗽,喉间窒塞,胸前紧逼,背后刺胀,躁急多怒,医以人参、阿胶,治失血成法,用之月余,逾增其势更医用滋阴膏子润上,牛膝、黄柏导下,总不见效,及服酒研三七,则血止咳定,但未久血复至,咳复增。

喻曰:是病为饮醇伤胃,胃家多气多血,故内虽渐亏,而外犹未觉,揆其致此之繇,又必以醉饱入房而得之,盖人身气动则血动,而媾精时之气,有乾坤鼓铸之象,其血大动,精者,血之所化也,灌输原不止胃之一经,独此一经所动之血,为醉饱所阻,不能与他经缉续于不息之途,是以开此脱血一窦,今者竟成熟路矣,夫胃之脉从头走足,本下行也,以呕血之故,逆而上行,则呼吸必致喘急,胃之气,传入大小肠膀胱等处,亦本下行也,以屡呕之故,上逆而不下达,则胸腹必致痛闷。胃气上奔,呕逆横决,则胸中之气必乱,所以紧逼痛楚,甚至攻入于背,以背为胸之府也,其心烦多怒者,以胃之上为膈,内经所谓血逆于膈之上,气逆于膈之下,气血倒而使然,且胃之大络,贯膈络肺,其膈间紧逼肺间,气胀痰胶,何莫非胃病之所传哉,当此长夏土旺,母邪尽传于子,至三秋燥金司令,咳嗽喘满之患必增,肺痈胃痈之变必来矣,今岁少阴司天,运气热也,炎夏酷暑,时令热也,而与胃中积热,合煽其虐,不治其热,血必不止,唯遵内经热淫血溢,治以咸寒之旨,用元明粉化水煮黄柏,秋石化水煮知母,少加甘草以调其苦,四剂而血止,惜病家不终其用,八月中,果生肺痈而死。

(以上医案引自《古今医案按》)

### 6. 陆养愚治少司马陆北川

原有痰火,因感怒后,触大怒,夜热咳嗽见红,先服童便数钟,血止,嗽亦不甚。清晨,复吐血甚多,而嗽亦频,医谓年高浓于房事,投滋阴降火,犀角地黄汤及六味加知、柏之类,已五日,喘急倚息不眠,畏寒特甚。脉之,两寸关浮洪而滑,两尺稍沉数,曰:此感冒未经解散,今将入里。盖初以童便阴凉遏之,致外感内郁,二火皆无所泄,故逆而冲上也。脉实症实,终属有余之邪。今尚畏寒,表证犹在,而喘急冲逆,阳明之热尤甚,宜合攻之,解散在经之邪,整肃胃府之热,则诸症自释。因用:干葛、石膏为君,桑皮、前胡、苏子、杏仁、薄荷、黄芩为佐,炙细甘草木通为使。

二剂减十之七,寸关已平。尺尚洪,乃以前剂加元明粉三钱,一剂出稠秽甚多,诸症全愈矣。

7. 户部正郎李紫垣

咳嗽身热,吐血不止,屡治增剧。检其方,均止血补血重剂。脉之,两手尚和缓,惟右尺关洪大,乃脾胃风热,为药所瘀,以致发热卧床,遂用清理脾胃之剂,数日后,身凉热减,调养一月而安。大凡诸见血症,脉贵沉细,设见洪大,后必难治。前症洪大,乃因补药壅瘀而然,原非本脉,故得收功。

(以上医案引自《续名医类案》)

8. 人有感触暑气

一时气不得转,狂呕血块而不止者,此暑邪犯胃也。其症必头痛如破,汗出如雨,口必大渴,发狂乱叫,若作虚症治之,必反增剧,如当归补血汤又不可轻用也。法宜消暑热之气,而佐之下降归经之药,则气不逆,而血自止矣。方用:

青蒿(一两) 当归(五钱) 荆芥(三钱,炒黑) 石膏(一两) 麦冬(五钱) 玄参(五钱) 大黄(一钱)

水煎服,一剂而暑气消,口渴止。二剂而血归于经,诸症悉愈,不可再用三剂也。此方名为解暑止血汤。青蒿能于解暑之中善退阴火,则阴阳既济,而拂抑之气自除,于是以石膏退胃火,麦冬退肺火,玄参退肾火,荆芥从上焦而引火下行,又得大黄逐不再停于胃,又恐血既上越,大肠必然燥结,加入当归之滑,以助其速行之势,故旋转如环,而取效甚捷也。

(以上医案引自《辨证录》)

9. 某

似有气冲,则咯吐全红。今血虽止住,而气冲未定。脉来弦大。肝火撼胃,胃气逆,血因之而上矣。

代赭石 丹皮炭 竹茹 牛膝炭 藕节 枳实 云苓 黑山栀 栝蒌炭 磨郁金

10. 某

肺感风邪,胃停湿热,风湿热交迫,肺胃渐损,络血外溢。血从咳中而来,咳从邪起,若不急散其邪,必至延损。

制香附 光杏仁 橘红 生薏仁 茯苓 黑山栀 炒枳壳 前胡 丹皮 炭 泽泻

(以上医案引自《张聿青医案》)

(二) 脾虚不摄

【临床表现】吐血缠绵不止,时轻时重,血色暗淡;神疲乏力,心悸气短,面色苍白;或肤冷、畏寒、便溏;舌质淡,脉细弱。

【病因病机】饮食不节损伤脾胃,脾胃虚衰,血失统摄;或劳倦过度,体劳伤脾,脾气虚不能摄血。

【治法】健脾益气,止血。

【方药】归脾汤合柏叶汤。方中以侧柏叶凉血止血,艾叶、炮姜炭温经止血,童便化瘀止血,共奏温经止血之效。

**【医案】**

1. 景岳治倪孝廉

素以攻苦,思虑伤脾,时有呕吐之证,过劳即发。用理阴煎,温胃饮之属随饮即愈。

一日于暑末之时,因连日交际,致劳心脾,遂上为吐血下为泄血,或紫或红,大如手片,甚为可畏。医云此因劳而火起心脾,兼之暑令,二火相济,遂以至此。与犀角、地黄、童便、知母之属药及两剂,其痛愈盛,脉益紧数,困惫垂危。

迨景岳往视,形势俱剧,乃以人参、熟地、干姜、甘草四味大剂与之。初服毫不为动,次服觉呕恶少止;乃复加附子、炮姜各二钱,人参熟地各一两,白术四钱,炙甘草一钱,茯苓二钱,黄昏与服竟得大睡直至四鼓;复进之,而呕止血亦止。又服此方数日,而健如故。盖此人以劳倦伤脾,脾胃阳虚,气有不摄,所以动血。时当二火而证非二火,再用寒凉脾必败而死矣。

(以上医案引自《古今医案按》)

2. 吴　二十五岁

每日饱食就床,脾阳致困,因失其统血之职,此为伤食吐血,脉弦,与灶中黄土,每日一斤,分二次煎服,将尽半月而愈,戒其夜食,永远不发。

(以上医案引自《吴鞠通医案》)

3. 翁左

吐血已延数月之久,时发时止,形神萎顿,面无华泽,所吐之血,色淡红不鲜,脉象虚细,良由烦劳太过,心脾并亏,络损血溢,气不摄纳。拟归脾汤加减,徒恃养阴凉营,无益也。

潞党参(三钱)　炙黄(三钱)　淮山药(三钱)　茯神(三钱)　炙远志(一钱)　酸枣仁(二钱)　白归身(二钱)　大白芍(二钱)　清炙草(五分)　橘络(一钱)　红枣(五枚)　藕节(三枚)

(以上医案引自《丁甘仁医案》)

4. 吴实子年十六

患吐血,面色萎黄,形容憔悴,泄泻肢肿,向有遗精,近来更甚,六脉虚数。或服清凉之剂,红减而发热作呕,肿泻更甚,诚所谓以寒凉治,百无一生也。乃与开胃温中健脾养血之剂,月余,便实肿消,热退食进。后用六味丸加知、柏、杜仲、枸杞、牡蛎、麦冬,五更吞服,又与煎药五十余剂,诸症脱然。

5. 杨乘六治汪文远病血症

午后发热,倦怠嗜卧,四肢酸软,五心烦热。或用凉血清火之药两月余,益剧。更医曰:弱症已成,不可为矣。诊之,察其面黄而瘦,舌黄而滑,右寸关大而缓,左寸关细而紧,两尺俱洪而旺。据症合色与脉,乃脾肺气虚下陷,不能摄血归经也。其胸中必恶心漾漾,其血色必鲜血而淡。询之曰:然。遂以补中益气,倍参、术、草,加白芍、五味、炮姜与之,曰:第服此,血自止,身自凉,诸症自退矣。服至四剂,果如所言。继用养荣加附子作丸,早晚两次,每服五钱,两月而愈。

6. 辛丑夏

薛在嘉兴屠内翰第,遇星士张谷,谷谈命时,出中庭吐血一二口,云:久有此症,遇劳即作。余意此劳伤脾气,其血必散。视之果然。于补中益气加麦冬、五味、山药、熟地、茯神、远志服之而愈。翌早请见,云:每服四物、黄连、山栀之类,血益多而倦益甚,得公一匕,血顿止,神思如故,何也?曰:脾统血,肺主气,此劳伤脾肺,致血妄行,故用前药健脾肺之气,而虚血归原耳(此案《医贯》采为论)。

7. 儒者杨启元

素勤苦,吐血发痉,不知人事,此脾胃虚损,用十全大补汤,及加减八味丸而痉愈。再用归脾汤而血止。

8. 薛立斋治一妇人

素性急,患肝风之症,常服搜风顺气丸、秦艽汤之类,后大怒吐血,唇口牵紧,小便频数,或时自遗,此肝火旺而血妄行,遂用小柴胡汤加山栀、丹皮渐愈。一年之后,又大怒吐血,误用降火祛风化痰之剂,大便频数,胸中少食。用清气化痰之剂,呕而不食,头晕口干,不时吐痰。用导痰降火之类,痰如涌出,四肢常冷。薛曰:呕而不食,胃气虚弱也;头晕口干,中气不能上升也;痰出如涌,脾气不能摄涎也;四肢逆冷,脾气不能营运也。用补中益气加茯苓、半夏治之,诸症渐愈。又用加味归脾汤,兼服而安。

(以上医案引自《续名医类案》)

9. 陈(左)

血生于心,藏于肝统于脾。善奕构思,思中有虑,既思且虑,脾土必伤,以致统摄无权,血液外溢,咯吐带红,以其为血之液也,所以血不鲜赤,心中有难以明言之状。此由少阴心经而来,未可以其势微也而忽之。拟补益心脾,导血归脾。

炙绵  奎党参  朱茯神  远志肉  野于术  炒枣仁  当归尾  广木香

此案血液之论,体会入微,突出前贤,虽使西人见之,亦当折服(文涵志)。

(以上医案引自《张聿青医案》)

## 二、便血

### (一)胃肠湿热

**【临床表现】** 便血色红,大便不畅或稀溏,或有腹痛,口苦,舌质红,苔黄腻,脉濡数。

**【病因病机】** 饮食不节、饮酒过多以及过食辛辣厚味,或滋生湿热,热伤胃肠脉络。

**【治法】** 清化湿热,凉血止血。

**【方药】** 地榆散合槐角丸。地榆散以地榆、茜草凉血止血;栀子、黄芩、黄连清热燥湿,泻火解毒;茯苓淡渗利湿。槐角丸以槐角、地榆凉血止血,黄芩清热燥湿,防风、枳壳、当归疏风理气活血。上述两方均能清热化湿、凉血止血,但两方比较,地榆散清化湿热之力较强,而槐角丸则兼能理气活血,可根据临床需要酌情选用。

**【医案】**

1. 东垣治一人

宿有阳明血证,因五月大热,吃杏,肠下血,唧远散漫如筛,腰沉沉然腹中不和,血色黑紫,病名湿毒肠癖,阳明少阳经血证也,以:

芍药(一钱五分) 升麻(一钱) 羌活(一钱) 黄芩(一钱) 生熟地黄(五分) 独活(五分) 牡丹皮(五分) 炙甘草(五分) 柴胡(五分) 防风(五分) 归身(三分) 葛根(三分) 桂(少许)

作二服。

**震按**：腰沉沉然，腹中不和，湿也，血色紫黑，湿兼热也，方中用风药以胜湿，不用凉药以清热者，欲其行春生升发之令，使血不下走，无取苦寒之降沉也，加桂少许，如风熏日暖不特血止，胃气亦旺矣。

（以上医案引自《古今医案按》）

2. 吕东庄治孙子川

久患下血病症。夏末，忽滞卜口渴，不思饮食，坐卧不宁，身体日夜发热，肛门下坠，周遭肿痛，遍身软弱，身子羸瘦，行走懒怠，始则腹内闷痛，继而体热脉洪数。曰：若论滞下，则诸症皆死候也。然今在下血之后，则未可尽责之滞下，当变法治之。先用白术、茯苓、山药、神曲、苡仁、陈皮、甘草等药强其中以统血。次用黄连、泽泻、黄芩、丹皮等药以解郁积之热。后用熟地、归、芍等以复其阴。次第进之乃痊。

3. 薛立斋治一男子

素有湿热，便血，以槐花散治之而愈。

4. 一男子粪后下血

诸药久不愈，甚危。诊之，乃湿热，用黄连丸二服顿止，数服而痊。

5. 立斋治张刑部德和

便血数年，舌下筋紫，午后唇下赤，胃肺脉洪。谓大肠之脉散舌下，大肠有热，故舌下筋紫又便血。胃脉环口绕承浆，唇下即承浆也。午后阴火旺，故承浆发赤。盖胃为本，肺为标，乃标本有热也，遂以防风通圣散为丸，治之而愈。后每睡忽惊跳而起，不自知其故，如是者年余，脑发一毒，痛，左尺脉数，此膀胱积热而然，以黄连消毒散数剂少愈。次以金银花、栝蒌、甘草节、当归服月余而平。

（以上医案引自《续名医类案》）

（二）气虚不摄

**【临床表现】**便血色红或紫黯，食少，体倦，面色萎黄，心悸，少寐，舌质淡，脉细。

**【病因病机】**饮食不节，损伤脾胃，脾胃虚衰，血失统摄；或劳倦过度，体劳伤脾，脾气虚不能摄血。

**【治法】**益气摄血。

**【方药】**归脾汤。可酌加槐花、地榆、白及、仙鹤草，以增强止血作用。

**【医案】**

1. 曾治一童子

年十五，大便下血，数月不愈，所下者若烂炙，杂以油膜，医者诿谓不治。后愚诊视其脉，弦数无力。俾用生山药轧细作粥，调血余炭六七分服之，日二次，旬日痊愈。

（以上医案引自《医学衷中参西录》）

2. 一男子

每怒必便血,或吐血,即服犀角地黄汤之类,薛立斋曰:当调理脾胃,彼不信,仍服之,日加倦怠,面色萎黄,又用四物、芩、连、丹皮之类,饮食少思,心烦热渴,吐血如涌,竟至不起,此证久服寒凉损胃,必致误人,其脾虚不能摄血,不用四君、芎、归、补中益气之类,吾未见其生者。

3. 李士材治学宪黄贞父

患肠风,久用四物汤芩、连、槐花之属,屡发不止,面色颇黄,诊其脉,惟脾部浮而缓,此土虚而风湿交乘也,遂用苍术三钱,茯苓、人参、黄、升麻、柴胡、防风各一钱四剂而血止,改服十全大补汤调养而愈。

4. 又治董宗伯公子龙山夫人

即宪副茅鹿门公女,年三十五,病便血,日二三下,腹不疼医治三年不效,孙诊之,左脉沉涩,右脉漏出关外,诊不应病,因血既久下,且用补中益气汤加阿胶、地榆、侧柏叶服八剂,血不下者半月,彼自喜病愈矣。偶因劳而血复下,又索煎药,孙曰:夫人之病,必有瘀血积于经隧,前因右脉漏关难凭,故以升提兼补兼涩,以探虚实耳,今得病情,法当下而除其根也。

龙山曰:三年间便血,虽一日二三下,而月汛之期不爽,每行且五日,何尚有瘀血停蓄耶。孙曰:此予因其日下月至,而知其必有瘀血停蓄也经云,不塞不流,不行不止,今之瘀,实由塞之行也,不可再涩,古人治痢,必先下之,亦此意也,即用桃仁承气汤加丹参、五灵脂、荷叶蒂,水煎夜服,五更下黑瘀血半桶,其日血竟不来,乃以理脾药养之,过五日,复用下剂,又下黑瘀如前者半,乃以补中益气汤、参苓白术散调理痊愈。

(以上医案引自《古今医案按》)

5. 王(十八)

冲年形瘦,腹胀食减便溏,自上秋失血以来,日加孱弱,脉左坚右涩,虽阴虚起见,而中焦为急,此非小恙。(劳伤中气虚)。

人参 茯苓 炙草 白芍 广皮 浓朴

(以上医案引自《临证指南医案》)

6. 李士材治学宪黄贞父

下血甚多,面色萎黄,发热倦怠,盗汗遗精。诊之曰:脾虚不能统血,肾虚不能闭藏,法当以补中益气。五帖并而进之,十日汗止,二十日血止。再以六味间服,一月而安。

7. 薛立斋治一妇人

下血不已,面色瘦黄,四肢长冷。此中气下陷,用补中益气汤送四神丸,数服而愈。

8. 一妇人粪后下血

面色萎黄,耳鸣嗜卧,饮食不甘,服凉血药愈甚。诊之,右关脉浮而弱,以加味四君子汤加升麻、柴胡数剂脾气已醒,兼进黄连丸,数剂而愈。大凡下血,服凉血药不应,必因中虚,气不能摄血,非补中升阳之药不能应,切忌寒凉之剂。亦有伤湿热之食,成肠而下脓血者,宜苦寒之剂,以内疏之。脉弦绝涩者难治,滑大柔和者,易治也。

9. 一男子粪后下血

久而不愈,中气不足,以补中益气汤数剂,更以黄连散数服血止。又服前汤,月余不再作。

10. 马元仪治汪氏妇

患便血症,时适澡浴,忽下血不已,遂汗出躁烦,心悸恍惚,转侧不安。诊得两脉虚涩,虚为气虚,涩为阴伤。人身阳根于阴,阴近于阳,两相维倚者也。今阴血暴虚,阳无偶必致外越,阳越则阴愈无主,其能内固乎?当急固其气,气充则不治血而血自守矣。先以参附理中汤,继以归脾汤及大造丸,平补气血而安(《人理深谈》)。

11. 朱孝廉明耻

面色青黄,初为感寒,过饮姜汤,患内热脱血,服芩、连寒剂即愈。后因劳复发,再服不纳,惟静养两旬方瘥。

近因惊复作,仍倦怠增剧。脉之,六部皆沉缓濡弱。曰:始受辛热,投以苦寒,宜乎即愈,但热气既消,而广肠血窍尚未敛,血故遇劳即发。夫劳则伤脾,脾伤则不能统血,致下陷循故窍而出,此因于劳,非由于热也。今屡发而元气愈虚,惟至静固中之剂庶可耳。以熟地为君,参、归、术为臣,丹皮、炙草、知母、茯苓、阿胶为佐,引用升、柴为丸与服,仍兼饮加减归脾汤,月余诸症如失。(虚寒积热之外,又有此一症,但既云至静固中之剂,则当归、丹皮似尚未合法)。

(以上医案引自《续名医类案》)

12. 陈(左)

血生于心,藏于肝统于脾。善奕构思,思中有虑,既思且虑,脾土必伤,以致统摄无权,血液外溢,咯吐带红,以其为血之液也,所以血不鲜赤,心中有难以明言之状。此由少阴心经而来,未可以其势微也而忽之,拟补益心脾,导血归脾。

炙绵　奎党参　朱茯神　远志肉　野于术　炒枣仁　当归尾　广木香

此案血液之论,体会入微,突出前贤,虽使西人见之,亦当折服(文涵志)。

(以上医案引自《张聿青医案》)

(三)脾阳虚衰

【临床表现】便血紫黯,甚则黑色;腹部隐痛,喜热饮,面色不华,神倦懒言,便溏,舌质淡,脉细。

【病因病机】过食生冷损伤脾胃,脾阳虚衰,血失统摄。

【治法】健脾温中,养血止血。

【方药】黄土汤。方中以灶心土温中止血;白术、附子、甘草温中健脾;地黄、阿胶养血止血;黄芩苦寒坚阴,起反佐作用。

【医案】

1. 罗谦甫治真定总管史侯男

年四十余,肢体本瘦弱,于至元辛巳,因秋收租,佃人致酒味酸,不欲饮,勉饮数杯,少时腹痛,次传泄泻无度,日十余行,越旬,便后见血红紫,肠鸣腹痛,医曰:诸见血者为热,用芍药柏皮丸治之,不愈,仍不欲食,食则呕酸,形体愈瘦面色青黄不泽,心下痞,恶冷物,口干,时有烦躁,不得安卧,罗诊之,脉弦细而微迟,手足稍冷,内经曰:结阴者,便血一升,再结二升,三结三升,又云:邪在五脏,则阴脉不和,而血留之,结阴之病,阴气内结,不得外行,无所禀,渗肠间,故便血也。

苍术(一钱)　升麻(一钱)　熟附子(一钱)　地榆(七分)　陈皮(五分)　浓朴(五分)　白术(五分)　干姜(五分)　白茯苓(五分)　干葛(五分)　甘草(三分)　益智仁(三分)　人参(三分)　当归(三分)　神曲(三分)　炒白芍药(三分)

上十六味作一服,加姜、枣煎,温服食前,名曰:平胃地榆汤,此药温中散寒,除湿和胃,数服,病减大半,仍灸中脘三七壮,乃胃募穴,引胃上升,滋荣百脉,次灸气海百余壮,生发元气,灸则强食羊肉,又以还少丹服之,则喜饮食,添肌肉,至春再灸三里二七壮,壮脾温胃,生发元气,此穴乃胃之合穴也,改服芳香之剂良愈。

2.嘉兴府尊王竺庐公祖办事勤敏

凡案牍书禀,靡不亲阅手裁,积劳而得便血证,初用天王补心丹及玉女煎、知柏地黄丸等方,屡愈屡发,至丙申三月渐剧,食减面黄形瘦,精神衰弱。无锡龚商年兄用补中益气汤,以醋炒升麻、归身而血止。半月后,偶食青菜腐汤血复下,龚谓寒湿伤脾,用苍术理中汤,遂愈。十月中,值府考阅卷过劳,血又大发,龚诊其脉,弦劲带数,腹胀不思食,易怒,进加味逍遥散,不应,改用桃花散、归脾汤,转加口干咳嗽,佐以阿胶、熟地,又溏泻肠鸣不食,困惫难支,值抚宪荐胡灏轩先生来,毅然曰归脾须合右归,重用人参则效,定方:

人参(五钱)　山药(三钱)　枸杞(四钱)　菟丝(四钱)　枣仁(四钱)　茯神(一钱半)　白芍(一钱半)　文蛤炒(一钱半)　炙草(七分)　炮姜(七分)　地榆炭(八分)　乌梅(二枚)　大枣(二枚)

一剂而血止,递加白术、熟地,再去地榆、文蛤,佐以附子而谷纳渐增,病遂痊愈,斯真得力于景岳者。

(以上医案引自《古今医案按》)

3.今阳虚气滞

不能导血归经,血因停蓄,蓄久则络损血溢,上为吐血,盈盏成盆,下为便血,色黑如墨。舌淡白,脉芤无力。所谓阳络损伤,则血上溢,阴络损伤,则血下溢是也。上下交损,宜治其中,理中汤加味。

炒潞党参(一钱五分)　生白术(一钱五分)　云苓(三钱)　清炙草(四分)　炮姜炭(八分)　陈广皮(一钱)　全当归(二钱)　丹参(二钱)　怀牛膝(二钱)　藕节炭(二枚)

【二诊】投两剂,上下之血均止,惟胃呆纳少,加砂仁(八分)、焦谷芽(四钱)。

(以上医案引自《丁甘仁医案》)

4.韩地官之内

脾胃素弱,因饮食停滞,服克伐之剂,自汗身冷,气短喘急,腹痛便血。或用滋补剂皆不应,乃用人参、炮附子各五钱二剂稍应。却用六君子,每剂加炮附子三钱四剂渐安。又用前汤,每加附子一钱,数剂乃痊。

(以上医案引自《续名医类案》)

5. 叶(右)

向有肠红,春末夏初,渐觉肿胀,日来肠红大发,血出稀淡,脘痞腹胀,难于饮食。脉形沉细,苔白质淡。肝为藏血之海,脾为统血之帅,今脾阳不能统摄,所以血溢下注,脾难旋运。恐肿胀日甚。

生于术(一钱)  炙黑草(三分)  砂仁(五分,后入)  生熟谷芽(各二钱)  制茅术(一钱)  炮姜(五分)  大腹皮(二钱)  百草霜(一钱)

【二诊】用苍术理中,便血大减,而便泄腹痛,胸脘痞满气分攻撑,腹膨肤肿。脉沉细,苔淡白,脾稍统摄,而旋运无权,遂致肝木偏亢,气湿不能分化。前法再参以分化。

茅术(一钱五分)  木香(五分)  陈皮(一钱)  川朴(四分)  白芍(一钱五分,吴萸二分同炒)  连皮苓(四钱)  炮姜(五分)  炙草(三分)  砂仁(五分)  大腹皮(一钱五分)

【三诊】便血已止而脘腹仍然胀满,大便泄泻,小溲不畅。脾虚不能旋运,气湿不行,升降失司。再运土利湿。

大腹皮(二钱)  连皮苓(四钱)  猪苓(一钱五分)  生熟米仁(各二钱)  上广皮(一钱)  广木香(五分)  泽泻(一钱五分)  炙鸡内金(一钱五分)  制香附(二钱)  生姜衣(三分)

【四诊】运土利湿,便血未来,而脘腹满胀,仍然不减,小溲不利,大便泄泻,两足厥逆。脉形沉细。肢体虚浮。阳气不能敷布,以致水湿之气,泛溢肌肤。再宣布五阳,以望转机。

熟附片(五分)  淡吴萸(五分)  泽泻(二钱)  薄官桂(六分,后入)  炙内金(二钱)  公丁香(三分)  白茯苓(四钱)  猪苓(二钱)  台白术(二钱)

【五诊】胀由于气,肿由于湿,宣布五阳,肿胀稍定,仍然不退,咳嗽气逆。肺主一身气化。再疏肺下气,参以理湿。

砂仁(五分)  甜葶苈(六分)  大腹皮(二钱)  花槟榔(一钱)  青陈皮(各一钱)  木香(五分)  炒苏子(三钱)  制香附(二钱)  连皮苓(二钱)  炙内金(一钱五分)  姜衣(三分)

6. 钱(左)

屡次失血,血止之后,神色淡白,动辄气逆带咳,大便溏行,脉形沉细。夫脾为统血之脏,以阳为运,脾阳不振,则统摄无权,血遂得而妄行矣。病久不复为损,损久不复为劳,恐涉不复之虞耳。

生地炭(四钱)  牛膝炭(三钱)  炮姜炭(二分)  茜草炭(一钱)  浓杜仲(三钱)  炒于术(一钱五分)  茯苓神(各二钱)  橘白(一钱,盐水炒)

7. 俞(左)

失血之后,火升内热,而脐下自觉有形坚满,脉数细沉,足膝欠暖。此由气虚而脾不统摄,阳气不能转旋于下,则虚火尽越于上。将入损途。

炮姜(四分)  当归灰(二钱)  牛膝炭(三钱)  侧柏炭(三钱)  茜草炭(一钱五分)  茯苓(三钱)  炙黑草(六分)  单桃仁(一钱五分,打)  丹皮炭(二钱)

又  药进之后,胃纳稍增,然脐下仍然坚满,食入脘痞。脾阳不司旋转。再从前方出入。

生地炭 炮姜炭 茜草炭 牛膝炭 当归炭 炙黑草 单桃仁 侧柏炭

**又** 腹偏左较舒,然结块未化。脉形濡细。太阴无旋运之权。效方出入主治。

生地炭(四钱) 炮姜炭(五分) 茜草炭(一钱五分) 南楂炭(三钱) 当归炭(二钱) 炙黑草(三分) 茯苓神(各二钱) 生熟谷芽(各二钱)

(以上医案引自《张聿青医案》)

### 三、鼻衄、齿衄

鼻腔出血,称为鼻衄。齿龈出血称为齿衄,又称为牙衄、牙宣。足阳明胃经脉入于齿龈,胃脉络鼻。鼻衄、齿衄可由胃热火热迫血,脾气虚血失统摄引起。

**(一) 胃热炽盛**

**【临床表现】** 鼻衄,或兼齿衄,血色鲜红;口渴欲饮,鼻干,口干臭秽,烦躁,便秘,舌红,苔黄,脉数。

**【病因病机】** 饮食不节、饮酒过多以及过食辛辣厚味;或滋生湿热,热伤脉络,引起衄血。

**【治法】** 清胃泻火,凉血止血。

**【方药】** 玉女煎。方中以石膏、知母清胃泻火,地黄、麦冬养阴清热,牛膝引血下行,共奏泻火养阴,凉血止血的功效。

**【医案】**

1.《医旨绪余》曰

有侄女十岁,因伤齿动摇,以苎麻摘之,血出不止,一日夜积十一盆,用没药止之,少顷,复从口出。诊其脉,皆洪大有力。以三制大黄末二钱,枳壳汤少加童便调下,去黑粪数枚,其血顿止。

2. 一男子每齿根出血盈盆

一月一发,百药不效。知其饮酒,投前药一服而安,是知此疾多阳明热甚所致。缘冲任二脉,皆附阳明,而阳明一经气血俱多,故一发如潮涌,急则治其标也。投以釜底抽薪之法,应手而愈。

3. 吴桥治文学于学易

举孝廉,病衄,其衄然,七昼夜不止,甚则急如涌泉,众医济以寒凉不效,急以大承气汤下之,亦不行。桥曰:孝廉故以酒豪,积热在胃,投以石膏半剂愈之。众医请曰:积热宜寒,则吾剂寒之者至矣,公何独得之石膏? 桥曰:治病必须合经,病在是经,乃宜是药,石膏则阳明胃经药也,安得以杂投取效哉(《太函集》)?

(以上医案引自《续名医类案》)

4. 李(左)

如注,脉象弦大。肺胃风热内迫,恐致厥脱。

犀角尖(五分) 细生地(三钱) 炒丹皮(一钱五分) 生赤芍(一钱五分) 绿豆衣

（五钱） 麦冬（三钱） 黑山栀（三钱） 大黄（二钱酒蒸） 藕汁（一杯） 元参肉（三钱） 白茅花（一两五钱）

（以上医案引自《张聿青医案》）

**（二）脾虚不摄**

**【临床表现】** 鼻衄，或兼齿衄、肌衄，神疲乏力，面色苍白，头晕，耳鸣，心悸，夜寐不宁，舌质淡，脉细无力。

**【病因病机】** 脾气虚不能摄血，以致血液外溢而形成衄血。

**【治法】** 补气摄血。

**【方药】** 归脾汤。本方由四君子汤和当归补血汤加味而成。方中以四君子汤补气健脾；当归、黄芪益气生血；酸枣仁、远志、龙眼补心益脾，安神定志；木香理气醒脾，使之补而不滞。全方具有补养气血、健脾养心及益气摄血的作用。

**【医案】**

1. 杨乘六治施鸣玉

衄血如注，三日半不止，凡止衄方法，并无一应，气息欲绝。脉之，虚大而缓，面色萎黄，舌嫩黄而胖，知其四肢疲软，浑身倦怠，懒于言语，动辄嗜卧者，匪朝伊芳夕也。询之果然。而衄起之故，缘自钟溪归家，一路逆风，操舟尽力，不及达岸即衄，至今第四日矣。曰：病患中气大亏，本不足以摄血，复因劳力太甚，重伤胃络。胃络，阳络也，阳络伤则血出上窍，胃脉络鼻，所以血出鼻孔也。乃用补中益气汤加炒黑干姜一剂而衄止。去干姜，加白芍、五味子，数剂而从前诸症渐除。

2. 一妇人因劳衄血

服凉药之剂，更致便血。或以血下为顺，仍用治血。薛曰：此因脾气下陷而从，当升补脾气，庶使血归其经。不信，果血益甚。乃朝用补中益气汤，夕用加味归脾汤而愈。此症用寒凉止血，不补脾肺而死者多矣。

3. 马元仪治陆太史母

患衄血不已，两脉浮大而数，重按无神，面赤烦躁，口干发热，心悸恍惚。群作阳明火热阴虚内动之症治，旬日转盛。此因忧思悒郁，致伤阳气，阳气既伤，阴血无主，上逆则衄，下夺则便。当作中虚挟寒治，用附子理中汤，内益人参至三两众阳之。明日复诊，脉象散失，较之浮数为更天渊。乃谓众曰：症既非实，以补养为主。然气血俱要，而补气则在补血之先，阴阳并需，养阳在滋阴之后，是以非助火而益水，不如是不得其平也。令进前方，不得已减去人参二两，服至第九日，衄血便血俱止。后以归脾汤调理而愈。

（以上医案引自《续名医类案》）

# 第十六节　心　　悸

心悸是以心中急剧跳动，惊慌不安，甚则不能自主为主要临床表现的一种病证。时作时止,不发时如常人,病情较轻者为惊悸;若终日悸动,稍劳尤甚,全身情况差,病情较重者为怔忡。怔忡多伴惊悸,惊悸日久不愈者亦可转为怔忡。现代医学中各种原因引起的心律失常,如心动过速、心动过缓、期前收缩、心房颤动或扑动、房室传导阻滞、病态窦房结综合征、预激综合征及心功能不全、神经官能症等,凡以心悸为主要临床表现时,均可参考本节辨证论治。

心悸病因病机为外感或内伤,致气血阴阳亏虚,心失所养;或痰饮瘀血阻滞,心脉不畅;或由惊恐恼怒,动摇心神,致心神不宁而为惊悸。因久病体虚,劳累过度,耗伤气血,心神失养,若虚极邪盛,无惊自悸,悸动不已,则成为怔仲。

本节主要讨论心悸从脾辨证论治。心悸的病位主要在心,与脾、肾、肺、肝四脏功能失调相关。属脾与其他脏腑病证。

饮食劳倦、嗜食膏粱厚味,伤脾滋生痰浊,痰火扰心而致心悸。劳倦太过伤脾,引起生化之源不足,而致心血虚少,心失所养,而发为心悸。根据病因病机和临床表现,定性脾失健运、心脾两虚证。

## 一、脾失健运

【临床表现】心悸,胸闷痞满,伴有眩晕,恶心呕吐,流涎,小便短少;舌淡苔滑或沉细而滑。

【病因病机】饮食劳倦伤脾,滋生痰浊,阻碍气机,上凌于心,而致心悸。

【治法】健脾化湿,化气利水。

【方药】苓桂术甘汤。方中茯苓淡渗利水;桂枝、炙甘草通阳化气;白术健脾祛湿。

【医案】

1. 倪

据述有时惊悸,有时肌肉顽木,或一日溏泄数次,或数日一大便,坚干难出,惟小便常红,此心气郁结,脾气失运。失运则生湿,郁结则聚火,火则耗精,湿则阻气而气机不利矣。拟荆公妙香散加味,补益心脾,通达气机立法。

西洋参 黄耆 茯神 桔梗 远志 怀山药 麝香(调服) 辰砂 木香 川连(盐水炒) 炙甘草 麦冬(元米炒)

共为末,藿香、陈皮汤泛丸。每朝三钱,开水送下。

(以上医案引自《王旭高临证医案》)

2. 老僧悟庵

心悸善恐,遍服补心养血之药不应,天王补心丹服过数斤,惊悸转增,面目四肢微有浮肿之状,求张治。

察其形肥白不坚,诊其脉濡弱而滑,此气虚,痰饮浸渍于膈上也。以导痰汤稍加参、桂通其阳气,数服而悸恐悉除。更以六君子加桂水泛作丸,调补中气而安(雄按:此证最多,世皆误治)。

(以上医案引自《续名医类案》)

3. 王

脉沉弦,始则头痛闷呕,舌白恶食,继则气阻脘痛,攻注腰脐,随触辄呕,背寒心悸,下利溺少,九昼夜不能着枕,固是湿阻气痹。但医者混治,谬托消和,不知饮邪入络,上干为头痛,下渗为泻利,渍入太阳为背寒,停于心下为悸动。《金匮》云:口干不欲饮水者,为饮邪未去故也。今饮入支络,不用辛温通逐,痛呕焉止。仿小半夏汤:

茯苓 川椒目 枳壳 吴萸 桂枝 沉香(磨汁)

日再服,痛缓得卧,糜粥得下,背寒心悸俱却,惟脐腹结,时呕时痛,乃支络浊滞未净,改用通络导滞。

归须 小茴香 生楂肉 橘核(青盐拌炒) 山栀(姜汁炒) 茯苓 枳壳 降香末

痛呕悉平,改用和中运湿。

制半夏 砂仁 茯苓 炙草 谷芽 大豆黄卷 薏苡 陈皮

全瘳。

(以上医案引自《类证治裁》)

4. 钟(左)

心下虚悸,脉细濡而右关滑。此由痰水聚于胸中,阴湿弥漫于下,则心阳浮越于上,长沙独得其旨,故玉函经中一则曰,心下悸者为有水气;再则曰,水停心下则心下悸。近医每以心营不足目之未知圣训耳。

制半夏(一钱五分) 炒杏仁(三钱) 云茯苓(四钱) 橘皮(一钱五分) 薤白头(三钱) 栝蒌仁(三钱,炒研) 生姜汁(二匙,冲)

(以上医案引自《张聿青医案》)

## 二、心脾两虚

**【临床表现】** 心悸气短,头晕目眩,少寐多梦,健忘,面色无华,神疲乏力,纳呆食少,腹胀便溏,舌淡红,脉细弱。

**【病因病机】** 久病失养,劳欲过度,脾气虚弱,脾不生血,心血不足,心神失养则动悸。

**【治法】** 补血养心,益气安神。

**【方药】** 归脾汤。方中当归、龙眼肉补养心血;黄芪、人参、白术、炙甘草健脾益气以生血;茯神、远志、酸枣仁宁心安神;木香行气,令补而不滞。

**【医案】**

1. 李

病将半载,寒热淹缠。前方补营,兼以疏郁,心悸腹胀仍然。兹更便溏足肿,是脾气虚弱也。脉缓无力,当补其脾,进归脾加减法。

防风根 党参 黄芪 冬术 茯苓 大腹皮 归身 白芍 枣仁 木香 荷叶蒂

**渊按:** 可参与桂枝、姜、枣。

2. 石

行动短气而喘,头眩心跳,得食则胀。肝肾虚而气不纳,脾胃虚而气不运。用补中益气送下六味丸。补中益气汤加茯神、半夏、神曲,砂仁煎汤,送六味丸四钱。

(以上医案引自《王旭高临证医案》)

3. 吴孚先治王兵宪

患惊悸,时或烦躁,夜更靡宁,右关虚弱,左寸尤甚,与加味归脾二十剂而痊愈。

4. 龚子才治一童子

因用心过度,少寐惊悸,怔忡恶寒,先用补中益气汤加茯苓、枣仁、远志,恶寒渐止。又用加味归脾汤惊悸稍安,再用养心汤而安。

5. 薛立斋治一妇人

劳则心跳怔忡,寒热往来,用归脾汤为主,佐以八珍汤诸症悉愈。又用加味逍遥散、宁志丸而安。后复作,服归脾、宁志药即愈。

6. 一妇人患惊悸怔忡

日晡发热,月经过期,饮食少思,用八珍汤加远志、山药、枣仁三十余剂渐愈,佐以归脾痊愈。后因劳发热,食少体倦,用补中益气汤。又因怒,适月经去血不止,前症复作,先以加味逍遥散,热退经止,又用养心汤治之而痊。

7. 一妇人惊悸怔忡

自汗盗汗,饮食不甘,怠惰嗜卧,用归脾汤而愈。至年余,怀抱郁结,患前症兼衄血、便血,仍用前汤而愈。

8. 马元仪治一人

患心悸症,肢体倦怠,或以阴虚治之不效。诊其脉浮虚无力,盖得之焦劳思虑伤心也。《内经》云:心痹者,脉不通,烦则心下鼓。又《原病式》云:水衰火旺,心胸躁动。(据此则是阴虚矣,且后面于二句又无发明,又何必勉强阑入?)其言脉不通者,正以焦劳太过,心脏之脉郁而不通也,郁则伤血而动君火,故悸动不宁也。

心之下脾位,脾受心病,郁而生涎,精液不生,清阳不布,故四肢无气以动而倦怠也。法宜大补心脾,乃与归脾汤二十剂即以此方作丸,服之痊愈。

9. 章氏妇因失恃于归

劳心悒郁,形志倍伤,遂心悸恍惚,身体如在舟车云雾中,或与降气理痰之剂不应。

诊之,两脉虚微,尺脉倍弱,曰:忧劳过度则脾损,脾虚必盗母气以自救,故心虚而悸。心藏神,为十二官之主,虚则无所听命而恍惚不安也。宜大培土气,则脾自复,不仰给于心,而心亦安,神亦守矣。与人参附子理中汤一剂而安,四剂神气大复,脉和而愈。

(以上医案引自《续名医类案》)

10. 吴氏

产后不寐,心虚不安,此去血多,而心神失养也。仿养心汤意:

熟地　枣仁　茯神　柏子仁　麦冬　潞参　五味子　炙草　白芍

三服愈。

(以上医案引自《类证治裁》)

# 第十七节　乳核、乳痈

乳核是以乳中结核，状如鸡卵，表面光滑，边界清楚，推之能移，不痛为主要表现，且与月经周期无关的肿瘤性疾病。好发于 20～25 岁的青年妇女。相当于现代医学的乳房结节、乳腺纤维腺瘤。

由于恼怒伤肝，思忧伤脾，导致肝脾两伤，气机阻滞，水湿失运，痰浊内生；或因冲任失调，痰瘀互结于乳房而成。

乳痈是发生于乳房部的急性化脓性疾病。其临床特点为：乳房部结块、肿胀疼痛，伴有全身发热，溃后脓出稠厚。常发生于哺乳期妇女，尤以尚未满月的初产妇多见。本病相当于现代医学的急性乳腺炎。

若情志内伤，肝气不舒，厥阴之气失于疏泄，使乳汁发生壅滞而结块；郁久化热，热胜肉腐则成脓。乳房属足阳明胃经，乳汁为气血所化生，产后恣食肥甘厚味而致阳明积热，胃热壅盛，导致气血凝滞，乳络阻塞而发生痈肿。

本节主要讨论乳核、乳痈从脾胃辨证论治，病变部位均在乳房，与肝、胃、脾、心有关；《灵枢·经脉》："胃阳明之脉，……其直者，从缺盆下乳内廉"，属脾胃与其他脏腑及足阳明胃经病证。

根据病因病机和临床表现定性为气滞痰凝、胃热壅盛证。

## 一、气滞痰凝

【临床表现】乳房肿块形似丸卵，质地坚实，皮色不变，表面光滑，推之活动，压之不痛；可伴有乏力，纳呆，腹胀；舌大，苔薄白，脉滑。

【病因病机】饮食不慎，脾失健运，水湿失运，痰浊内生；或恼怒伤肝，忧思伤脾，致肝脾两伤，气机阻滞，气滞痰凝；互结乳络，形成乳房肿块。脾气不升，胃气不降，乏力，纳呆，腹胀。

【治法】健脾理气，化痰散结。

【方药】四君子汤。方中人参健脾养胃，为君药。脾喜燥恶湿，脾虚不运，则易生湿痰凝，故用甘苦温的白术，健脾燥湿以助运化，为臣药。茯苓渗湿健脾，为佐药。炙甘草补气和中，调和诸药，为使药。四药配伍，共奏益气健脾、化痰散结之功。

【医案】

1. 右

乳房痛胀，推之即移。此厥气挟痰，凝滞胃络。

青皮（一钱）　郁金（一钱五分）　蒲公英（二钱）　香橼皮（一钱五分）　制香附（二钱）　川芎（一钱）　枳壳（一钱）　白芷（一钱）　制半夏（一钱五分）

2. 右

结核不化，肝脏之气，挟痰阻滞胃络。再从肝胃疏和。

制香附 炒枳壳 黑山栀 沉香曲 香白芷 白茯苓 砂仁 川芎 炒当归

3. 王(右)

乳房结核,按之坚硬,而推之不移。此痰气郁于肝胃之络。

制半夏 白蒺藜 青皮 香附 枳壳 云茯苓 川贝母 香橼皮 郁金 砂仁

(以上医案引自《张聿青医案》)

4. 何氏

左乳结核,经六七载,溃后深洞如碗,是名乳岩。由脾肝郁结,气血失畅。结核渐大,溃则岩深陷可畏。

一僧犹用乳、没破耗气血。不知年衰茹素,日夕抽痛,脓水清稀,营卫日亏,毒奚由化,恐三伏难延矣。峻补气血,托里滋液。患口虽难遽敛,尚冀痛势略定,迁延岁月耳。八珍汤去炒术,加生五味、麦冬、大贝,数服脓稠痛缓。入夏延秋,患内作痒者肉腐蛆生。(以乌梅肉腊雪水浸,雄黄末,鸡羽蘸抹)。

其弟妇张氏,并系早孀,亦患乳核,二十余年未溃,坚大如胡桃,劳则抽痛,脉来沉缓。症属郁损心脾,用归脾汤加香附汁、炒熟地、牡蛎粉、大贝、忍冬藤,数十服而核渐软。

(以上医案引自《类证治裁》)

5. 一儒者两胁作胀

两乳作痛,服流气饮、栝蒌散半载后,左胁下结一块如核,肉色不变,劳则寒热,此郁结气伤而为患,虚而未能溃也,八物加柴胡、远志、贝母、桔梗,月余色赤作痛,脓将成矣。又服月余,针之,出脓碗许,顿然作呕。此胃气虚而有痰也,令时啖生姜,服六君子汤呕止,加肉桂而疮愈,彼后出宰,每伤劳怒,胸乳仍痛,并发寒热,服补中益气加炒山栀,愈。

6. 一妇人年二十有五

素虚弱,多郁怒,时疫后脾胃愈虚,饮食愈减,又值气忿,右乳胁下红肿,应内作痛,用炒麦麸熨之,肿虽少散,内痛益甚,转侧,胸中如物悬坠,遂与加减四物汤,内肿如鹅卵,外大如盘,胸胁背心相应而痛,夜热势甚,时治者皆以攻毒为言。

薛云:此病后脾弱,而复怒伤肝,治法惟主于健脾气,平肝火,则肿自消而病自愈矣。方以八物加陈皮、黄芩、柴胡、山栀、白芷服八剂,病减六七,去白芷,加青皮、木香、桔梗,又六剂而痊愈,若用攻毒之剂,病胡能瘳。

(以上医案引自《古今医案按》)

7. 人有左乳内忽大如桃

复又不痛,色亦不赤,身体发热,形渐瘦损,人以为痰气之郁结,孰知肝气之不舒。夫乳属阳明,乳肿宜责之阳明胃经,而谓之肝病者,盖阳明胃土最畏肝木之克,肝气不舒,而胃气亦不舒矣。盖胃见肝木之郁,唯恐肝旺来克,于是胃亦畏首畏尾,伏而不扬。况乳又近于两胁,而两胁正肝之部位也,与肝相远尚退缩而不敢舒,与肝为怜亦何敢恣肆而吐气哉。气不舒而肿满之形成,气不敢舒而畏惧之色现,不痛不赤,正显其畏惧也。治法不必治阳明之胃,但治肝而肿自消矣。方用逍遥散加味治之。

柴胡(二钱) 白芍(五钱) 当归(二钱) 陈皮(五钱) 甘草(一钱) 白术(三钱)

茯神(三钱)　人参(一钱)　川芎(一钱)　栝蒌(三钱)　半夏(三钱)

水煎服,十剂而内消矣。去栝蒌,再服十剂,不再发。逍遥最解肝气之滞,肝气一解,而胃气自舒。况益之栝蒌、半夏,专能治胸中之积痰,痰去而肿尤易消也。

(以上医案引自《辨证录》)

8. 钱国宾治一妇人

年五十六岁,左乳患痛已七年,烂过半矣,中间一孔如桃,时流血水。凡贴膏药,痛反增剧,以布圈系护,防其摩擦。夫乳头属足厥阴肝,乳房属足阳明胃,乃肝胃二经之症,非单方不足以治其外,非峻补不足以养其内。以形色气味治之,用陈香橼一个,其穰之瓣,如乳内之房,其色先青而后黄,青属肝,黄属胃,其味先酸而后甘,酸属肝,甘属胃,其气香,能通肝胃之气,黑止血,酒服和经,此治其乳也。制一枚为末,作二次服。又用酒炒黄芪二两,益气实表;土炒白术二两,山药五两,健脾收湿;芎、归、地、芍各一钱,养血。水六碗,煎三碗,作四次服,调至一月痊。(论药入微,可为格物之法)。

9. 张隐庵治一妇

产后乳上发痛,肿胀将半月,周身如针刺,饮食不进。诊之,六脉沉紧有力,左乳则肿连胸胁,用:

麻黄　葛根　荆芥　防风　杏仁　甘草　石膏

温服取汗遂愈。《金匮》云:产后妇人喜中风。经云:开阖不得,寒气从之,荣气不从,逆于肉理,乃生痈肿。此系风寒内壅,火热内闭,荣卫不调所致,众以凉药治热,不知开阖之故。今毛窍一开,气机旋转,荣卫流行,而肿痛解矣。经云:食气入胃,散精于肝。病属阳明厥阴二经,是以饮食不进。今经气疏通,自能食矣。孰谓疡医可不知经乎?

(以上医案引自《续名医类案》)

## 二、胃热壅滞

【临床表现】乳房部肿胀疼痛,肿块或有或无,皮色不变或微红,乳汁排泄不畅;口渴、便秘,舌红苔薄黄,脉数。

【病因病机】产后恣食厚味,胃内积热,以致肝胃蕴热,气血凝滞,乳络阻塞,不通则痛,故乳房肿胀疼痛有块;毒热内蕴,故患侧乳房皮肤微红;胃经热盛,故口渴、便秘、舌红苔薄黄。

【治法】清胃热,通乳消肿。

【方药】瓜蒌牛蒡汤加减。方中牛蒡子、瓜蒌为君以清热消痈,牛蒡子清热解毒、散结消肿,瓜蒌利气宽胸、散结消痈;金银花可清热解毒,连翘被誉为"疮家圣药"可消痈散结,花粉清热生津、消肿排脓,黄芩清热泻火解毒,山栀子泻火除烦。金银花、连翘、花粉、黄芩、山栀子合用,共奏清热解毒、消痈散结之功,体现了中医治疗本病时以"清"为主的治疗特点。皂角刺可直达病所,溃坚散结消痈。以上诸药为臣,以"清"和"消"为主;柴胡疏肝解郁为引经药,青皮疏肝理气,陈皮理气健脾化痰。柴胡、青皮、陈皮三药为佐,疏肝理气,气行则乳行,体现了中医治疗本病时以"通"为贵的治疗特点;生甘草益气补中、清热解毒、调和药性为使。诸药共奏活血化瘀、清热解毒、消痈散结之功。

【医案】

1. 人有乳上生肿

先痛后肿，寻常发热，变成疡痈。此症男妇皆有，而妇人居多。盖妇人生子，儿食乳时后偶尔贪睡，儿以口气吹之，使乳内之气闭塞不通，遂至生痛。此时即以解散之药治之，随手而愈。倘因循失治，而乳痈之症成矣。若男子则不然，乃阳明胃火炽盛，不上腾于口舌而中拥于乳房，乃生此病。故乳痈之症，阳病也，不比他痈有阴有阳，所以无容分阴阳为治法，但当别先后为虚实耳。盖乳痈初起多实邪，久经溃烂为正虚也。虽然邪之有余，仍是正之不足，于补中散邪，亦万全之道，正不必分先宜攻而后宜补也。方用和乳汤：

贝母（三钱）　天花粉（三钱）　当归（一两）　蒲公英（一两）　生甘草（二钱）　穿山甲（一片，土炒，为末）

水煎服，一剂而乳房通，肿亦消矣，不必二剂。此方用贝母、天花粉者，消胃中之壅痰也。痰壅而乳房之气不通，化其痰则胃火失其势。而后以蒲公英、穿山甲解其热毒，利其关窍，自然不攻而自散矣。又恐前药过于迅逐，加入当归、甘草补正和解，正既无伤而邪又退舍矣，此决不致火毒不行而变为乳岩之病也哉。

2. 妇人产后

细小两乳又下垂过小腹，痛甚，以为乳痈，孰知胃血之燥也。夫胃为水谷之海，血之腑也。产后亡血过多，则胃中空虚，而饮食又不能遽进，即进饮食，而各脏腑取给于胃甚急，则胃气困矣。胃气困而胃血益燥矣，胃血益燥，无以解各脏腑之纷争。而子又索母之乳，内外取资，胃无以应。乳房者，胃之外廓也。乳头者，胃之门户也。胃苦内之纷争，欲避出于外而不可得，而外又不免于儿口之吮咂，细小下垂以至于腹，有逃遁难藏，入地无门之状，此倒悬切肤之痛，至危之病也。治法急救其胃气而益之补血之味，则胃气生而胃不燥，内足以分给于脏腑，又何至外痛而倒悬哉。方用解悬汤治之。

人参（二两）　当归（四两）　川芎（二两）　荆芥（三钱）　益母草（三两）　麦冬（一两）　炮姜（一钱）

水煎服，四剂而乳头收，再四剂痊愈。此方人参生胃气于无何有之乡。用当归、川芎于乘危至急之地。用荆芥、益母草分解各脏腑以归其经络。用麦冬、炮姜者，因阳明胃火之燥，未免火动而炎烧，产后不便大用寒凉，故用麦冬、微凉之品，少解其火势之烈也。

3. 盖妇人生子

儿食乳时后偶尔贪睡，儿以口气吹之，使乳内之气闭塞不通，遂至生痛。此时即以解散之药治之，随手而愈。倘因循失治，而乳痈之症成矣。若男子则不然，乃阳明胃火炽盛，不上腾于口舌而中拥于乳房，乃生此病。故乳痈之症，阳病也，不比他痈有阴有阳，所以无容分阴阳为治法，但当别先后为虚实耳。盖乳痈初起多实邪，久经溃烂为正虚也。虽然邪之有余，仍是正之不足，于补中散邪，亦万全之道，正不必分先宜攻而后宜补也。方用和乳汤：

贝母（三钱）　天花粉（三钱）　当归（一两）　蒲公英（一两）　生甘草（二钱）　穿山甲（一片，土炒，为末）

水煎服,一剂而乳房通,肿亦消矣,不必二剂。此方用贝母、天花粉者,消胃中之壅痰也。痰壅而乳房之气不通,化其痰则胃火失其势。而后以蒲公英、穿山甲解其热毒,利其关窍,自然不攻而自散矣。又恐前药过于迅逐,加入当归、甘草补正和解,正既无伤而邪又退舍矣,此决不致火毒不行而变为乳岩之病也哉。

(以上医案引自《辨证录》)

4. 邵(右)

腹满不舒,中脘痞胀,肝气郁于胃中也。乳尖属肝,乳房属胃,气滞胃络,乳中结核。气郁生火,内热连绵,咽中时痛,膝膑起块,无非气火之有余,或炎于上,或窜于络耳。脉弦而数,亦属木旺之征。病绪繁多,而图治必从要处着手,内经谓气有余,便是火,宜从肝胃两和,能使气机宣通,郁热自退三舍也。

金铃子　冬桑叶　制香附　粉丹皮　姜汁炒栀子　白蒺藜　砂仁　枳壳　炒白芍　醋炒青皮　逍遥丸

5. 右

乳房痛胀稍减,厥气火郁于胃络。

胡黄连(三分吴萸二分拌炒)　白芍(一钱五分)　郁金(一钱五分)　金铃子(一钱五分)　丹皮(二钱)　香附(二钱)　山栀(三钱,姜汁炒)　降香(一钱五分)　柴胡(四分,醋炒)　川芎(一钱)

6. 施(右)

乳房痛胀,咽燥恶心,舌光无苔。此肝气郁于胃络,而阴气暗耗也。

制半夏(一钱五分)　白蒺藜(三钱)　胡黄连(三分,吴萸二分拌炒)　金石斛(三钱)　炒枣仁(二钱研)　茯苓神(各四钱,辰砂拌)　上广皮(一钱,盐水炒)　决明(四钱)　炒椿根皮(二钱)　炒竹茹(一钱)

(以上医案引自《张聿青医案》)

7. 王肯堂治一娠妇

患乳肿不散。八月,用火针取脓,用十全大补汤,外敷铁箍散不效,反加喘闷。九月,产一女,溃势愈大,两乳旁烂尽,延及胸腋,脓水稠粘,出脓六七升,略无敛势。十一月,乃用解毒和中平剂,外渗生肌散、龙骨、寒水石等,脓出不止,流溅所及,即肿泡溃脓,两旁紫黑,疮口十数,胸前胁下皆肿痛,不可动侧,其势可畏。

此产后毒瓦斯乘虚而炽,令服黄连解毒,归、参和血生血为臣,升麻、葛根、漏芦为足阳明本经药,连翘、防风散结疏经,薏仁、蒡子解毒去肿,角刺引脓,白芷排脓长肌,川芎、桂、炒黄柏为引,每剂入酒一杯,送白玉霜丸,疏脓解毒。时脓水稠粘,不可遽用收涩之剂,理宜追之,乃制青霞散外渗。明日脓水顿稀,痛定秒减,始有向安之势。至正月,皆生新肉,有紫肿处,俱用葱熨法,随手消散。但近胁足少阳分尚未敛,乃加柴胡一钱,青皮三分,及倍川芎。脓水将净,即用搜脓散渗之。元宵后,遂全安。凡治痈疽,须审经络部分,今所患正在足阳明之分,少侵足少阳经分,俗医不复省别,一概用药,药无向导,终归罔功,甚可叹也。(是症得生,全在脓水稠粘,其人必能食,故可治也)。

按：乳病全是肝火上逆入胃，大络不降而成，即肝木侮胃之病。近治鲍渌饮夫人，素有血虚肝病，忽一日，憎寒壮热，头痛口苦，乳肿痛不堪，熨吮俱无效，予用：

生地（五钱） 杞子（五钱） 当归（五钱） 麦冬（二钱） 蒌仁（二钱） 丹皮（一钱五分） 赤芍（一钱五分） 地丁（三钱） 银花（三钱）

二剂即愈。凡用此方最效者，不可枚举矣。

（以上医案引自《续名医类案》）

# 第十八节 崩 漏

崩漏是指妇女不在行经期间阴道突然大量出血，或淋漓下血不断；一般突然出血，来势急，血量多的称崩；淋漓下血，来势缓，血量少的称漏。现代医学的功能性子宫出血所出现的阴道出血，属崩漏范畴。

崩漏的病因病机为内伤七情，外感六淫，以及劳伤，房事不节，饮食不调等，导致冲任损伤，不能制约经血。

本节主要讨论崩漏从脾胃辨证论治。引起冲任不固的常见原因有肾虚、脾虚、血热和血瘀，属脾脏病证。

忧思过度，饮食劳倦，损伤脾气，脾虚湿滞生痰，下注冲任，阻滞胞脉，血不归经；气虚下陷，统血无权，冲任失固，不能制约经血；均可成崩漏，根据病因病机和临床表现，定性气虚不摄、脾虚肝郁证。

## 一、气虚不摄

【临床表现】经血非时而下，量多如崩，或淋漓不断，色淡质稀；神疲体倦，气短懒言，不思饮食，四肢不温，或面浮肢肿，面色淡黄，舌淡胖，苔薄白，脉缓弱。

【病因病机】脾气虚陷，冲任不固，血失统摄，故经血非时而下，量多如崩，或淋漓不断；脾胃虚，气血化源不足，故经色淡而质稀；脾虚中气不足，故神疲体倦，气短懒言；脾主四肢，脾虚则四肢失于温养，故四肢不温；脾虚中阳不振，运化失职，则不思饮食；脾失运化，水湿内停，水湿泛溢肌肤，故面浮肢肿。面色淡黄，舌淡胖，苔薄白，脉缓弱，也为脾虚之象。

【治法】健脾益气，固冲止血。

【方药】固冲汤（《医学衷中参西录》）。方中黄芪、白术健脾益气以摄血；龙骨、牡蛎、海螵蛸固摄冲任；山茱萸、白芍益肾养血，酸收止血；五倍子、棕榈炭涩血止血；茜草根活血止血，血止而不留瘀。全方共奏健脾益气，固冲止血之效。

【医案】

1. 张（五十）

五旬天癸当止，而经淋周身牵掣，右肢渐不能举。不但冲任督带损伤，阳明胃脉衰微少气，乃最难向安之病（冲任胃皆虚）。

人参　生黄　炙草　炒沙苑　炒杞子　炒归身

2. 黄

长斋有年,脾胃久虚,疟由四末,必犯中宫,血海隶于阳明,苦味辛散,皆伤胃系。虽天癸久绝,病邪药味,扰动血络,是为暴崩欲脱。阅医童便阿胶味咸润滑,大便溏泻,岂宜润下,即熟地五味补敛阴液,咽汤停脘,顷欲吐净,滋腻酸浊之药,下焦未得其益,脘中先已受戕。议以仲景理中汤血脱有益气之法,坤土阳和旋转,喜其中流砥柱,倘得知味纳谷,是为转机。重症之尤,勿得忽视。(苦寒辛散伤中阳)理中汤。

(以上医案引自《临证指南医案》)

3. 血生于心,藏于肝,统于脾

肝脾两亏,藏统失司,崩漏已久。迩来面浮足肿,纳少便溏,脉细,舌绛。此阴液已伤,冲任之脉失固,脾胃薄弱,水谷之湿不化。人以胃气为本,阴损及阳,中土败坏,虚象迭见,已入险途! 姑拟益气生阴,扶土运中,以冀阳生阴长,得谷则昌为幸。

炒潞党参(二钱)　炙甘草(五分)　连皮苓(四钱)　生熟谷芽(各三钱)　米炒于术(一钱五分)　扁豆衣(三钱)　陈广皮(一钱)　炒淮药(三钱)　干荷叶(一角)　炒苡仁(四钱)　炒补骨脂(一钱五分)

4. 肝脾两亏

藏血统血两脏失司,经漏如崩,面色萎黄,按脉细小,腰骨酸楚。腰为肾腑,肾主骨,肾虚故腰痛而骨酸。兹从心脾二经调治,拟归脾汤加味,俾得中气充足,力能引血归经。

潞党参(三钱)　清炙草(五分)　远志肉(一钱)　浓杜仲(盐水炒,二钱)　红枣(两枚)　炙黄(三钱)　抱茯神(三钱)　白归身(二钱)　川断肉(二钱)　桂圆肉(二钱)　甜冬术(一钱五分)　炒枣仁(三钱)　大白芍(一钱五分)　阿胶珠(二钱)　藕节炭(两枚)

5. 漏红带下

时轻时剧,便后脱肛,肛门坠胀,腑行燥结,腰腿酸楚,脉象虚弦。气虚不能摄血,血亏肝阳上升。拟补中益气,调摄奇经,冀望气能摄血,血自归经。

生黄(三钱)　白归身(三钱)　大白芍(二钱)　全栝蒌(四钱,切)　吉林参须(八分)　朱茯神(三钱)　豆衣(三钱)　苦桔梗(一钱)　清炙草(六分)　炒枣仁(三钱)　柏子仁(三钱)　嫩钩钩(三钱,后入)　黑芝麻(三钱,研、包)　松子肉(三钱)

(以上医案引自《丁甘仁医案》)

6. 范(右)

崩漏数日不止,始则少腹作痛,今则痛止而觉作酸,间数日辄成块作片而下,头晕耳鸣,面色浮黄,饮食少思,中脘不舒,脉数濡软,舌苔浮白无华。此久崩之下,肝脾并亏,统藏失职,恐血复下而致晕厥。

台参须(七分,另煎冲)　远志肉(五分,甘草汤拌炒)　朱茯神(三钱)　炮姜(四分)　炒山药(三钱)　血余炭(一钱)　熟附片(三分)　野于术(一钱五分)　木香(四分)　当归(一钱五分,炒透)　潼沙苑(三钱,盐水炒)　川断肉(三钱)　震灵丹(莲子汤送下)

(以上医案引自《张聿青医案》)

7. 王汝言治一妇

患胎漏,忽血崩甚,晕去,服童便而醒,少顷复晕,急服荆芥,随醒随晕,服止血止晕之药,不效。忽又呕吐,王以其童便药汁,满于胸膈也,即以手探吐之,未后吐出饮食及菜碗许,询之,曰:适饭后着恼,少顷遂崩不止。因悟曰:因饱食胃气不行,故崩甚,血既大崩,胃气益虚而不能运化,宜乎崩晕不止,而血药无效也。急宜调理脾胃,遂用:

白术(五钱) 陈皮(二钱) 麦芽(二钱)

煎一服晕止,再服崩止,遂专理脾胃药十数服,胃气始还,后加血药服之而安,若不审知食滞,而专用血崩血晕之药,岂不误哉。

**震按:**此与食中相似,因知见病医病,不究其来历者,最误事也,归大化之内,患崩血,昏愦,发热不寐,或谓血热妄行,投以寒剂,益甚,或谓胎成受伤,投以止血,亦不效,乃延立斋诊之,曰:此脾虚气弱,无以统摄血耳,法当补脾而血自止矣。用补中益气加炮姜,不数剂而效,惟终夜少睡,惊悸,另有八物汤,更不效,复叩诸先生,曰杂矣,乃与归脾汤加炮姜以补心脾,遂如初。

8. 江汝洁治叶廷杰之内

十月,病眼若合即麻痹,甚至不敢睡,屡易医,渐成崩疾。江诊得左手三部,举之略弦,按之略大而无力,右手三部,举按俱大而无力。经曰:血虚脉大如葱管,又曰:大而无力为血虚,又曰:诸弦为饮,又曰:弦为劳。据脉观证,盖由气血俱虚以致气不周运而成麻痹,时医不悟而作火治,药用寒凉过多,损伤脾胃,阳气失陷而成崩矣,以岁运言之,今岁天冲主运,风木在泉,两木符合,木盛而脾土受亏,是以土陷而行秋冬之令,以时候言之,小雪至大雪之末,六十日有奇,太阳寒水司令,厥阴风木客气加临其上,水火胜矣。经曰:甚则胜而不复也。其脾大虚,安得血不大下乎,且脾裹血,脾虚则血不归经而妄下矣,法当大补脾经为先,次宜补气祛湿,可得渐愈矣,以:

人参(三钱) 黄芪(二钱) 甘草(四分) 防风(一钱) 荆芥(一钱) 白术(一钱)
陈皮(八分)

水煎,食远服,一剂分作三服,不数剂而安。

**震按:**脉大而无力,乃气虚之确据,何可指定为血虚,况麻属气虚,先哲之成言也,气虚不能摄血则崩,参在所必用,惟左手脉举之略弦,似有风邪,少加荆、防,亦是,微嫌议论拖沓,借司天运气以张大其说,反觉宽泛耳。

(以上医案引自《古今医案按》)

9. 陆

营分有热,则经至而淋漓;卫分有寒,则脉小而迟缓。脾为营之本,胃为卫之源。经至而舌苔反布,胸无痞闷,是胃阳虚而无气以化浊也。拟醒胃阳以摄脾阴为法。归芍六君子加神曲。

(以上医案引自《王旭高临证医案》)

10. 蒋仲芳治毛氏妇

经来淋漓不已,已经三月,凉血止血之药,服至五六十剂,罔效,而口干唇燥愈甚,脉来微涩。询其大便必泻,果然。即以四君子汤加熟附、炮姜、熟地、血余,二剂而止。盖寒客于中,火浮于上,脾虚而不摄血,故淋漓不已也。

11. 尹王天成之内

久患崩,自服四物凉血之剂,或作或辍。因怒发热,其血不止,服前药不应。乃主降火,更加胁腹大痛,手足俱冷。薛曰:此脾胃虚寒所致。先用附子理中汤体热痛止。又用《济生》归脾、补中益气二汤崩血渐愈。若泥痛无补法,则误矣。

(以上医案引自《续名医类案》)

12. 肖氏

经前腹痛,经后淋漓,胀满食减,脉虚小。系冲任血滞,而主治宜在脾。用:

香附(姜制)　砂仁　茯苓　白术　炙草　当归　白芍(桂木炒)　木香　延胡(酒炒)　杜仲(姜汁炒)　续断　神曲糊丸

姜汤下,一料宿愈而获孕。

(以上医案引自《类证治裁》)

## 二、脾虚肝郁

【临床表现】经来淋漓不已,两胁胀满,腰脊酸困,体倦神疲,气短懒言,面黄神疲,舌质淡红无苔,脉弦细无力。

【病因病机】脾统血,肝藏血。忧思恼怒,肝气郁结,两胁胀满。肝木克脾土,脾虚中气不足,故神疲体倦,气短懒言;脾虚不统,血失统摄,故经血非时而下,量多如崩,或淋漓不断。关脉见弦,乃肝郁,脉细,脾虚。

【治法】养血健脾,疏肝解郁。

【方药】丹栀逍遥散。方中白术,茯苓,甘草;芍药当归养血健脾;柴胡疏肝解郁,牡丹皮以清血中之伏火,炒山栀子善清肝热。

【医案】

1. 某

经漏不止,久风飧泄(肝风胃虚)。

人参　茯苓　木瓜　炒乌梅　赤石脂　余粮石

(以上医案引自《临证指南医案》)

2. 薛立斋治一妇人

性急,每怒非太阳耳项喉齿胸乳作痛,则胸满吞酸,吐泻少食,经行不止,此皆肝火之症。肝自病则外症见,土受克则内症作。先以四物加白术、茯苓、柴胡、栀子炒、龙胆清肺养血,次用四君加柴胡、白芍、神曲、吴茱萸、炒黄连以培土制肝,渐愈。惟月经不止,是血分有热,脾气尚虚,以逍遥散倍用白术、茯苓、陈皮,又以补中益气汤加酒芍兼服而愈。

3. 一妇人怀抱不舒

腹胀少寐,饮食素少,痰涎上涌,月经频数。薛曰:脾统血而主涎,此郁闷伤脾,不能摄血归源耳。用补中益气、济生归脾而愈。

**4. 一妇人因怒崩血**

久不已,面青黄而或赤,此肝木制脾土而血虚。用小柴胡合四物清肝火生肝血,又用归脾、补中二汤益脾气,生肝血而瘥。此症若因肝气风热而血不宁者,防风为丸,以兼症之药煎送。或肝经火动,而血不宁者,炒条芩为丸,以兼症之药送下。若瘀血为患,用五灵脂为末,烧铁器酒调服,无不效者。

**5. 薛立斋治一妇人**

饮食因怒,忽患血崩,四肢逆冷,抽搐口噤如发痉然,吐痰如涌。灌以二陈、柴胡、山栀、枳壳,吐出酸味,神思稍醒,药止。次日进薄粥少许,但乳胁胀痛,此悉属肝火炽盛,致脾气不能运化。先用六君、柴胡、山栀、钩藤诸症顿退,惟四肢不遂,血崩如初,或又为肝火未息,欲投清肝凉血之剂。此肝脾气血俱弱,先用补中益气汤培其脾土,而血气归经。又用四物、参、术、柴胡养肝筋,而四肢便利。(余见《异症名要》)。

**6. 一妇人月经淋漓无期**

作郁怒伤肝,脾虚火动,而血不归经。乃肝不能藏,脾不能摄也。当清肝火,补脾气,与归脾汤、逍遥散二药,四剂而愈。

**7. 魏玉横曰**

刘氏媪,年七十,病血行如壮年月事,久之,淋漓不断两月余,耳鸣心跳,头晕目眩,恶食罕眠,奄奄就毙。医者不一,有与归脾、补中者、六味、四物者、十全、八珍者,诸治未为无见。然服归脾、补中,则上膈胀而面肿,似不宜于补气;服六味、四物,则少腹胀而足肿,似不宜于补血;服八珍、十全,则中脘胀而气急,似气血兼补又不宜。延诊,先告以不宜用补,以症皆缘补而增也。脉之,沉小而涩,两关尤甚,且无神,曰:此肝脾两伤之候也。以七旬之年,两月之病,非补何以能瘳?第余之补,异乎人之补,无虑也。与:

熟地(二两,以一两炒炭) 杞子(一两) 白芍炒(五钱) 枣仁炒(五钱) 酒连(三分)

四剂而淋漓止,去连四剂,而肿胀消,诸症亦愈。

(以上医案引自《续名医类案》)

**8. 孙**

经期一载不来,大便时常秘结,每月胸中不舒数日。此肝血虚而胃气不和也。理气之方,不在平肝而在养血;和胃之法,不在破气而在补气。气血充而肝胃自和矣。

西党参 熟地(砂仁拌) 枣仁 陈皮 归身 制半夏 丹参 于术(人乳拌炒) 茯苓 白芍 沙苑子 橘饼 谷芽

**9. 王**

向有淋带,月前血崩,崩止淋滞不断,少腹板痛,脉象细数,身发寒热。脾胃大虚,此血瘀未尽,复兼肝气夹寒也。法当通补。

鲜生地渣(姜汁炒焦) 当归炭 荆芥炭 杜仲 陈皮 生姜渣(鲜地汁炒焦) 香附炭(醋炒) 香谷芽

**渊按**:鲜地、生姜互炒,名交加散,能通瘀调气,和寒热,而不伤血耗气,女科之妙方也。

(以上医案引自《王旭高临证医案》)

# 第十九节 闭 经

闭经是指女子年逾 18 周岁,月经尚未来潮,或月经来潮后又中断 6 个月以上者,前者称为原发性闭经,后者称为继发性闭经,古称"女子不月""月事不来""经水不通""经闭"等。相当于现代医学的功能失调性子宫出血。

闭经多由七情内伤、饮食不节,所致肝气郁结,脾失健运,气血阻滞,或痰湿流注下焦,使血流不通,冲任受阻,血海阻隔,经血不得下行;或素体脾胃气虚,肾气未充,或多产堕胎,耗伤精血等,血海空虚;引起经闭。

本节主要讨论闭经从脾胃辨证论治,病位主要在肝、脾、肾,属脾脏病证。

饮食不节,思虑或劳累过度,损伤脾气,脾失健运,痰湿内盛,阻于冲任;或脾虚生化之源亏乏,冲任气血不足,血海不能满溢,均可导致月经停闭。根据病因病机和临床表现,定性痰湿困脾、气血不足证。

## 一、痰湿困脾

【临床表现】月经停闭数月,带下量多,色白质稠;形体肥胖,或面浮肢肿,神疲肢倦,头晕目眩,心悸气短,胸脘满闷,舌淡胖,苔白腻,脉滑。

【病因病机】痰湿阻于冲任,经血不能满溢,故月经数月不行;痰湿下注,损伤带脉,故带下量多,色白质稠;痰湿内盛,故形体肥胖;痰湿困阻脾阳,运化不良,水湿泛溢肌肤,故面浮肢肿,神疲肢倦;舌淡胖,苔白腻,脉滑,也为痰湿之征。

【治法】豁痰除湿,活血通经。

【方药】朱震亨治湿痰方。方中苍术、半夏燥湿化痰;白术、茯苓健脾祛湿;滑石渗利水湿;当归、川芎、香附行气活血。痰湿去则冲任、血海自无阻隔,而获通经之效。

【医案】

1. 陆

营虚发热,瘀阻经停,心中若嘈,饮食厌纳,时吐酸水,是脾胃不足而夹痰饮者也。夫心生血,脾统血,肝藏血,胃为气血之总司,故调治之方,必以和脾胃为第一。脾胃健则营血自生,停饮自运,瘀凝自化。

半夏 陈皮 川连 吴萸炒 茯神 辰砂拌 桃仁 旋覆花 新绛 丹参 野蔷薇花 白扁豆

(以上医案引自《王旭高临证医案》)

2. 裴兆期治一妇

头眩耳鸣,肉筋惕,恍惚不得寐,乍作乍止半载矣。后乃阻经四月,小腹如怀孕状,医疑其妊而安之。忽一日,下紫黑血少许,始知为经闭。改用通经药数剂,腹不减,反增恶心呕哕,粥饮下咽,旋即越出,咽喉焦痛,舌黑无津,医不知何故。

裴诊之,六脉弦细而滑,两关尤甚,曰:顽痰闭滞,血海壅瘀,月事乃阻耳。其脉细而滑者,痰脉也;头眩耳鸣恍惚者,痰证也;呕吐不食者,痰客中焦也;舌黑无津,咽喉焦痛者,痰生热也。经谓治病必求其本,今病本于痰,必以治痰为首务。遂投滚痰丸八十粒,不动。再投七十粒,小腹微痛。次日又服如数,小腹痛不可忍,将夜半下如猪肝者四五块,每块几盈尺,更下如破絮脂膜者无数,又累累若石榴子,红白攒缀,联系而下者,不啻二三斗,小腹顿平,痛亦如失。最异者吐痰碗许,俱如绿草汁色,口角流涎不断,如琴弦之坚。丹溪谓怪病是痰,十居八九,良然。时胸次未平,饮食少进,用:

橘红(一钱) 茯苓(一钱) 枳实(八分) 黄连(八分) 半夏曲(八分)

水煎入姜汁二匙,竹沥半酒杯。二剂后,以六君子汤加减,更服加味润下丸调理百余日而愈,逾年生一子。

**3. 从孙妇程氏**

年甫三旬,产五次,今则经闭不行者八年,肌肉则丰肥于昔,饮食又倍于昔,精采则艳美于昔,腹柔不坚,略无所谓病者。或用四物汤、元胡、丹皮之剂,千余服矣。至三棱、莪术、干漆、桃仁、苏木之类,遍尝不应。

诊之,六脉缓大有力,曰:此脾湿生痰,脂满子宫,徒行血、活血、破血无益也。以平胃散加滑石、桃仁、黄连、姜黄、丹参、南星、半夏作丸服之,半年而经行,次年生子,后又连生一子一女(雄按:此等证,如脉平和者,不必服药)。

**4. 陆养愚治董龙山夫人**

胸膈不舒,大便不实,或时去血,或时去积,经期或先或后,或多或少,参差作痛,养血健脾俱不效。饮食既少,肌肉亦瘦,晚不能食,食则饱胀,不能安卧,脉之,沉弦而滑,右关尤甚,曰:沉为气滞,弦为留饮,滑为痰凝。经之不调,便之不实,腹之胀痛,皆痰积为之也。乃合清气化痰丸,二陈汤送下,数剂,大便去痰积若干,遂不胀不疼。改用六君子汤数剂而大便坚。后以调气养荣汤间服,经调而孕。

(以上医案引自《续名医类案》)

**5. 陈(右)**

久痛久呕,中脘板硬,月事两月不来。此必有形之滞,郁阻胃中。拟宣通气血。

延胡索(一钱五分,酒炒) 瓦楞子(四钱) 炒赤芍(一钱) 台乌药(一钱五分) 楂肉(二钱) 土鳖虫(三枚,去头足炙) 单桃仁(三钱,去皮尖打) 归须(二钱,酒炒) 降香片(五分)

【二诊】宣通营卫,大便解出凝而色红,脘痛势减,板硬较软,呕吐未发。再为宣通。

五灵脂(三钱,酒炒) 制香附(二钱) 炒枳壳(一钱) 焦麦芽(三钱) 陈皮(一钱) 薤白头(二钱) 延胡索(一钱五分,酒炒) 砂仁末(五分) 土鳖虫(二枚,去头足) 广郁金(一钱五分)

【三诊】宣通营滞,大解带黑,脘痛呕吐俱减。然咽中常觉哽阻,中脘仍然坚硬。脉象弦紧。效方扩充,再望应手。

上桂心(五分) 炒桃仁(三钱) 薤白头(二钱) 干漆(三分,炒烟尽) 橘红(一钱)

土鳖虫(三枚)　延胡索(一钱五分,酒炒)　制半夏(一钱五分)　湘军(八分,酒炒)

6. 奚(右)

由脘痛而致腹中胀满,得泄则松。肝脾不和,气湿不运。气为血帅,月事因而不行。以调气为先。

制香附(二钱)　砂仁(五分)　丹参(二钱)　苏木(一钱五分)　枳壳(一钱)　茯苓(三钱)　鲜佛手(一钱)　上广皮(一钱)　木香(三分)　降香(五分)

【二诊】腹满较舒,中脘窒痛。再从肝脾胃主治。月事不来,且勿过问。

制香附(二钱)　陈皮(一钱)　金铃子(切一钱五分)　前胡(一钱)　鲜佛手(一钱)　缩砂仁(五分)　延胡索(一钱五分,酒炒)　光杏仁(三钱打)　紫丹参(二钱)　苏梗(二钱)

7. 丁(右)

经事愆期,虚寒为多。然虚则肢体必形软弱,或微微身热。寒则腹中痛,脉必沉细。今经来日迟,诸如平人,惟四肢作酸。脉象濡滑。此痰湿占于血海,营卫之气不得宣通。宜理气化痰驱湿,不治血而治其所以病血者。

粉全归　秦艽　制半夏　独活　川断肉　白蒺藜　泽泻　制香附　茯苓　川芎
(以上医案引自《张聿青医案》)

## 二、气血亏虚

【临床表现】月经停闭数月,肢倦神疲,食欲不振,脘腹胀闷,大便溏薄,面色淡黄,舌淡胖有齿痕,苔白腻,脉缓弱。

【病因病机】饮食不节,思虑或劳累过度,损伤脾气,脾虚生化之源亏乏,冲任气血不足,血海不能满溢,故月经停闭数月;脾虚运化失职,湿浊内盛,故食欲不振,脘腹胀闷,大便溏薄;脾主四肢,脾虚中气不振,故肢倦神疲。舌淡胖、有齿痕,苔白腻,脉缓弱,也为脾虚之证。

【治法】健脾益气,养血调经。

【方药】参苓白术散。方中人参、白术、茯苓益气健脾渗湿为君。配伍山药、莲子助君药以健脾益气;并用白扁豆、薏苡仁助白术、茯苓以健脾渗湿,均为臣药。更用砂仁醒脾和胃,行气化滞,是为佐药。桔梗宣肺利气,炒甘草健脾和中,调和诸药,共为佐使。综观全方,补中气,渗湿浊,行气滞,使脾气健运,湿邪得去,则诸证自除。

【医案】

1. 天津陈氏女

年十七岁,经通忽又半载不至。

病因　项侧生有瘰,服药疗治,过于咸寒,致伤脾胃,饮食减少,遂至经闭。

证候　午前微觉寒凉,日加申时,又复潮热,然不甚剧。黎明时或微出汗,咳嗽有痰,夜间略甚,然仍无妨于安眠。饮食消化不良,较寻常减半。心中恒觉发热思食凉物,大便干燥,三四日一行。其脉左部弦而微硬,右部脉亦近弦,而重诊无力,一息搏逾五至。

**诊断** 此因饮食减少,生血不足以至经闭也。其午前觉凉者,其气分亦有不足,不能乘阳气上升之时而宣布也。至其晚间之觉热,则显为血虚之象。至于心中发热,是因阴虚生内热也。其热上升伤肺易生咳嗽,胃中消化不良易生痰涎,此咳嗽又多痰也。其大便燥结者,因脾胃伤损失传送之力,而血虚阴亏又不能润其肠也。左脉弦而兼硬者,心血虚损不能润肝滋肾也。

右脉弦而无力者,肺之津液胃之酸汁皆亏,又兼肺胃之气分皆不足也。拟治以资生通脉汤,复即原方略为加减,俾与证相宜。

**处方** 白术(三钱,炒) 生怀山药(八钱) 大甘枸杞(六钱) 龙眼肉(五钱) 生怀地黄(五钱) 玄参(四钱) 生杭芍(四钱) 生赭石(四钱轧细) 当归(四钱) 桃仁(二钱) 红花(钱半) 甘草(二钱)

共煎汤一大盅,温服。

**【复诊】** 将药连服二十余剂(随时略有加减),饮食增多,身形健壮,诸病皆愈。惟月信犹未通,宜再注意通其月信。

**处方** 生水蛭(一两,轧为细末) 生怀山药(半斤,轧为细末)

每用山药末七钱,凉水调和煮作茶汤,加红蔗糖融化,令其适口,以之送服水蛭末六分,一日再服,当点心用之,久则月信必通。

**效果** 按方服过旬日,月信果通下,从此经血调和无病。

**方解** 按水蛭《神农本草经》原无炙用之文,而后世本草谓若不炙即用之,得水即活,殊为荒唐之言。尝试用此药,先用炙者无效,后改用生者,见效甚速。其性并不猛烈,惟稍有刺激性。屡服恐于胃不宜,用山药煮粥送服,此即《金匮》硝石矾石散送以大麦粥之义也。且山药饶有补益之力,又为寻常服食之品,以其粥送水蛭,既可防其开破伤正,且又善于调和胃腑也。

(以上医案引自《医学衷中参西录》)

2. 孙

经期一载不来,大便时常秘结,每月胸中不舒数日,此肝血虚而胃气不和。理气之方,不在平肝而在养血;和胃之法,不在破气而在补气,气血充而肝胃自和矣。

西党参 熟地 砂仁拌 枣仁 陈皮 归身 制半夏 丹参 於术 人乳拌炒 茯苓 白芍 沙苑子 橘饼 谷芽

**【复诊】** 肝肾素亏,气郁,胃气不舒,脾阴不足。饮食知味而不能多进,经事不来,二便时常不利,肩膝酸疼,舌苔或黄或白,此有湿热夹杂其中。补养气血之方虽稳当,然无理气化浊之品,未能奏效。今拟一方,以观验否。

制首乌 怀山药 枣仁 牛膝 焦山栀 柏子仁 茅术炭 陈皮 半夏 建莲肉

常服苡仁、红枣煮食。

(以上医案引自《王旭高临证医案》)

3. 一妇少寐

经水两月余一至,误服通经丸,辗转无寐,午前恶寒,午后发热。薛以为思虑亏损脾血,用归脾汤作丸,午前六君送下,午后以逍遥散送下,两月余得寐,半载经行如期,年余而疮愈。

4. 薛立斋治一妇人

性善怒,发热,经水非过期则不及,肢体倦怠,饮食少思,而颤振,此脾气不足,肝经血少而火盛也。午前以调中益气汤加茯苓、贝母送六味丸,午后以逍遥散送六味丸,两月余而愈。

5. 薛立斋治一妇人

性沉多虑,月经不行,胸满少食,或作胀,或吞酸,以为中气虚寒。用补中益气加砂仁、香附、煨姜,二剂胸膈和而饮食进。更以六君加芎、归、贝母、桔梗、生姜、大枣数剂,脾胃健而经自调矣。

(以上医案引自《续名医类案》)

6. 李氏

月事兼旬再至,小腹痛胀,面黄食减,手足心热,口微渴,脉虚促。此脾肝肾阴亏损证也,延成劳热则难治。暂用阿胶四物汤:

潞参(三钱) 熟地(三钱) 砂仁末炒(三钱) 当归(二钱) 白芍酒炒(二钱) 川芎(八分) 阿胶(二钱,水煨) 麦冬(一钱半,炒) 山栀(一钱半,炒) 续断(一钱半,炒) 香附(二钱,童便炒)

四服诸症俱减。改用八珍汤去白术,仍加阿胶、麦冬,脉较和,食较进。后专用潞参(五钱)、龙眼肉(二钱)煎服,味甘生液。又用归脾丸加白芍、香附常服,经始调。

7. 殷氏

年少脉匀,主无病,尺中虚,必月信后期,溺后白淫,非不孕之体。据述经前不痛,但迟,后色淡,平时白带耳。治宜补气以培营之源,摄下以固肾之滑。用秘元煎:

人参 茯苓 白术 炙草 枣仁 山药 芡实 当归 白芍 杜仲 何首乌

服之可孕。

8. 吴氏

结婚数载,经闭年余。入夏气泄,脉微弦少力,肌削神疲。平昔胃纳不多,而冲脉隶于阳明,谓之血海。因阳明生化不足,故月事不以时下也,症成下损,并无瘀阻,切忌通经,治先调补胃阴以生液。

潞参(三钱) 山药(炒) 茯神(二钱,炒) 枣仁(二钱,炒) 白芍(二钱,炒) 当归(二钱,炒) 杞子(二钱,炒) 五味(五分,焙) 麦冬(一钱) 湘莲(十枚) 南枣(十枚)

十服,食味颇甘,精神较爽前剂去麦、味,参入泽兰。汤用:

潞参(三钱) 山药(三钱) 茯神(三钱) 熟地(一钱,炒) 白芍(二钱) 当归(二钱) 泽兰(一钱) 甘草(一钱) 牛膝(六分,酒蒸) 益母膏(三钱)

冲服甚适,所虑节交夏至,症必变重耳。

(以上医案引自《类证制裁》)

9. 沈(右)

阴虚气弱,脾不运旋,封藏不固。每至冬令,辄易感风,大便或结或溏,经事愆期,不时带下。脉濡细,苔薄白。拟气阴并调。

党参(三钱) 茯苓(三钱) 炒山药(三钱) 白芍(一钱五分,酒炒) 炒扁豆(三钱,研) 潼沙苑(三钱,盐水炒) 于术(一钱) 炒木瓜皮(二钱) 菟丝子(三钱,盐水炒) 杞子(三钱) 六味地黄丸(一钱五分,晨服)

【二诊】脾虚则大便或结或溏,肾虚则封藏不固。收藏之令,辄易感冒咳嗽,经不应期,时为带下,脉象濡细。气阴并调,从前法扩充。

炒萸肉(一钱五分) 大熟地(四钱,砂仁炙) 杭白芍(一钱五分,酒炒) 橘白(一钱) 奎党参(三钱) 炒于术(二钱) 生山药(三钱) 炙甘草(三分) 茯苓(三钱) 潼沙苑(三钱,盐水炒)

【三诊】脾虚则不运,肾虚则不藏,脾不运则大便时溏,肾不藏则封固不密。每至冬令,易召外感,而为喘咳,经事遂不应期,带脉从而不固。宜从脾肾并调。

炙绵(三两) 炒萸肉(一两) 炒山药(二两) 奎党参(四两) 远志肉(五钱) 炒扁豆(二两) 川断肉(二两) 炒于术(二两) 白茯苓(三两) 炙黑草(五钱) 制首乌(四两) 菟丝子(二两) 破故纸(二两) 巴戟肉(二两) 甘杞子(二两) 制香附(一两五钱) 潼沙苑(三两,盐水炒) 广皮(一两) 大熟地(四两,砂仁炙) 制半夏(一两五钱) 粉归身(一两五钱,酒炒) 杜仲(三两) 杭白芍(一两五钱,酒炒) 紫丹参(一两五钱) 泽泻(一两) 大生地(四两,姜汁炙) 炒枣仁(一两研) 清阿胶(三两) 鹿角胶(二两) 龟板胶(二两)

以上三胶溶化收膏,晨服七八钱。

(以上医案引自《张聿青医案》)

# 第二十节 茧唇、唇风、口疮、舌菌

茧唇是以口唇肿起,皮白皱裂形如蚕茧,溃烂出血为主要表现的肿瘤性疾病。相当于现代医学的唇癌,为口腔中常见的恶性肿瘤之一。

唇风多发于下唇,主要症状是唇部红肿,疼痛,日久破裂,流水。现代医学的慢性唇炎、继发感染性唇炎可参考本病辨证论治。

口疮是口舌生疮或溃烂、出现局部疼痛的口腔病。部分患者常反复发作,甚至溃疡久不愈合;可见于现代医学的口腔溃疡。

舌菌是以舌体赘生肿块如菌,坚硬溃烂为主要表现的肿瘤性疾病;相当于现代医学的舌癌。

主要因心脾郁火或外感热毒,痰火瘀毒结滞所致。脾开窍于口,口为脾之外窍,而唇为口之门户,故口唇合称;舌为心之苗。七情内伤,气郁化火,火性炎上,循经上行;或思虑伤脾,脾气久郁,化火生痰;或外感热毒,或嗜烟日久,火毒熏灼,均可导致经络阻塞,气血瘀滞,火毒痰瘀互结发为本病。

本节主要讨论茧唇、唇风、口疳、舌菌从脾胃辨证论治。《灵枢·五阅五使》:"口唇者,脾之官也",《灵枢·经脉》:"胃阳明之脉……还出挟口,环唇""脾足太阴之脉……连舌本,散舌下"。心思太过,忧虑过度,心阴耗损,心火内炽,移热于脾,郁结于唇;或过食煎炒炙煿,醇酒厚味,脾胃受伤,积热酿痰,痰随火行,留注于唇;或脾气虚弱,外感燥热,致脾经血燥,熏灼唇口,均可导致上述病证,属足太阴脾经、足阳明胃经所系官窍病证。

根据病因病机和临床表现,定性脾胃实热、脾胃气虚证。

## 一、脾胃实热

【临床表现】唇肿高突坚硬,或溃烂疼痛;或舌体胖大,肿块凸起坚硬,增大较快,糜烂溃疡伴口渴;便秘,舌质红,苔黄,脉数。

【病因病机】心思太过,忧虑过度,心火内炽,移热于脾,郁结于唇,故唇肿高突坚硬,疼痛;热盛肉腐,故溃烂;心脾郁火循经上攻,结于舌部,火毒蕴络,故舌体肿物坚硬,疼痛难忍;火毒炽盛,热盛肉腐,故有糜烂;热毒熏灼,故流涎臭秽;火易伤津,故口渴;舌尖红、苔黄、脉数均为火热之象。

【治法】清火解毒,养阴生津。

【方药】甘露饮、黄连解毒汤。甘露饮方中生地黄、熟地黄、麦冬、天冬、石斛滋阴清润,黄芩、枇杷叶清泻脾胃中之热,枳壳调畅气机,茵陈蒿清利湿热。黄连解毒汤方中以大苦大寒之黄连清泻心火为君,因心主神明,火主于心,泻火必先泻心,心火宁则诸经之火自降,并且兼泻中焦之火。臣以黄芩清上焦之火;佐以黄柏泻下焦之火;使以栀子通泻三焦,导热下行,使火热从下而去。四药合用,苦寒直折,火邪去而热毒解,诸症可愈。

【医案】

1. 唇风

阳明胃火上攻,其患下唇发痒作肿,破裂流水,不疼难愈。宜铜粉丸泡洗,内服六味地黄丸自愈。铜粉丸中官粉、矾、轻粉、铜青与麝香、黄连、膏子同冰片,烂眼唇风并不难。铜粉丸:

铜青(五钱) 官粉(三钱) 明矾(一钱五分) 轻粉(一钱五分) 麝香(一分五厘)冰片(一分二厘) 黄连(二两,切片煎稠膏)

上共为细末,黄连膏丸如芡实大,每用一丸,汤泡纸盖,每洗顿热,上面清水勤洗之,其患自愈。

(以上医案引自《外科正宗》)

2. 一妇人

唇裂内热二年矣,每作服寒凉之剂,时出血水,益增他症。此胃火伤血,而药伤元气也,用加味清胃散而愈。后因怒,唇口肿胀,寒热作呕。此属肝木乘脾土,用小柴胡加山栀、茯苓、桔梗,诸症顿愈。复以加味逍遥散,调补元气而愈。

3. 一妇人

怀抱久郁,或时胃口嘈辣,胸膈不利,月水不调,晡热食少,体倦唇肿,已年余矣。此脾经郁火伤血,用归脾汤加姜汁炒黄连、山栀,少佐吴茱萸,嘈辣顿去,饮食稍进。乃去黄连,加贝母、远志,胸膈通利,饮食如常。

又用加味逍遥散、归脾汤间服百余剂,月水调而唇肿愈。

4. 一男子

病口疮数年,上至口,中至咽嗌,下至胃脘皆痛,不敢食热物。一涌一泄一汗,病去其九。次服黄连解毒汤,不旬日皆释(作实火治)。

5. 龚子才治一人舌肿

舒退场门外。舌者心之苗,又脾之经络连舌本,散舌下,其热当责诸心脾二经,经所谓热胜则肿也。用蓖麻子去壳,纸裹捶出油透纸,作烧捻烟熏之,内服清利心脾之剂而愈(不外益元合导赤)。

6. 柴屿青治满少司农讳兆惠

内阁侍读,同在军机处值宿,患重舌肿痛。问曰:曾服通经散泻火,而病不除,何也?答曰:火有诸经,岂可混治诛伐无过? 幸汝年少,未至大害。诊其右关洪实,胃火特甚。时已薄暮清胃散一服,而次早霍然。

7. 徐仲光治一儿痘稠密

未起发而唇先黄熟,目先虚闭,咽喉肿痛,不能食,遍身痘俱平暗,幸正额匀朗,眼眶口唇,虽肿而红活。以:

甘桔汤　牛蒡　连翘　山楂　荆芥　陈皮　人中黄等

清利咽膈,解其脾毒而愈。

8. 口疳

口疳是湿热在于胃口之上,乃脾之窍,宜内除其胃中湿热,若不早治,恐食其口唇腮颊等处。外以搽药,用:

橄榄核一两儿　茶五钱　冰片五分

共为细末搽之即愈,不须上三次,神效《外科启玄》。

(以上医案引自《续名医类案》)

9. 人有牙痛日久

上下牙床尽腐烂者,至饮食不能用,日夜呼号,此乃胃火独盛,有升无降之故也。人身之火,惟胃最烈,火既升于齿牙,而齿牙非藏火之地,于是焚烧于两颊,而牙床红肿,久则腐烂矣。似乎亦可用治牙仙丹加石膏以治之,然而其火蕴结,可用前方,以消弭于无形,今既已溃破腐烂,则前方又不可用,以其有形难于补救也。方用竹叶石膏汤加减:

石膏(五钱)　知母(二钱)　半夏(二钱)　茯苓(三钱)　麦冬(三钱)　竹叶(二百片)葛根(三钱)　青蒿(五钱)

水煎服,连服四剂,而火退肿消矣。然后再用治牙仙丹,以收功也。石膏汤以泻胃火,用之足矣,何加入葛根、青蒿也? 不知石膏但能降而不能升,增入二味,则能引石膏至于齿牙以逐其火。而葛根、青蒿尤能退胃中之阴火,所以同用之以出奇,阴阳之火尽散,齿牙之痛顿除,何腐烂之不渐消哉。

（以上医案引自《辨证录》）

10. 夏季秋热

小儿泄泻，或初愈未愈，满口皆生疳蚀，尝有阻塞咽喉致危者。此皆在里湿盛生热，热气蒸灼，津液不升。湿热偏伤气分，治在上焦，或佐淡渗。世俗常刮西瓜翠衣治疳，取其轻扬渗利也。

（以上医案引自《临证指南医案》）

11. 李（右）

牙龈肿胀，牙缝出脓，畏风肢体疲软。脉象细涩，关部独弦。厥阳走于胃络。拟清胃泄肝。

川石斛（四钱）　白归身（一钱五分，炒）　金铃子（一钱五分）　海蛤粉（三钱包）　川雅连（三分，鸡子黄拌炒）　朱茯神（三钱）　炒杭白芍（一钱五分）　蛤粉拌炒真阿胶（一钱五分）　半夏曲（二钱）　潼白蒺藜（各二钱，盐水炒）

（以上医案引自《张聿青医案》）

## 二、脾胃气虚

【临床表现】舌体溃烂，甚则穿透舌体，侵犯腮部；伴饮食难下，身体消瘦，面色无华；唇舌淡红，脉沉细无力。

【病因病机】热毒久蕴，热盛肉腐，故舌体溃烂，甚则穿舌透腮；舌不能卷送食物，故饮食难下，致胃中空虚，生化乏源，气血不足，故身体消瘦；血不荣面，故面色无华；唇舌淡红、脉沉细无力均为气血不足之象。

【治法】补气养血。

【方药】归脾汤。方中黄芪甘温，益气补脾；龙眼甘平，既补脾气，又养心血以安神，为君药。人参、白术补脾益气，助黄芪益气生血；当归补血养心，助龙眼养血安神，为臣药。茯神、酸枣仁、远志宁心安神；木香辛香而散，理气醒脾，与大量益气健脾药配伍，补而不滞，滋而不腻，为佐药。炙甘草补气调中，为佐使药。用法中生姜、大枣调和脾胃，以资化源。

【医案】

1. 薛立斋治一妇人

怀抱久郁，患茧唇。杂治消痰降火，虚症悉具，盗汗如雨。此气血虚而有热也，用当归六黄汤，内黄芩、连、柏，俱炒黑，二剂而盗汗顿止。仍用归脾汤、八珍散兼服，元气渐复。更以逍遥散加归脾汤间服，百余剂唇亦瘥。

2. 一儒者

因劳役感暑，唇生疮，或用四物汤加知、柏之类而愈。后复作，彼仍用前药益甚，腹中阴冷，乃用补中益气汤加茯苓、半夏治之而愈。

3. 一男子

素善怒，唇肿胀，服清胃等药，时出血水，形体骨立。用补中益气汤加半夏、茯苓、桔梗,月余唇肿渐消,元气渐复。又以四物加柴胡、炒栀、丹皮、升麻、甘草,数剂乃去栀,加参、术而愈。

**4. 一人**

胃弱痰盛,口舌生疮,服滚痰丸愈甚,反泻不止,恶食倦怠,此胃气被伤也。与香砂六君子汤数剂少可。再以补中益气汤加半夏、茯苓而愈。

**5. 光禄卿李瀛少夫人**

患口疮,医屡投清火寒凉之剂无效,更兼泄泻,饮食少思。始求治,按其右关微弱,知系胃虚谷少,复为寒凉损伤,致脾胃虚衰之火,被逼上炎,则为口疮,元藏虚寒,则为泄泻也。惟补其火散其寒,则火得所助,接引而退舍矣。方用:

人参　白术　附子　炮姜　炙甘草

李君畏不敢与服,逡巡数日,势益困勉。用前方连进数剂即安。盖口疮非止一端,有上焦实热,中焦虚寒,下焦阴火,各经传变所致,必须分别治之,不可执也。

**6. 薛立斋治一男子**

口舌生疮,服凉药愈甚,治以理中汤而愈。又一男子,口舌生疮,饮食不甘,劳而愈甚,亦与前汤顿愈。

**7. 一男子**

口舌生疮,脉浮而缓,饮补中益气汤加炮姜,更以桂末含之即愈。又一男子患之,劳而愈盛,以前药加附子三片,三剂即愈。丹溪云:口疮服凉药不愈者,此中焦气不足,虚火泛上无制,用理中汤,甚则加附子。

**8. 郑秋官**

过饮,舌本强肿,语言不清。此脾虚湿热,用补中益气加神曲、麦芽、干葛、泽泻而愈。

**9. 薛立斋治一妇人**

善怒,舌痛烦热,或用降火化痰药,前症益甚,两胁作胀。又服流气饮,肚腹亦胀,经行不止。此肝虚不能藏血,脾虚不能摄血,而前药复伤也。用加味归脾汤加五味子而愈。

**10. 学士吴北川**

过饮痰壅,舌本强硬,服降火化痰药,痰气益甚,肢体不遂。薛作脾虚湿热治之而愈。

**11. 冯楚瞻治李工部**

一日忽发热,牙床肿烂,舌起大泡,白胎甚浓,疼痛难忍。或用清解之药,口舌肿烂益甚,数夜不寐,精神恍惚,野狼狈不堪,其脉两关尺甚微,惟两寸稍洪耳。曰:龙雷之火,亦能焚草木,岂必实热,方使口舌生疮乎?盖脾元中气衰弱,不能按纳下焦,阴火得以上乘,奔溃肿烂。若一清胃,中气愈衰,阴火愈炽。急为温中下二焦,使火有所接引而退舍矣。

乃用:白术八钱,炮姜三钱,温中为君;炒麦冬三钱,清上为臣;牛膝三钱,五味一钱,下降敛纳为佐;附子一钱五分,直暖丹田为使。

如是数剂,精神渐复,肿者消而溃者愈矣(来选入)。

**12. 一儿痘四朝**

稠密未起胀而口唇先黄熟,乃内溃之恶候,必为唇刺。幸余痘光泽脚敛,脾虽受毒,根本犹固。以补中益气汤去白术,加牛蒡、连翘、山楂,继以补元汤、理中汤而愈。

(以上医案引自《续名医类案》)

13. 张

左寸关搏指,心肝之阳亢;右关小紧,脾胃虚寒,是以腹中常痛,大便不实。病延四月,身有微热,是属虚阳外浮。近增口舌碎痛,亦属虚火上炎,津液消灼,劳损何疑。当以温中为主,稍佐清上,俾土浓则火敛,金旺则水生。

党参　炮姜　麦冬　茯苓　炙甘草　白术　五味子　灯芯

**渊按**:坤土不能坐镇中宫,虚阳因而上浮,未可以口舌碎痛辄进清降。腹痛便溏,脾土虚寒已着,不得不温矣。

(以上医案引自《王旭高临证医案》)

# 附　录

## 一、人名

1. 张仲景,名机,字仲景,东汉南阳涅阳县(今河南省邓州市穰东镇张寨村)人,生于150—154年,卒于215—219年。东汉末年著名医学家,被后人尊称为医圣。张仲景广泛收集医方,写出了传世巨著《伤寒杂病论》。它确立的辨证论治原则,是中医临床的基本原则。

2. 钱乙,字仲阳,宋代东平人,大约生活在北宋仁宗至徽宗年间(1032—1113),享年82岁,是我国宋代著名的儿科医家。《四库全书总目提要》称"钱乙幼科冠绝一代",言不为过。其一生著作颇多,有《伤寒论发微》五卷,《婴孺论》百篇,《钱氏小儿方》八卷,《小儿药证直诀》三卷。现仅存《小儿药证直诀》,其他书均已遗佚。

3. 李杲,字明之,真定(今河北省正定)人,晚年自号东垣老人,生于1180年,卒于1251年。他是中国医学史上"金元四大家"之一,是中医"脾胃学说"的创始人,他十分强调脾胃的重要作用,因为在五行当中,脾胃属于中央土,因此他的学说也被称作"补土派"。

4. 刘完素,字守真,河间(今河北省河间市)人,故后世又称其为刘河间。大约生活在北宋末年至金朝建立初期,即宋徽宗大观四年(公元1110年)至金章宗承安五年(公元1200年)之间,是金元时期的著名医家,为后世所称"金元四大家"中的第一位医家。

5. 张元素,字洁古,金之易州(河北省易县军士村,今水口村)人,别名张易水,中医易水学派创始人,生卒之年无以确切考证而不详。其所处时代略晚于与其同时期的医家刘完素。著有《医学启源》《脏腑标本寒热虚实用药式》《药注难经》《医方》《洁古本草》《洁古家珍》以及《珍珠囊》等。其中《医学启源》与《脏腑标本寒热虚实用药式》最能反映其学术观点。

6. 朱震亨(1281—1358),男,字彦修,元代著名医学家,婺州义乌(今浙江金华义乌)人,因其故居有条美丽的小溪,名"丹溪",学者遂尊之为"丹溪翁"或"丹溪先生"。力倡"阳常有余,阴常不足"之说,创阴虚相火病机学说,申明人体阴气、元精之重要,被后世称为"滋阴派"的创始人。与刘完素、张从正、李东垣并列为"金元四大家",在中国医学史上占有重要地位。

7. 张景岳(1563—1640),本名介宾,字会卿,号景岳,别号通一子;因善用熟地黄,人称"张熟地";浙江绍兴府山阴(今浙江绍兴)人。明代杰出医学家,温补学派的代表人物,也是实际的创始者。张景岳积 30 年辛劳研究《素问》《灵枢》，终于撰成《类经》，其学术思想对后世影响很大。

8. 叶天士(1666—1745)，名桂，字天士，号香岩，别号南阳先生，江苏吴县(今江苏苏州)人。祖籍安徽歙县，其高祖叶封山从安徽歙县蓝田村迁居苏州，居上津桥畔，故叶桂晚年又号上津老人。清代著名医学家，在温病学上的成就尤其突出，是温病学的奠基人之一。首创温病"卫、气、营、血"辨证大纲，为温病的辨证论治开辟了新途径，被尊为温病学派的代表。主要著作有《温热论》《临症指南医案》《未刻本叶氏医案》等。

## 二、药物炮制方法

炮制方法是历代逐渐发展和充实起来的，参酌前人的记载，根据现代实际炮制经验，炮制法大致可分为五类。中药炮制法可分为修制、水制、火制、水火共制等。

1. 修制

(1) 纯净处理：采用挑、拣、簸、筛、刮、刷等方法，去掉灰屑、杂质及非药用部分，药物清洁纯净。如拣去合欢花中的枝、叶，刷除枇杷叶、石苇叶背西的绒毛，刮去厚朴、肉的粗皮等。

(2) 粉碎处理：采用捣、碾、镑、锉等方法，使药物粉碎，以符合制剂和其他炮制法的要求。如牡蛎、龙骨捣碎便于煎煮，川贝母捣粉便于吞服；犀角、羚羊角镑成薄片，或锉成粉末，便于制剂和服用。

(3) 切制处理：采用切、铡的方法，把药物切制成一定的规格，使药物有效成分易于浴出，并便于进行其他炮制，也利于干燥、贮藏和调剂时称量。根据药材的性质和医疗需要，切片有很多规格。如天麻、槟榔宜切薄片，泽泻、白术宜切厚片，黄芪、鸡血藤宜切斜片，白芍、甘草宜切圆片，肉桂、厚朴宜切圆盘片，桑白皮、枇杷叶宜切丝，白茅根、麻黄宜铡成段，茯苓、葛根宜切成块等。

2. 水制

用水或其他液体辅料处理药材的方法称为水制法。水制的目的主要是清洁药物、软化药物、调整药性。常用的有淋、洗、泡、漂、浸、润、水飞等。这里介绍三种常用的方法。

(1) 润：又称闷或伏。根据药材质地的软硬，加工时的气温、工具，用淋润、洗润、泡润、浸润、晾润、盖润、伏润、露润、包润、复润、双润等多种方法，使清水或其他液体辅料徐徐入内，在不损失或少损失药效的前提下，使药材软化，便于切制饮片。如淋润荆芥，泡润槟榔，酒洗润当归，姜汁浸润厚朴，伏润天麻，盖润大黄等。

(2) 漂：将药物置宽水或长流水中浸渍一段时间，并反复换水，以去掉腥味、盐分及毒性成分的方法称为漂。如将昆布、海藻、盐附子漂去盐分，紫河车漂去腥味等。

(3) 水飞：系借药物在水中的沉降性质分取药材极细粉末的方法。将不溶于水的药材粉碎后置乳钵或碾槽内加水共研，大量生产则用球磨机研磨，再加入多量的水，搅拌，较粗的粉粒即下沉,细粉混悬于水中,倾出;粗粒再飞再研。倾出的混悬液沉淀后,分出,干燥即成极细粉末。此法所制粉末既细,又减少了研磨中粉末的飞扬损失。常用于矿物类、贝甲类药物的制粉。如飞朱砂,飞炉甘石,飞雄黄等。

3. 火制

(1) 炒:有炒黄、炒焦、炒炭等程度不同的清炒法。炒黄、炒焦使药物易于粉碎加工,并缓和药性;种子类药物炒后则煎煮时有效成分易于溶出。炒炭能缓和药物的烈性、不良反应,或增强其收敛止血的功效。还有拌固体辅料如土、麸、米炒的,可减少药物的刺激性,增强疗效,如土炒白术、麸炒枳壳、米炒斑蝥等。与砂或滑石、蛤粉同炒的方法习称烫,药物受热均匀酥脆,易于煎出有效成分或便于服用,如砂炒穿山甲、蛤粉炒阿胶等。

(2) 炙:用液体辅料拌炒药物,使辅料渗入药物组织内部,以改变药性,增强疗效或减少不良反应的炮制方法称为炙。通常使用的液体辅料有蜜、酒、醋、姜汁、盐水、童便等。如蜜制黄芪、甘草可增强补中益气作用;蜜炙百部、款冬花可增强润肺止咳作用;酒炙川芎可增强活血之功;醋炙香附可增强疏肝止痛之效;盐炙杜仲可增强补肾功能;酒炙常山可减轻催吐作用等。

(3) 煅:将药物用猛火直接或间接煅烧,使质地松脆,易于粉碎,充分发挥疗效。坚硬的矿物药或贝壳类药多直接用火煅烧,以煅至红透为度,如紫石英、海蛤壳等。间接煅是置药物于耐火容器中密闭煅烧,至容器底部红透为度,如制血余炭、陈棕炭等。

(4) 煨:利用湿面粉或湿纸包裹药物,置热火灰中加热至面粉或纸焦黑为度,可减轻药物的烈性和不良反应,如煨生姜、煨甘遂、煨肉豆蔻等。

4. 水火共制

(1) 煮:是用清水或液体辅料与药物共同加热的方法。如醋煮芫花可减低毒性,酒煮黄芩可增强清肺热的功效。

(2) 蒸:是利用水蒸气或隔水加热药物的方法。如酒蒸大黄可缓和泻下作用。有些药物经反复蒸、晒,才能获得适合医疗需要的作用。如何首乌经反复蒸晒后不再有泻下力而能补肝肾、益精血。

(3) 淬:是将药物烧红后,迅速投入冷水或液体辅料中,使其酥脆的方法。淬后不仅易于粉碎,且辅料易于吸收,可发挥预期疗效。如醋淬自然铜、鳖甲,黄连煮汁淬炉甘石等。

(4) 焯:是将药物快速放入沸水中短暂潦过,立即取出的方法。常用于种子类药物的去皮和肉质多汁类药物的干燥处理。如焯杏仁、桃仁以去皮;焯马齿苋、天门冬以便于晒干贮存。

5. 其他制法

常用的有发芽、发酵、制霜及部分法制法等。其目的在于改变药物原有性能,增加新的疗效,减少毒性或不良反应,或使药物更趋效高质纯。如稻、麦的发芽;发酵法制取神曲、淡豆豉;巴豆的去油取霜,西瓜的加工制霜;法制半夏等。

### 三、两味中药合称的简写（按汉语拼音排序）

| 两味中药的名称 | 两味中药合称的简写 |
|---|---|
| 苍术、于术 | 苍于术 |
| 炒谷芽、炒麦芽 | 炒谷麦芽 |
| 陈皮、六神曲 | 陈曲 |
| 赤茯苓、白茯苓 | 赤白苓 |
| 赤茯苓、猪苓 | 赤猪苓 |
| 藿香、紫苏梗 | 藿苏梗 |
| 羌活、独活 | 羌独活 |
| 青皮、陈皮 | 青陈皮 |
| 生甘草、炙甘草 | 生熟草 |
| 生谷芽、熟谷芽 | 生熟谷芽 |
| 生姜、黄连 | 姜连 |
| 生米仁、熟米仁 | 生熟米仁 |
| 生薏苡仁、熟薏苡仁 | 生熟薏苡仁、生熟薏仁 |
| 潼蒺藜、白蒺藜 | 潼白蒺藜 |

### 四、中药的规范名称及其别名（按汉语拼音排序）

由于用药部位、产地、炮制方法、引用来源不同，同一中药出现不同的名称，现将规范名称及其别名列表如下。

| 规范名称 | 别　　　名 |
|---|---|
| **A** | |
| 阿胶 | 清阿胶、生阿胶、阿胶珠 |
| **B** | |
| 白扁豆 | 炒扁豆、炒扁豆衣 |
| 白豆蔻 | 豆蔻仁、白蔻仁、蔻壳、白蔻壳、豆仁 |
| 白茅根 | 白茅、白茅花 |
| 白芍 | 东白芍、生白芍、杭白芍、炒白芍、土炒白芍、焦白芍、大白芍、生杭芍 |
| 白术 | 山蓟、杨枹蓟、山芥、天蓟、山姜、乞力伽、山精、山连、冬白术、白大寿沙邑条根、枹杨、枹蓟于术、冬术、浙术、种术、炒冬术、冬术、甜冬术、生白术、焦白术、台白术、炒于术、熟于术、于术炭、土炒于术、于潜术、野于术、米炒于术、於术 |
| 白芷 | 香白芷 |

| 规范名称 | 别　　名 |
|---|---|
| 百草霜 | 月下灰、灶突墨、釜下墨、灶突中尘、釜脐墨、釜月中墨、铛墨、灶额上墨、釜底墨、锅底黑、铛底煤、灶额墨、釜煤、釜焰、锅底灰、灶烟煤、灶煤、锅烟子 |
| 柏子仁 | 柏子仁汁、柏子霜 |
| 半夏 | 制半夏、熟半夏、半夏曲、炒半夏、醋炒半夏、仙半夏、姜半夏、法半夏、炒透半夏曲 |
| 贝母 | 炒黄川贝母、象贝母 |
| 贝母 | 川象贝、浙贝、川贝 |
| 荜茇 | 毕勃、荜芨 |
| 萆薢 | 川萆、萆 |
| 蓖麻 | 大麻子 |
| 槟榔 | 白槟榔、枣儿槟榔、花槟榔 |
| 补骨脂 | 破故纸 |
| **C** | |
| 参须 | 台参须 |
| 蚕砂 | 晚蚕砂 |
| 苍术 | 茅山苍术 |
| 苍术 | 茅术、茅术炭 |
| 草豆蔻 | 草蔻 |
| 柴胡 | 醋炒柴胡 |
| 菖蒲 | 九节菖 |
| 炒霞天曲 | 半夏等药和霞天膏制成的曲剂 |
| 车前子 | 炒车前 |
| 沉香 | 上沉香、沉香曲、炒沉香曲、沉香片、沉香末 |
| 陈皮 | 陈橘皮、橘皮、广陈皮、陈广皮、土炒陈皮、广皮、广皮白、上广皮、甜广皮、新会皮 |
| 赤芍 | 土炒赤芍、生赤芍 |
| 赤小豆 | 赤豆、杜赤小豆 |
| 茺蔚子 | 茺蔚、三角胡麻 |
| 川楝子 | 楝实、川楝子皮、楝肉 |
| 穿山甲 | 山甲片 |
| 椿皮 | 椿根、椿根皮 |

（续表）

| 规范名称 | 别　　　　　名 |
|---|---|
| **D** | |
| 大豆卷 | 大豆黄卷、清水豆卷 |
| 大黄 | 川大黄、酒大黄 |
| 大戟 | 红芽大戟 |
| 大麦 | 大麦仁 |
| 大棉 | 棉花子、木棉子、棉花核 |
| 大枣 | 枣、红枣、南枣、南枣肉、大红枣 |
| 代赭石 | 钉头代赭石、钉头代赭、生赭石 |
| 丹参 | 紫丹参 |
| 胆南星 | 陈南星、陈胆星、胆星 |
| 淡豆豉 | 豆豉、炒香豉、香豆豉、香豉 |
| 当归 | 全当归、归须、当归身、归尾、归身、川归、炒黑当归、白归身、炒归身、粉归身 |
| 党参 | 炒潞党、奎党参、西党参、潞党参、潞参、炒潞党参 |
| 地黄 | 生地、大生地、鲜生地、鲜生地汁、生地炭、细生地 |
| 丁香 | 公丁香、丁香皮 |
| 冬瓜子皮 | 冬瓜皮、冬瓜子 |
| 杜仲 | 浓杜仲 |
| **E** | |
| 莪术 | 蓬莪术 |
| 鹅管石 | 滴乳石、钟乳鹅管石 |
| **F** | |
| 防风 | 黑防风、炒防风、青防风、防风根 |
| 防己 | 汉防己、汉木防己、木防己 |
| 佛手 | 干佛手、鲜佛手 |
| 茯苓 | 赤茯苓、白茯苓、赤白苓、云茯苓、赤苓、茯苓块、云苓块、云苓 |
| 茯苓皮 | 苓皮、连皮苓、带皮苓 |
| 茯神 | 朱茯神、茯神、茯苓神、辰茯神、抱茯神 |
| 附子 | 黑附子、附、小附子、川熟附、淡附子、炮黑川附子、熟附子、炮附子、川熟附、竹节白附子 |
| **G** | |
| 伽楠香 | 奇南香 |
| 甘草 | 甘草稍、生甘草、生细甘草、粉甘草 |

(续表)

| 规范名称 | 别 名 |
|---|---|
| 甘蔗 | 青蔗浆水 |
| 干姜 | 淡干姜、炮淡干姜、蜜制干姜、蜜炙干姜、生干姜、生淡干姜 |
| 高良姜 | 良姜 |
| 葛根 | 干葛 |
| 汞粉 | 轻粉 |
| 钩藤 | 钩钩、净双钩、嫩钩、嫩钩钩 |
| 枸杞子 | 炒杞子、杞子、甘杞子、大干枸杞 |
| 谷芽 | 炒谷芽、焦谷芽 |
| 瓜蒌 | 栝蒌霜、全栝蒌 |
| 瓜蒌皮 | 瓜蒌皮、栝蒌皮、土栝蒌皮 |
| 瓜蒌子 | 瓜蒌仁、栝楼仁、蒌仁、栝蒌仁、栝楼子、蒌仁 |
| 桂枝 | 川桂枝、桂枝木、川桂枝尖、甜桂枝、川桂枝木 |
| **H** | |
| 海粉 | 红海粉、海粉丝、海挂面 |
| 海蛤壳 | 海蛤粉 |
| 海金沙 | 海金砂 |
| 诃子 | 诃黎勒 |
| 荷叶 | 炒荷蒂、炒荷叶、干荷叶、荷叶蒂 |
| 核桃仁 | 胡桃肉 |
| 红豆蔻 | 大良姜、山姜、红扣 |
| 红曲 | 赤曲、红米、福曲 |
| 厚朴 | 浓朴、川朴、生厚朴、上川朴、制川朴 |
| 胡椒 | 白胡椒 |
| 琥珀 | 西血珀 |
| 花椒 | 川椒、炒黑川椒、炒川椒、椒目、川椒目 |
| 滑石 | 飞滑石、原滑石 |
| 黄精 | 制黄精 |
| 黄连 | 川连、川雅连、雅连、川黄连、姜炒黄连、上川连、酒连 |
| 黄芪 | 黄耆、清炙黄、炙黄、炙绵、戴椮、戴椹、独椹、蜀脂、百本、王孙、百药绵、绵黄耆、箭芪、土山爆张根、独根、二人抬 |
| 黄芩 | 淡黄芩、淡子芩 |

（续表）

| 规范名称 | 别　　　　名 |
|---|---|
| 藿香 | 广藿香、广藿梗 |
| **J** | |
| 鸡内金 | 鸡金炭、炙内金 |
| 鸡子 | 鸡蛋 |
| 建曲 | 炒范志曲 |
| 僵蚕 | 白僵蚕 |
| 降香 | 降香屑 |
| 金银花 | 银花炭、银花 |
| 荆芥 | 炒黑荆芥 |
| 粳米 | 白粳米、炒白粳米、炒香白粳米、白香粳米、炒粳米、粳米、陈仓米 |
| 九香虫 | 半翅目，异翅亚目 |
| 韭菜汁 | 韭汁、韭白汁 |
| 桔梗 | 桔梗汁、白桔梗、甜桔梗 |
| 菊花 | 甘菊花、池菊、菊花炭 |
| 橘红 | 炒橘红、薄橘红、广橘红 |
| **L** | |
| 莱菔子 | 萝卜子、卜子、炒莱菔 |
| 蒺藜 | 白蒺藜、潼白蒺藜、刺蒺藜 |
| 莲子 | 莲肉、建莲、建莲肉、湘莲、白莲、红莲、空心莲、碎莲 |
| 六神曲 | 焦神曲、面曲 |
| 龙齿 | 青龙齿 |
| 龙骨 | 花龙骨 |
| 芦根 | 芦根汁 |
| 绿豆 | 绿豆衣 |
| **M** | |
| 麦冬 | 麦门冬、炒麦冬、麦冬汁、炒松麦冬 |
| 麦芽 | 焦麦芽 |
| 芒硝 | 川芒硝 |
| 米皮糠 | 米糠、杵头糠、细糠 |
| 墨旱莲 | 旱莲 |

| 规范名称 | 别　　　　名 |
|---|---|
| 牡丹皮 | 粉丹皮、丹皮、丹皮炭、炒丹皮 |
| 牡蛎 | 生牡蛎、左牡蛎、生左牡蛎 |
| 木瓜 | 陈木瓜、炒木瓜皮 |
| 木香 | 青木香、广木香 |
| N | |
| 牛蒡子 | 牛蒡 |
| 糯稻根 | 糯稻根须 |
| 女贞子 | 熟女贞、女贞 |
| P | |
| 炮姜 | 炮姜炭 |
| 佩兰 | 孩儿菊、兰草、省头草、佩兰叶 |
| 枇杷叶 | 清炙枇杷叶 |
| Q | |
| 牵牛子 | 黑丑、黑白丑 |
| 铅粉 | 官粉 |
| 前胡 | 粉前胡 |
| 蜣螂虫 | 屎壳郎、屎克螂、粪金龟 |
| 秦艽 | 左秦艽、西秦艽 |
| 青皮 | 青橘皮、青皮、小青皮、蜜水炒小青皮、蜜炒青皮 |
| 秋石 | 秋丹石、秋冰、淡秋石 |
| 全蝎 | 虫、干蝎 |
| R | |
| 人参 | 吉林参、西洋参、别直参、高丽参、朝鲜红参 |
| 肉苁蓉 | 淡苁蓉、苁蓉干 |
| 肉豆蔻 | 肉蔻、煨肉果 |
| 肉桂 | 桂心、官桂、交趾桂、上安桂、上徭桂、上肉桂 |
| S | |
| 三棱 | 京三棱、荆三棱 |
| 桑白皮 | 桑根白皮、水炙桑皮 |
| 桑叶 | 冬桑叶 |

| 规范名称 | 别　　名 |
|---|---|
| 桑枝 | 桑枝膏、酒炒嫩桑枝、酒炒桑枝 |
| 沙参 | 大沙参、真北沙参、白沙参 |
| 沙苑子 | 金铃子、炒沙苑、潼沙苑 |
| 砂仁 | 缩砂、缩沙仁、缩砂仁、整砂仁、大砂仁、砂仁拌 |
| 山药 | 炒山药、炒淮药、生淮山药 |
| 山楂 | 南楂炭、山楂炭、焦楂炭、生楂肉、楂肉 |
| 升麻 | 川升麻、炙升麻 |
| 生黄薄皮 | 黄皮皮 |
| 生姜 | 姜、老生姜、煨姜、老姜汁、姜汁、生姜汁、淡姜渣、淡姜、鲜生姜、盐煨姜、炒淡姜渣、老姜衣、蜜煨姜、姜衣 |
| 十大功劳叶 | 功劳叶 |
| 石斛 | 川石斛、金石斛、川斛、霍石斛、金钗石斛 |
| 石决明 | 九孔石决明 |
| 石榴 | 红石榴子 |
| 使君子 | 使君子肉 |
| 柿蒂 | 炙柿蒂 |
| 秫米 | 黏米、北秫米 |
| 熟地黄 | 熟地 |
| 蜀漆 | 七叶、鸡尿草、鸭尿草 |
| 水红花子 | 水荭子、荭草实、河蓼子 |
| 松子仁 | 松子仁浆、松子肉 |
| **S** | |
| 酸枣仁 | 炒枣仁、炒酸枣仁、枣仁 |
| **T** | |
| 檀香 | 檀香汁、檀香泥、白檀香 |
| 桃仁 | 单桃仁 |
| 天冬 | 天门冬 |
| 天花粉 | 南花粉 |
| 天麻 | 明天麻 |
| 红花 | 杜红花 |

| 规范名称 | 别　　名 |
|---|---|
| 天麻 | 煨天麻 |
| 天竺黄 | 天竹黄 |
| 葶苈子 | 葶苈、甜葶苈 |
| 通草 | 白通草 |
| **W** | |
| 乌梅 | 乌梅肉、炒乌梅、炒乌梅肉、炙乌梅 |
| 乌药 | 台乌药 |
| 吴茱萸 | 淡吴萸、开口吴萸、吴萸、炒萸肉 |
| 五味子 | 北五味、五味 |
| **X** | |
| 细辛 | 北细辛 |
| 香附 | 制香附、香附、生香附、香附汁 |
| 香橼 | 香橼皮 |
| 湘军 | 上湘军 |
| 小茴香 | 香子 |
| 薤白 | 薤白头 |
| 杏仁 | 炒杏仁、光杏仁、炒香甜杏仁、甜杏仁汁、甜光杏、春砂壳 |
| 续断 | 川断肉 |
| 玄参 | 元参心、元参肉 |
| 旋覆花 | 旋复花 |
| **Y** | |
| 延胡索 | 延胡、炒延胡、酒炒延胡索 |
| 羊肉 | 羊肉胶 |
| 贻贝 | 大淡菜 |
| 益智仁 | 生益智仁、煨益智、生益智 |
| 薏苡仁 | 米仁、生薏仁、薏仁、薏苡、苡仁、生苡仁 |
| 茵陈 | 绵茵陈 |
| 罂粟壳 | 炒御米壳 |
| 玉竹 | 肥玉竹 |
| 郁金 | 广郁金、广玉金、磨郁金、川郁金、郁金汁 |
| 远志 | 炒远志、水炙远志、远志肉 |

(续表)

| 规范名称 | 别　　名 |
|---|---|
| **Z** | |
| 皂荚 | 皂荚子 |
| 灶心土 | 伏龙肝、灶心黄土 |
| 泽泻 | 建泽泻、福泽泻、炭泽泻 |
| 珍珠 | 上濂珠 |
| 知母 | 肥知母 |
| 栀子 | 山栀、黑山栀、姜汁炒山栀 |
| 枳壳 | 枳壳汁、炒枳壳、麸炒枳壳 |
| 枳实 | 炒枳实、枳实汁、枳实炭 |
| 制川乌 | 炮川乌、炮黑川乌 |
| 炙甘草 | 炙草、炙黑草、清炙草、炙细甘草 |
| 朱砂 | 辰砂 |
| 猪苓 | 木猪苓 |
| 竹茹 | 炒竹茹、鲜竹茹、水炒竹茹、姜竹茹 |
| 竹茹 | 竹二青 |
| 紫苏梗 | 老苏梗、苏梗、磨苏梗 |
| 紫苏叶 | 苏叶 |
| 紫苏子 | 苏子、炒苏子、炙苏子、杜苏子汁、炙白苏子、杜苏子 |
| 紫菀 | 紫菀肉、炙紫菀、蜜炙紫菀 |
| 紫薇 | 紫衣 |

# 结　语

从脾胃辨证论治多种病证的论述,本书尚不能面面俱到,只能对有关医籍医案中,反映脾胃藏象辨证论治的内容进行探索分析,并略举数例。但从对《名医类案》《外科正宗》《临证指南医案》《叶天士医案精华》《吴鞠通医案》《辨证录》《续名医类案》《古今医案按》《类证制裁》《凌临灵方》《王旭高医案》《张聿青医案》《医学衷中参西录》《邵兰荪医案》《也是山人医案》《丁甘仁医案》的分析举例中,已可以看出脾胃藏象辨证论治的精髓,值得进一步继承和发扬。

历代医家在藏象学说基础上,结合自己的临床实践经验,将脏腑与经络紧密地结合在一起,根据脾胃的功能特点、体征特点、与季节气候的关系和影响、脾胃表里及与其他脏腑在生理病理上的关系和足太阴脾经、足阳明胃经的循行络属,以及病因病机、临床症状等;除将因脾胃功能及与其他脏腑关系失常而出现的病证定位在脾胃,还将临床症状表现在足太阴脾经、足阳明胃经的循行络属部位的病证定位在脾胃;并进一步根据具体病证的不同病因病机特点,临床症状的不同表现,辨别病变的不同性质,定位、定性合参制订治法方药,从脾胃辨证论治多种病证,反映了脾胃藏象辨证论治定位、定性及其合参的规律特点,具有重要的现实意义,可以启迪和指导目前以脏腑结合经络的方法,从脾胃治疗多种现代疾病,丰富临床的治法方药。

# 主要参考文献

1. "佚名"(撰),田代华(整理).黄帝内经·素问[M].北京：人民卫生出版社,2005.

2. "佚名"(撰).灵枢经[M].北京：人民卫生出版社,1956.

3. 宋代太医院.圣济总录[M].北京：人民卫生出版社,1962.

4. 王隐怀.太平圣惠方[M].北京：人民卫生出版社,1958.

5. 太平惠民和剂局(编),刘景源(点校).太平惠民和剂局方[M].北京：人民卫生出版社,1985.

6. 钱乙.小儿药证直诀[M].上海：第二军医大学出版社,2005.

7. 李东垣.脾胃论[M].北京：人民卫生出版社,2005.

8. 江瓘.名医类案[M].北京：人民卫生出版社,1957.

9. 陈实功.外科正宗[M].北京：人民卫生出版社,2007.

10. 叶天士.临证指南医案[M].上海：上海人民出版社,1959.

11. 吴瑭.吴鞠通医案[M].北京：人民卫生出版社,1985.

12. 陈士铎.辨证录[M].北京：中国医药科技出版社,1999.

13. 魏之琇.续名医类案[M].北京：人民卫生出版社,2000.

14. 俞震.古今医案按[M].沈阳：辽宁科学技术出版社,1997.

15. 林佩琴.类证制裁[M].上海：上海中医药大学出版社,1997.

16. 王泰林(旭高).王旭高临证医案[M].上海：上海科学技术出版社,1965.

17. 张乃修.张聿青医案[M].北京：人民卫生出版社,2006.

18. 张锡纯.医学衷中参西录[M].太原：山西科学技术出版社,2009.

19. 薛生白.扫叶庄医案·也是山人医案[M].上海：上海科学技术出版社,2010.

20. 丁甘仁.丁甘仁医案[M].北京：人民卫生出版社,2007.

21. 秦伯未.清代名医医案精华·叶天士医案[M].上海：上海卫生出版社,1958.

22. 严世芸.中医藏象辨证学·肝胆病辨证论治方案[M].上海：上海中医学院出版社,1995.

23. 周仲英.中医内科学[M].北京：中国中医药出版社,2007.